实用腹股沟疝外科学

Practical Inguinal Hernia Surgery

（第2版）

主　编　江志鹏　李　亮

副主编　洪楚原　孙卫江

西安　北京　上海　广州

图书在版编目(CIP)数据

实用腹股沟疝外科学/江志鹏,李亮主编. —2 版. —西安:
世界图书出版西安有限公司,2020.6
ISBN 978 - 7 - 5192 - 6971 - 5

Ⅰ. ①实… Ⅱ. ①江… ②李… Ⅲ. ①腹股沟疝—外科学
Ⅳ. ①R656.2

中国版本图书馆 CIP 数据核字(2020)第 035742 号

书　　名	实用腹股沟疝外科学(第 2 版)	
	SHIYONG FUGUGOUSHAN WAIKEXUE	
主　　编	江志鹏　李　亮	
责任编辑	胡玉平	
装帧设计	绝色设计	
出版发行	世界图书出版西安有限公司	
地　　址	西安市高新区锦业路 1 号都市之门 C 座	
邮　　编	710065	
电　　话	029 - 87214941　029 - 87233647(市场营销部)	
	029 - 87234767(总编室)	
网　　址	http://www.wpcxa.com	
邮　　箱	xast@ wpcxa.com	
经　　销	新华书店	
印　　刷	陕西金和印务有限公司	
开　　本	787mm×1092mm　1/16	
印　　张	17	
字　　数	350 千	
版　　次	2020 年 6 月第 2 版	
印　　次	2020 年 6 月第 1 次印刷	
国际书号	ISBN 978 - 7 - 5192 - 6971 - 5	
定　　价	188.00 元	

医学投稿　xastyx@163.com ‖　029 - 87279745　87284035

《实用腹股沟疝外科学》（第2版）

编　委　会

主　编　江志鹏　李　亮

副主编　洪楚原　孙卫江

绘　图　李　亮

编　者　（按姓氏笔画排序）

丁　宇　北京大学深圳医院

伍友春　深圳市第三人民医院

庄哲宏　中山大学附属第八医院

江志鹏　中山大学附属第六医院

江燕飞　深圳市罗湖区人民医院

孙卫江　潮州市中心医院

李　亮　中山大学附属第七医院

李华玲　中山大学附属第七医院

李明哲　中山大学附属第七医院

杨　毅　深圳出入境边防检查总站医院

吴文辉　中山大学附属第七医院

何　葵　深圳市福田区第二人民医院

何裕隆　中山大学附属第七医院

张　巧　中山大学附属第七医院

张常华　中山大学附属第七医院

周学付　中山大学附属第七医院

郝腾飞　中山大学附属第七医院

洪　飚　北京大学深圳医院

洪楚原　广州医科大学附属第二医院

唐迎泉　深圳市中西医结合医院

黄艳红　中山大学附属第七医院

隋　梁　北京大学深圳医院

谢肖俊　汕头大学医学院第一附属医院

曾茜林　中山大学附属第七医院

蔡健萍　中山大学附属第七医院

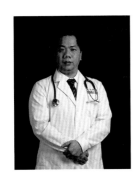

江志鹏 医学博士，副主任医师，硕士研究生导师，就职于中山大学附属第六医院胃肠、疝和腹壁外科。学术任职：中国医师协会外科医师分会疝和腹壁外科医师专业委员会委员，中国医促会健康科普分会疝学组常务委员，中华消化外科精英荟疝和腹壁外科学组委员，大中华腔镜疝外科学院讲师，广东省医师协会疝和腹壁外科医师分会青年医师工作组组长，广东省医师协会疝和腹壁外科医师分会委员兼秘书。

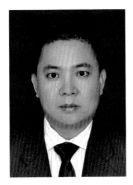

李 亮 外科学硕士，副主任医师，就职于中山大学附属第七医院消化医学中心。学术任职：中国医师协会外科医师分会加速康复外科医师专业委员会青年委员，中国医师协会外科医师分会疝和腹壁外科医师委员会青年委员，《中华疝和腹壁外科杂志（电子版）》通讯编委，中国医促会健康科普分会疝学组常务委员，中国中西医结合学会普通外科委员会疝外科专家委员会委员，全国卫生生产业企业管理协会疝和腹壁外科产业及临床研究分会理事、日间手术与分级诊疗专业组委员，广东省医师协会疝和腹壁外科医师分会委员兼青年医师专业组副组长，深圳市医师协会疝和腹壁外科医师分会副会长，广东省抗癌协会遗传性肿瘤专业委员会常务委员，《罕少病杂志》青年编委。

副主编简介 Editors

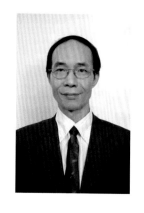

洪楚原 主任医师，硕士研究生导师，科室主任，就职于广州医科大学附属第二医院胃肠外科。学术任职：中华医学会外科分会疝与腹壁外科学组委员，中国医师协会外科医师分会疝与腹壁外科医师专业委员会委员，广东省医师协会疝与腹壁外科分会副主任委员，广东省医学会微创外科分会副主任委员，广东省医师协会微创外科分会副主任委员，广东省行业协会微创外科分会副主任委员，广东省医学会结直肠肛门外科分会常务委员，广东省抗癌协会热疗专业委员会常委，广东省中西医结合普通外科专业委员会副主任委员，广东省中西医结合肛肠科专业委员会副主任委员。

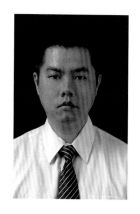

孙卫江 普通外科主任医师，营养科副主任，就职于潮州市中心医院。学术任职：广东省医学会外科学分会委员，广东省医学会消化道肿瘤分会委员，广东省抗癌学会大肠癌专业委员会委员，广东省抗癌学会胃癌专业委员会委员，华南遗传性结直肠协助组第一届委员，广东省医院协会医院营养管理专业委员会常委，广东省医院协会临床科主任管理分会委员，广东省健康管理学会肝胆病学专业委员会常委，潮州医学会肝胆胰分会副主任委员。

　　腹股沟疝包括股疝，是常见病和多发病。腹股沟疝外科有非常久远的历史，腹股沟疝外科也经历了外科发展的各个历史阶段，包括解剖学的研究、无菌术的应用、假体植入材料的研究和开发，以及当前腹腔镜技术的应用等。可以说，一部腹股沟疝外科的历史，在一定程度上代表了外科的发展史。

　　本书是在中山大学附属第六医院江志鹏副主任医师、中山大学附属第七医院李亮副主任医师、广州医科大学附属第二医院洪楚原主任医师及潮州市中心医院孙卫江主任医师等专家的组织下，以工作在临床一线的中青年专家作为主要的执笔者编写的一部腹股沟疝专病的专著。系统地介绍了腹股沟疝外科的基础知识、前沿进展和相关的特殊问题。内容全面，论述科学细致，具有较高的可读性。特别是，本专著对腹股沟疝外科的关键知识——解剖学——的论述有独到之处，对腹股沟疝手术进行了分类归纳，对腹股沟疝外科的特殊问题也进行了全面深入的论述，因此具有较高的临床指导意义。

　　疝和腹壁外科在国内虽然已经发展为一门独立的学科，但在国内关于这一学科的学术专著并不多，一部分还是译著。本书作为国内原创性的专著之一，对一些问题具有独到的见解和研究，对一些知识点既有继承也有发展，同时也提出了一些观点供大家思考。本书对推动疝和腹壁外科学特别是腹股沟疝外科的发展具有一定意义。

参与该书编写的专家都是工作在临床一线的优秀医生，在繁忙的医疗工作之余，著书立说并非易事，体现了各位编者在腹股沟疝的治疗上深入的研究和实际的临床体会，因此，我乐为作序，并向各位同道推荐。

2020 年 3 月于广州

在很多医生眼里，腹股沟疝手术一直被视为一种简单的手术，也是住院医生熟悉手术的一种训练方式，因此得不到重视。再者中华人民共和国成立以后，百废待兴，医学界关注的重点是那些直接影响生命的疾病，主要的社会资源也集中在这些领域。在社会经济取得巨大成就的今天，这种习惯性的社会认知依然广泛存在，甚至在医学界也是个普遍的问题。因此疝和腹壁外科的发展长期没有进入正常的轨道。近十年国内疝和腹壁外科领域发展迅速，有些大型医院或医疗中心成立了独立的疝和腹壁外科，这个领域的发展已经进入了一个全新的阶段，我就是在这种背景下得到了专业的锻炼和成长。

在参加工作的初期，我主刀的手术主要有两种，一是阑尾切除术，二是腹股沟疝的手术。这两种手术使我熟练掌握了外科手术的技巧，因此也就对这两种手术有特殊的感情，并一直关注这两种疾病和手术的资讯。后来，逐渐发现传统的一些知识与真实的情况有很大差异，特别是腹股沟疝领域。一直以来对腹股沟疝知识的学习及对新资讯的关注，使我逐渐形成了系统的知识体系，原来"小小"的腹股沟疝领域也有广阔的天地。

我对生命科学有着浓厚的兴趣，专业工作之余从普通的生物学到进化都有关注，因此也就积累了一些临床医学以外的知识，这也是我理解腹股沟区进化和解剖的重要基础。我发现，现有的文献或专著对进化与腹股沟疝的关系论述不清，并且有些问题缺乏说服力的依据，存在主观臆断的成分。在关注腹股沟疝知识的同时，我也在不断地应用其他领域的知识思考进化与腹股沟疝的关系，在临床实践中注意腹股沟区的解剖关系并思考其本源，希望在本书中与各位读者共同探讨。

腹横筋膜也是疝和腹壁外科领域经常涉及的问题，但目前的理论很少提及其与胚胎学的关系。胃肠道肿瘤的手术是应用胚胎学知识的经典案例，从胚胎学的角度理解各种筋膜之间的关系是标准胃肠道肿瘤根治术的基础。这一模式也适用于腹股沟疝，是正确理解腹股沟区各种筋膜之间解剖关系的基础。本书试图从胚胎学入手阐述腹横筋膜的解剖，从而可以解释各种解剖关系，从解剖形成的根源来探讨腹股沟区的解剖。

本书对以往罗列式的手术介绍进行整理分类，理清各种手术的关系，并分类归纳。从客观科学的角度去评价手术，避免从医生或患者的主观角度去评价，而是根据最合适的理论来选择手术。本书还论述了腹股沟疝相关的其他专业问题，如泌尿外科问题、髂腹股沟皮瓣的知识、腹股沟淋巴结的清扫术等。对腹股沟疝手术的并发症，特别是腹股沟疼痛的问题，也进行了深入的讨论。现代医学已经不是单纯的医学问题，已转变为"生物－心理－社会"的医学模式。本书也从临床实践的角度来探讨这一模式，重视对腹股沟疝患者的心理指导；还从医疗质量管理的角度探讨了腹股沟疝的临床路径管理。

本书的作者以在临床一线实际工作的中青年医护人员为主，他们都有直接的临床体会，但是每个人的知识都不是完美的，肯定会存在不合理和疏忽之处，还望读者不吝赐教。

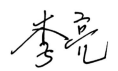

2014 年 6 月

　　腹股沟疝的治疗是一个既简单又复杂的问题，说简单是因为腹股沟疝手术不涉及重要血管和生命关键器官的问题，一般不引起危及生命的并发症或后遗症，所以有时不能引起人们的重视；说复杂是因为腹股沟疝的手术要做得精美，让人有赏心悦目的感觉，就需要掌握腹股沟疝精细的解剖学知识，而髂腹股沟区的解剖看似简单，实际上髂腹股沟区解剖是人体解剖最复杂的区域之一。时至今日，人们对髂腹股沟区的解剖仍有不少的争议。

　　解剖学的理解并非单纯解剖结构的记忆和直观观察，要真正从本质上掌握髂腹股沟区的解剖知识，需要深厚的局部解剖学知识和胚胎学的知识。解剖学的理解和掌握同样需要思维，需要从胚胎学的角度去理解和思考解剖学的问题，这个角度就是中国人通常说的"悟"。本书用了较多的篇幅去阐述解剖问题，并从胚胎学角度对每个解剖细节都作出了合理解释，尤其是在筋膜解剖和神经的解剖上作了详细的论述，希望对读者对手术的理解有所帮助；同时本书也从人类进化的角度，对腹股沟管的解剖随进化而变化作了描述，希望对理解腹股沟管的功能提供一个思考的角度。

　　在手术部分，从现代学科发展的阶段对手术适应证进行了新的思考，使对传统的组织修补术和使用网片的无张力修补术的术式选择更趋合理。对于组织修补术，从腹股沟管动态解剖功能的角度、从解剖重建和功能重建的角度进行阐述，更有利于对手术思路的理解。各种腹膜前手术也是着眼于精细的解剖，以筋膜解剖为指导思想进行阐述的。

同时本书还对腹股沟疝外科的特殊问题，如儿童和青少年的腹股沟疝、女性腹股沟疝、老年腹股沟疝、复发的腹股沟疝、肝硬化腹水等情况下的腹股沟疝，以及腹股沟疝外科相关的疼痛的诊治、护理和医疗管理问题等，都进行了全面的论述，是一般知识点相当全面的腹股沟疝外科专著。

本书编者以在临床一线实际工作的中青年医护人员为主，编者们有着直观的临床体会，然而每个人的知识都是不完美的，相信仍然存在不合理和疏忽之处，还望同道不吝赐教。

编　者

2020 年 3 月

Contents 目 录

第1章 腹股沟疝治疗的历史脉络

在外科医生的成长经历中，腹股沟疝修补术和阑尾切除术是年轻医生最先掌握的手术之一。因此有的老专家，甚至是非普通外科专业的老专家，仍然对腹股沟疝修补术和阑尾切除术有特殊的感情，但是腹股沟疝外科的魅力并不仅限于此。腹股沟疝外科的真正魅力是腹股沟疝的治疗基本体现了外科发展的历史[1]，在学习腹股沟疝手术的过程中，可以体会外科发展的基本脉络。腹股沟疝外科在一定程度上就是一部外科学的医学史。从原始的探索，到对腹股沟区解剖和功能的正确认识，从而产生有效的组织修补术，以致现在的材料技术进步而出现的无张力修补术。虽然现在的无张力疝修补术复发率较低，但腹股沟疝的治疗目前并不完善，仍有很多需要探索的问题，可以预期这些需要探索的领域也是伴随未来外科及其他相关学科的发展而发展，成为新的外科学历史。

1 早期的治疗——腹股沟疝治疗的原始探索时代

公元前 1500 年，古埃及就有腹股沟疝的记载，在考古学发现的一些雕塑、画像中也有腹股沟疝的描述；公元 1 世纪的古希腊就已经有了对腹股沟疝的手术治疗；在中国，成书于秦汉时期的《灵枢·五色》就有关于腹股沟疝的相关记载，此后有关腹股沟疝的记录散记于各种中医古籍中，但主要是关于疝气带的记录，很少有关于手术的记录。人类对医学的认识也经历了曲折的过程，但从现代的观点看来，以前的手术毕竟是"残忍"和"非人道的"。古印度的外科医生采用切断阴囊和烙烧的办法来治疗腹股沟疝，希望由此形成瘢痕来治愈腹股沟疝。早期的手术一般都是各种形式的内环结扎术，很少见到重建腹股沟管的手术，如 Heliodorus 及 Aulus Cornelius Celsus 等多为切除阴囊的手术。公元前 6 世纪，Aetius 用石膏和绷带治疗腹股沟疝[2]，对于这种治疗方法，有的医生要求患者长时间卧床，这是一种非常痛苦的体验，但这些古代的医生们很快就发现，即使使用最结实和最坚固的绷带也不能阻止疝的发生。

2 传统有张力修补术（组织修补术）时代——腹股沟疝的解剖学时代

早期的探索都不是建立在科学的解剖学研究基础上的，因此治疗效果差。但随着人们对腹股沟疝治疗经验的总结及对解剖学研究的进展，腹股沟疝的治疗逐渐开始走进了新的时代，这个时代是建立在对腹股沟解剖学研究的基础上，对腹股沟区解剖和功能的准确理解是手术效果的重要前提，可以称为"腹股沟疝外科的解剖学时代"。为了寻找结扎腹腔血管的路径，Bogros 博士发现并于 1823 年发表了以他名字命名的 Bogros 间隙，Retzius 于 1858 年发现了 Retzius 间隙，这是后入路手术利用的间隙，这两个解剖结构是现在腹股沟疝外科特别是腹腔镜下的腹股沟疝手术经常提到的解剖间隙。从时间关系上说，1886 年英国爱丁堡的 Annandale，提出了后入路的腹膜前修补术，也可能是基于对后入路解剖的研究基础上。意大利外科医生 Edoardo Bassini 于 1887 年首次报告了其开展的一种新术式，后世将这种手术方法称为 Bassini 法，该手术方法的提出是基于 Bassini 对腹股沟区解剖准确理解的结果，在腹股沟疝的治疗历史上具有重要的意义，可以说开创了一个新的时代，因此 Bassini 被称为现代腹股沟疝外科的先驱[3]。Bassini 手术的主要原理是将腹内斜肌、腹横肌及腹横筋膜的三层结构缝合到腹股沟韧带上，从而加强腹股沟管的后壁，同时纠正了腹股沟管变宽变短的病理生理，因此取得了非常好的效果。

Bassini 手术被称为前入路手术，与后入路手术相对，两种手术都是基于对解剖学研究的基础上创造出来的，一般的观点是：由于 Bassini 手术的巨大成就，在此光芒下，后入路手术的结果一直难以推广。笔者认为，这只是问题的一个方面，或者是从一个医学史的视角上提出的观点。前入路组织修补术的 Bassini 手术相对于后入路的组织修补术具有更合理的医学原理，取得更大的成功是必然的结果。腹股沟疝的组织修补术，即

有张力修补术，其疗效的基础是恢复腹股沟管的关闭机制，同时加强腹股沟管的后壁。对于腹股沟疝而言，其病理生理因素是腹股沟管变宽和变短，前入路手术对腹股沟管的重建，可以纠正腹股沟管变宽变短的病理生理因素，同时也可以加强腹股沟管的后壁。后入路手术对于腹股沟管变宽变短的病理生理因素的纠正，显然不如前入路的 Bassini 手术。两种类型的手术共同的特点都可以加强腹股沟管后壁，但是使用病理性的组织进行加强，其疗效是有限的，一个有力的证据就是国内曾经流行的"改良"的 Bassini 手术，这个手术只是单纯纠正腹股沟管的后壁，没有纠正腹股沟管后壁变宽变短的因素，疗效明显比正规的 Bassini 手术差[1]。

此后 Bassini 手术也进行了一些改进，Lotheissen 将联合腱缝合到 Cooper 韧带上用来治疗股疝，同时代的伟大医学家还有 Hasted、Battle、Russell 等人，他们都对疝外科都作出过贡献。当然在这一时代，仍有很多不同的医学家对腹股沟疝手术有不同的认识，但 Bassini 手术逐渐成为主流已无法阻挡。最有意义的是 Edward Shouldice 开创的 Shouldice 法，已成为最受推崇的传统腹股沟疝修补术，被认为是 Bassini 手术真正意义的改进，因此又被称为 Bassini-Shouldice 手术，该手术的主要原理是将腹内斜肌、腹横肌及腹横筋膜与腹股沟韧带进行四层缝合，重建腹股沟管，用现在的疝和腹壁外科观点看，Shouldice 手术形成的四层结构，均匀地分担了张力，因此又称为"低张力腹股沟疝修补术"，是目前腹股沟疝传统手术的金标准[1]。Shouldice 手术为"二战"期间患腹股沟疝的加拿大青年参军创

造了条件，使这部分青年可以投身于反法西斯战争，这也是 Shouldice 手术的历史性贡献。

笔者认为 Shouldice 手术"低张力的腹股沟疝修补术"这个说法，具有医学史的意义，甚为形象，从有张力的腹股沟疝修补术到低张力的腹股沟疝修补术，从低张力的腹股沟疝修补术到当前使用网片的无张力修补术，体现了腹股沟疝外科发展的基本脉络。至 Shouldice 手术，腹股沟疝的组织修补术已经达到了疗效的顶峰，但组织修补术始终具有一定的复发率而无法从根本上解决。然而，外科手术技术的发展，如无菌术及抗生素的使用，使组织修补术在各个细节上逐渐完善。

3 腹股沟疝的材料修补——无张力修补术时代

随着 Bassini 手术为代表的腹股沟疝组织修补术的推广，医生们发现无论怎么完善手术细节，腹股沟疝仍有一定的复发率，因此新理念的手术方式的诞生可能是解决问题的最终办法，早在 1919 年就有使用假体进行手术的记录，但是当时使用的金属假体，无法满足手术的要求。随着现代材料学的发展，以聚丙烯为材料编织的网片的引入，使疝外科有了质的飞跃。1989 年美国医生 Irving Lichtenstein 提出的无张力疝修补观念[4]，是可与 Bassini 成就相提并论的成就，是疝外科的一场革命。使用聚丙烯等材料制成的人工网片加强腹股沟管后壁以替代传统的张力缝合，使腹股沟疝的复发率大为降低。需要强调的是，当时的 Lichtenstein 手术是使用人造的网片桥接于腹内斜肌与腹横肌形成的联合腱（肌）与

腹股沟韧带之间，目的是避免这两个组织之间的分离趋势，也就是避免张力，因此被称为无张力修补术。当前的 Lichtenstein 手术的内涵已经发生了比较大的变化，目前的手术是使用一张足够大的网片覆盖腹股沟管后壁，范围至少在头侧超过联合腱（肌）2cm，下侧与腹股沟韧带缝合，内侧覆盖耻骨结节 2cm，外侧至髂前上棘，因此目前的 Lichtenstein 手术是一种假体替代的疝成形术。

虽然在无张力修补术时代强调网片足够的覆盖面积，但解剖学仍然是重要的外科基础，后入路的无张力修补术重视的是肌耻骨孔的解剖，强调网片需要覆盖肌耻骨孔及其以外一定的范围，主要的代表术式是 Kugel 手术及 Stappa 手术，这两种术式本质上也属于假体替代疝成形术。也有前入路与后入路结合的手术，如 Gilbert 手术及改良的 Kugel 手术。使用人造材料的另一种思路的腹股沟疝手术是网塞修补术，最早应用于腹股沟复发疝，发明者认为，腹股沟疝手术后形成的瘢痕可有效阻止腹腔内容物的疝出，只需要使用网塞将瘢痕间的间隙堵住即可达到理想的疗效。当前单纯的网塞修补术已经很少应用，一般都是网塞和平片结合的手术。使用各种补片的无张力修补术已成为应用最广泛的腹股沟疝修补术。经过 30 多年的应用，证明人造网片在腹股沟手术中的应用总体是安全的，但也带来了一些特殊的问题。

4 腹腔镜技术在腹股沟疝中的应用——腹股沟疝的器械时代

随着腹腔镜技术的发展，这种技术

已经成功将其应用于腹股沟疝的疝修补术并广泛推广，最初的腹腔镜腹股沟疝修补术是关闭腹膜疝环的手术，也有将网塞植入疝囊内，随后后入路的腹膜后技术受到了重新重视。然而腹腔镜在疝外科中的应用毕竟是在现代医学的基础上发展的，其发展迅速。目前在儿童腹股沟疝手术中，采用腹腔镜下的疝囊颈部或内环关闭，熟练的操作者可以在8min内完成。1991年Arregui提出了经腹腹腔镜腹膜前腹股沟疝无张力修补术（TAPP），1993年第一例完全腹膜外腹腔镜腹股沟疝修补术（TEP）即实施[5]，而单孔TEP手术也早已经就开始了探索[6]，TAPP和TEP属于腹膜前的腹股沟疝修补术，其手术原理与开放的手术相同。另外一种腹腔镜下的腹股沟疝修补术是在腹腔内放置网片以阻止腹腔脏器的疝出，这种手术对网片有特殊的要求，需要使用"防粘连网片"。在机器人手术（或机械臂手术）逐渐推广的情况下，也有学者开始使用机器人（或机械臂）进行腹股沟疝手术。无论是腹腔镜手术或机器人手术（机械臂手术），与开放手术相比，并没有改变手术的基本原理。对于从"微创"角度考虑，也很难在量化的指标角度去证明其"微创"的优势，同时腹腔镜技术作为一项使用专门的器械和依靠成像设备获得手术视野的技术，需要熟练的操作技术，并且风险也比开放性手术大，并且有其特殊的并发症，少见的情况下易导致严重的并发症[7]。使用昂贵的设备和更复杂的技术进行急性腹股沟疝手术是否有优势将是长期有争议的议题。

5 腹股沟疝修补术在国内的发展

由于近代我国积贫积弱，因此医学的发展一直都是关注那些直接威胁人民生命的疾病，这种情况在我国持续了很长时间，因此腹股沟疝修补术一直以来未受重视，疝和腹壁外科长期停滞。改革开放以后，经济的腾飞同时也带动了疝和腹壁外科的发展。1997年马颂章首次引进当时被称为疝环充填式的无张力修补术[1]，2001年成立中华医学会腹壁和疝外科学组，2012年成立中国医师协会外科医师分会疝和腹壁外科医师委员会。在此期间我国疝和腹壁外科取得了长足的发展，部分医院或医学中心到达了国际先进水平，国际上腹股沟疝的所有手术均可以开展，但主要集中在经济发达的珠江三角洲、长江三角洲及京津地区，各地区发展极不均衡。虽然临床技术可以与国际水平看齐，但基础研究、医学材料的开发等其他领域与发达的国家和地区仍有较大的差距。

6 腹股沟疝医学史的现代意义

对腹股沟疝治疗医学史的了解，目的是更清晰地认识腹股沟疝的发展历程和目前存在的问题，从传统的开放手术到无张力手术，乃至目前的腹腔镜下手术和机器人手术，也有人进行显微外科的探讨[8]，腹股沟疝外科始终在发展之中，并且存在阶段性的时代特点。

6.1 重新审视组织修补术在当前的意义

在Bassini手术发明后相当长的一段时间里，Bassini手术及其改进型的Shouldice手术，以较好的疗效而闻名。然而，在当时的历史条件下，多数成人的腹股沟疝是在儿童期发病，持续到成年时才开始手术，属于先天发育异常的腹股沟疝，这部分患者多数不存在胶原代谢的问题，因此组织修补术效果较好。而在当前的医疗条件下，多数的成人腹股沟疝是成年后发病，病因多数是胶原代谢的异常，存在自身组织质量较差的问题，使用自身组织进行修补，其疗效必然不能等同于 Bassini 的时代。

6.2 腹股沟疝外科的未来

Bassini 手术和 Shouldice 手术的基本原理是，在重建腹股沟管后壁的同时恢复腹股沟管变宽变短的病理生理学改变，也就是恢复腹股沟管解剖的同时恢复腹股沟管的功能，而当前使用网片的各种无张力修补术，其原理是使用一个假体的支架以恢复腹股沟管后壁（或肌耻骨孔腹横筋膜）的强度，而没有考虑到腹股沟管本身的关闭功能。当前疝修补网片的应用，腹股沟疝的术后复发率很低，但网片毕竟是异物，随着使用病例的增多，其负面作用的报道也在增多，目前的网片仍然是不完美的。无论从手术原理，还是从网片的材料学角度来看，这种术式并没有恢复腹股沟管的功能，也可以认为是一种不完美的技术。网片的材料技术一定会持续改进，新的更好的网片正在不断地被研究和开发出来，但网片在疝外科是否会随着疝外科研究的进展而成为历史？目前没有看到这种可能性，但新疗法的探索已经开始，目前疝和腹壁外科使用的生物补片，实际上是一种脱细胞的细胞外基质支架，可以为干细胞的迁入、再生形成新的组织提供支架，属于再生医学的范畴，目标是恢复一个有强度的自身组织的腹股沟管后壁。基因治疗、再生医学等新兴的技术或学科也正在进入疝和腹壁外科的研究领域，甚至还有我们未知的技术也会介入。

腹股沟疝外科历史与外科的历史一样悠久[9]，可以预期未来的腹股沟疝外科的发展历程也能像其以往的历史一样，体现外科学历史的发展脉络，一直保持同样的魅力。

（何裕隆 李 亮）

参考文献

［1］陈双. 腹股沟疝外科学［M］. 广州：中山大学出版社，2005：1，84 – 93.

［2］马颂章. 疝外科学［M］. 北京：人民卫生出版社，2003：27 – 40.

［3］Bekker J，Keeman JN，Simons MP，et al. A brief history of the inguinal hernia operation in adults［J］. Ned Tijdschr Geneeskd，2007，151（16）：924 – 931.

［4］陈杰. 实用疝外科手术技巧［M］. 北京：北京科学技术出版社，2008：1 – 6.

［5］McKeman JB，Laws HL. Laparoseopic repair of inguinal hernias using a totally exaperitoneal prosthetic approach［J］. Surg Endosc，1993，7（1）：26 – 28.

［6］Cugura JF，Kirac I，Kulis T，et al. First case of single incision laparoscopic surgery for totally extraperitoneal inguinal hernia repair［J］. Acta Cliu Croat，2008，47（4）：249 – 252.

［7］郭仁宣，苏东明. 腹外疝外科治疗学［M］. 沈阳：辽宁科学技术出版社，2003：1 – 9.

［8］Schulster ML，Cohn MR，Najari BB，et al. Microsurgically assisted inguinal hernia repair and simultaneous male fertility procedures：Rationale，technique and outcomes［J］. J Urol，2017，195（5）：1168 – 1174. doi：10. 1016/j. juro. 2017. 06. 072.

［9］Negro P，Gossetti F，Ceci F，et al. Made in Italy for hernia：the Italian history of groin hernia repair［J］. Ann Ital Chir，2016，87：118 – 128.

第2章 髂腹股沟区的解剖

腹股沟疝是人类直立行走的产物，髂腹股沟区的解剖是解剖学上的一个特殊部位，理解髂腹股沟区的解剖首先要熟悉其各个解剖成分，然后结合腹股沟管的保护机制理解其功能关系，最后从胚胎学的角度理解其筋膜解剖关系，才能真正理解髂腹股沟区的解剖。

1 腹股沟的解剖层次

腹股沟管是腹壁的一部分，从皮肤开始到腹膜习惯上分为 10 层[1]（图 2 - 1），分别是：

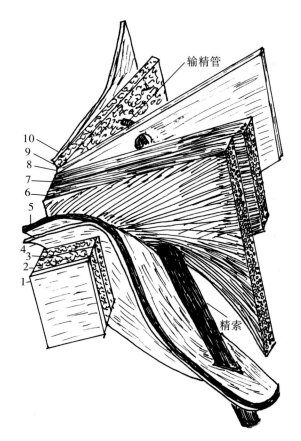

图 2 - 1 图中数字 1~10 分别是皮肤、Camper 筋膜、Scarpa 筋膜、腹外斜肌筋膜、腹外斜肌腱膜、腹内斜肌、腹横肌、腹横筋膜、腹膜外脂肪（或腹膜外筋膜）、腹膜

6

- 皮肤
- Camper 筋膜
- Scarpa 筋膜
- 腹外斜肌筋膜（oblique externus abdominis fascia）
- 腹外斜肌（oblique externus abdominis）及腹外斜肌腱膜（aponeurosis of oblique abdominis）
- 腹内斜肌（oblique internus abdominis）
- 腹横肌（transversus abdominis）
- 腹横筋膜（transverse fascia）
- 腹膜外脂肪或腹膜外筋膜（extraperitoneal fascia）
- 腹膜（parietal peritoneum）

以上各层组织又有各自的衍生结构，并且互相配合，它们之间的动态关系构成了腹股沟管的关闭功能，因此我们不应该静态地理解腹股沟管的解剖，而应该把腹股沟管看作一个器官，这个器官是随着人类的进化而发生了结构和功能的改变，形成腹股沟管的保护机制而发挥作用。

1.1 皮 肤

髂腹股沟区皮肤与其他部位的皮肤相比，皮肤较薄，并且较柔软，是腹部皮肤移动性较小的区域，部分阴毛发达的患者腹股沟区内侧有阴毛分布。

1.2 Camper 筋膜和 Scarpa 筋膜

即腹股沟区浅筋膜，浅筋膜在腹股沟区分为两层，靠近体表的为 Camper 筋膜，其下为 Scarpa 筋膜。Camper 筋膜的特点是含有较多的脂肪组织，其上与腹壁的脂肪层连续，向下与阴茎、阴囊及大腿等皮肤相连续。Scarpa 筋膜的特点是含有较多的弹性纤维组织，内侧附着于

腹白线，外侧附着于髂嵴，向下在腹股沟韧带下约一横指处止于大腿的阔筋膜，至内下侧在耻骨结节处变薄，与会阴浅筋膜相延续，男性还移行于阴囊肉膜和阴茎浅筋膜。Camper 筋膜与 Scarpa 筋膜除了组织成分不同外，另一不同点是，在精索穿出的外环口处，Scarpa 筋膜缺损，形成类似外环口的结构。因此 Camper 筋膜与 Scarpa 筋膜似乎有不同的来源，Scarpa 筋膜局限于脐以下及腹股沟韧带下一横指以上的区域，Scarpa 筋膜在成分上更似腱膜，因此又称为膜层。在腹股沟管区域的浅筋膜内有三组腹壁浅血管分布，从外向内分别是旋髂浅血管、腹壁浅血管和阴部外浅血管[2]。这三组血管中，每组血管可有多根动脉和静脉，在前入路手术时经常可以看到，在手术中观察似乎位于 Camper 筋膜和 Scarpa 筋膜之间，实际上这些腹壁浅血管是位于 Camper 筋膜内的。两层筋膜在髂腹股沟区下部融合后延续为会阴区的浅阴茎筋膜、阴囊肉膜和会阴浅筋膜（Colles 筋膜），它们在阴囊根部的移行处呈环状，被称为第三腹股沟环[2]。

髂腹股沟区的这两层筋膜是重要的皮瓣来源，髂腹股沟皮瓣是由旋髂浅动脉为主要血供的一类皮瓣，该血管多发自腹股沟韧带下方 1~4cm 股动脉的外侧壁，也可发自旋髂深动脉、旋股外侧动脉、股深动脉或旋股内侧动脉。平均长约 1.5cm，外径平均为 1.5mm（单干）或 2.1mm（共干），主干发出后行于阔筋膜的深面，即分为深浅两支，两支走行基本一致。浅支的外径平均 0.8cm，在阔筋膜深面走行 5cm 后穿阔筋膜至皮下，供血的区域包括腹股沟韧带下 2cm 至髂前上棘，内侧可达脐部。深支外径约

1.0cm，在深筋膜下走行，在阔筋膜与缝匠肌之间，主要供应股外侧的上部，在髂前上棘附近向外下，供应臀区。皮瓣一般有两套静脉，分别为伴行静脉和同名静脉，伴行静脉口径细小，难以吻合，无临床意义；同名静脉即旋髂浅静脉，分布不恒定，有时与动脉一支伴行，有时走行于两支动脉之间，平均外径2.1mm，汇入大隐静脉，需要作为回流静脉予以吻合，以提高皮瓣的成活率。髂腹股沟皮瓣主要用于手部外伤后软组织的缺损，特别是骨或肌腱外露的情况，也可以用于手部因瘢痕挛缩所引起的畸形，由于其临近阴囊及阴茎，也可作为旋转皮瓣用于阴囊及阴茎皮肤缺损的修补。

1.3 腹外斜肌筋膜、腹外斜肌与腹外斜肌腱膜

腹外斜肌是腹壁肌的最外层，在腹股沟韧带处移行为腱膜，形成腹外斜肌腱膜，而腹外斜肌筋膜（又称无名筋膜）是覆盖在腹外斜肌表面的一层独立筋膜结构，将腹外斜肌与皮下组织隔开，在腹股沟区与腹外斜肌腱膜完全融合。

腹外斜肌起自第8肋的后部，肌纤维走向为外上内下方向，在髂前上棘与脐连线处移行为银白色的腱膜，腱膜纤维的走向与肌纤维相同。腹外斜肌腱膜在髂前上棘与耻骨结节之间附着，并向后上方反折增厚形成腹股沟韧带（inguinal ligament）或Poupart韧带，其内侧一部分纤维继续向下向后，并向外侧转折形成陷凹韧带（Gimbernat韧带），陷凹韧带继续向外侧延伸附着于耻骨梳形成耻骨梳韧带（Cooper韧带）（图2－2）。

腹外斜肌腱膜在耻骨结节处形成三角形的裂隙，为外环口，或称浅环或皮下环（superficial inguinal ring），腹外斜肌

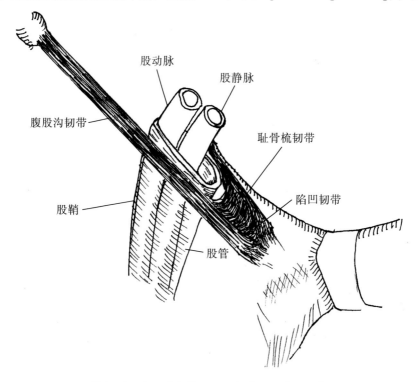

图2－2 腹股沟韧带、陷凹韧带及耻骨梳韧带

腱膜裂隙的内侧部分称为内侧角，附着于耻骨联合，外侧部分附着于耻骨结节，称为外侧脚，在两脚之间有斜行的弓状纤维，称为脚间纤维，有防止两脚裂开的作用，脚间纤维也可能缺如。内侧脚的纤维有时可能越过中线，插入对侧内侧脚的后面，外侧脚大部分由腹股沟韧带的内侧端组成，所以内侧脚的内侧端保持腹股沟韧带的凹面形态，绕到精索的后面，部分纤维继续向内侧延伸，经耻骨嵴表面和内侧脚之后，在腹股沟镰（联合腱）之前，加入腹直肌鞘，这部分韧带称为反转韧带（reflected ligament）。其质地薄，呈三角形，有时与对侧反转韧带相连而在白线处交错，有时反转韧带缺如。反转韧带有时也是腹股沟管内侧下壁的一部分，在一定程度上对腹股沟管有保护作用。在外环口两脚之间有来自腹外斜肌筋膜的薄层纤维结缔组织覆盖。腹外斜肌腱膜及其筋膜向下延伸形成薄层纤维覆盖于精索的外面[3-4]，形成精索外筋膜（external spermatic fascia）。腹外斜肌腱膜常有多处裂开，因此除了外环口的裂隙外，腹股沟区的腹外斜肌腱膜也可见到其他长短不一的裂隙。

1.4 腹内斜肌、腹横肌及联合腱（联合肌）

腹内斜肌位于腹外斜肌的深面，下方起自腹股沟韧带的外 2/3，后部纤维起自胸腰肌筋膜，纤维为外下向内上走向，附于胸廓外面，但其中下部纤维横行，在腹直肌外缘移行为腱膜，分成前后两层，构成腹直肌前后鞘，并在中线融合形成腹白线。腹内斜肌部分位于内环的前方，对内环有一定的关闭作用。

腹横肌位于腹内斜肌深面，上方起自下 6 对肋的内面，后部起自胸腰肌筋膜，下部附于髂嵴和腹股沟韧带外 1/3，肌纤维为横行，在腹直肌外侧缘移行为腱膜，参与构成腹直肌的后鞘和腹白线。

腹内斜肌与腹横肌在其下缘形成联合腱，但在实际的手术中很少见到腱性结构，多数为肌性结构，因此又有人称其为联合肌（图 2-3）。联合腱或联合肌内侧止于耻骨嵴及耻骨梳，尚有部分纤维

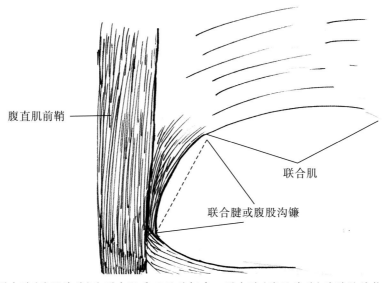

腹直肌前鞘

联合肌

联合腱或腹股沟镰

图 2-3 联合腱（腹股沟镰）和联合肌是不同的概念，联合腱（腹股沟镰）为腱性结构，存在个体差异，有时缺如，理解联合肌与联合腱（腹股沟镰）的概念有利于理解组织修补术的相关问题

向内参与腹直肌鞘的前层。腹股沟镰(in-guinal falx)是指腹内斜肌跨越精索及其内层筋膜和腹横肌相应部分合成的部分,向下附着于耻骨嵴和耻骨梳的内侧。有人认为腹横肌的最下缘止于耻骨上支并延伸至腹直肌鞘外缘的部位称为腹股沟镰,这个解剖结构存在个体的差异。

关于联合腱、联合肌及腹股沟镰的定义和它们之间的关系有较多的说法,对于腹股沟镰的形成也有多种说法。腹横肌在腹直肌鞘外侧形成腹股沟镰是腱性结构,除此以外腹内斜肌也可以形成类似的结构,或者腹横肌和腹内斜肌的腱性结构融合而形成腹股沟镰。腹股沟镰是腱性结构,解剖学上也强调腹内斜肌与腹横肌接近其止点耻骨结节的肌纤维形成联合腱[5],联合腱向内附于腹白线,向后止于耻骨梳韧带,这个概念与肌肉的腱性结构通常附着于骨性的结构相符,所以也有学者认为腹股沟镰实际是腹内斜肌和腹横肌的联合腱,而其跨越精索的部分多数为肌性结构,应为联合肌,所以联合腱和联合肌是两个不同的概念。腹内斜肌和腹横肌的联合腱在腹直肌鞘外侧延续部分为腹股沟镰,联合腱与腹股沟镰是同一解剖结构,它们与联合肌之间为移行关系,腹股沟镰明显延续到腹内斜肌与腹横肌跨越精索的部位为联合肌。少见情况下,当联合肌也是腱性结构时,此时整个腹内斜肌和腹横肌的下缘就是联合腱;部分情况下,没有形成腹股沟镰或联合腱的腱性结构,或被腹直肌的肌鞘向外侧延伸取代。

在内环口位置由于睾丸是下移的,带出部分腹内斜肌及腹横肌形成提睾肌,提睾肌并不完全包绕精索,而是呈半包绕附着于精索内筋膜的表面,肌束疏松,肌束之间借疏松结缔组织相连,这些结缔组织为提睾肌筋膜。提睾肌在外环口以下的水平,肌肉纤维较为密集。我国学者发现自提睾肌发出一肌束,由外上向内下以腱膜性结构止于耻骨结节,并将其命名为"提睾肌耻骨束"[6],此肌束由生殖股神经生殖支支配。

1.5 腹横筋膜

腹横筋膜(图2-4)位于腹内斜肌的深面,下部的内侧与腹股沟韧带相连,外侧与耻骨梳韧带相连,向后附着于髂筋膜。腹横筋膜在腹股沟区增厚,在平行于腹股沟韧带的部位,腹横筋膜增厚,形成一个筋膜束样结构,称为髂耻束(图2-5),也称为Thomson髂耻韧带,是腹股沟管区重要的结构。在内环口位置,腹横筋膜随精索发育,将其包绕,形成精索内筋膜,在内环口周围形成包绕内环口的筋膜皱襞,称为腹横筋膜悬带,或称凹间韧带(图2-6),在腹腔内的压力下,凹间韧带由于其本身较为坚韧,可以保持内环口向外的角度,是抵抗腹腔内压力的括约机制。腹横筋膜还随股动静脉一起走行,成为股鞘的成分。

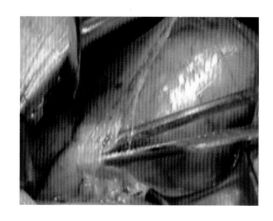

图2-4 手术中的腹横筋膜照片,镊子伸入两层之间,可见腹横筋膜分为两层

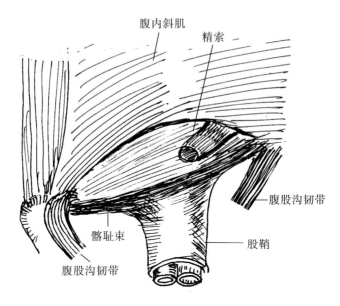

图2-5 髂耻束位于腹股沟韧带的深面。图示切断腹股沟韧带后增厚的腹横筋膜形成的髂耻束

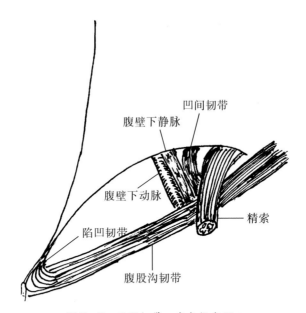

图2-6 凹间韧带，半包绕内环口

1.6 腹膜外组织和腹膜

在腹膜和腹横筋膜之间潜在的组织间隙为脂肪组织填充，称为腹膜外筋膜或腹膜下筋膜。腹壁的最内层为壁腹膜，腹膜是形成疝囊的组织。通常疝囊内为肠管、大网膜，但是腹腔内的器官都可能进入疝囊[7]。

1.7 亨勒韧带(Henle's lig)

亨勒韧带是指腹直肌附着于耻骨联合部位外侧缘的韧带。这个韧带是构成耻骨结节筋膜的一部分，耻骨结节筋膜是腹股沟疝无张力修补术中网片缝合固定的解剖结构。

2 腹股沟相关的解剖概念

2.1 腹股沟管

腹股沟管由腹股沟韧带及腹壁肌肉组成，位于腹股沟韧带内侧半的上方，在人直立状态下为斜行的管道，由外上至内下，由深部向浅部走行，内有男性的精索或女性的子宫圆韧带走行（图2－7）。成人腹股沟管长约4~5cm，有4个壁及内外两个口，前壁为腹外斜肌腱膜，在前壁的外1/3为腹内斜肌起始部，后壁为腹横筋膜及其深面的腹膜，上壁为腹内斜肌及腹横肌组成的弓状下缘，呈弧形斜跨精索的上方，下壁为腹股沟韧带及陷凹韧带。内口或内环口，又称腹环或腹股沟深环，位于腹股沟韧带中点上方1.5cm，由腹横筋膜形成。外口或外环口，又称皮下环，是腹外斜肌腱膜的三角形裂隙。

对于四足行走的动物，它们的腹股沟管处于腹腔的较高位置，腹部的最低位置在以脐为中心的区域，因此腹股沟管没有重要的作用，对多数哺乳动物而言就单纯是精索的通道而已。但在直立行走的人类中，腹股沟有重要的作用，在腹内压的作用下，腹壁肌肉、筋膜和韧带共同配合形成腹股沟管的关闭机制，发挥腹股沟管完整的功能，因此我们应该把腹股沟视为一个有动态功能的器官，腹股沟疝的发生是其各个组分的解剖和功能改变的结果。

2.2 直疝三角

直疝三角又称 Hesselbach 三角（图2－8），是由腹壁下动脉、腹直肌外侧缘

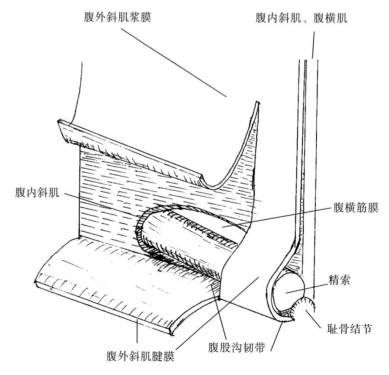

图2－7 腹股沟管模式图。在精索进入腹腔之前，腹内斜肌的边缘有一部分覆盖精索，也是腹股沟管重要的关闭机制之一

及腹股沟韧带围成的三角形区域，通常在此区域内无肌肉覆盖，是腹股沟管的薄弱区域，该部位形成的腹外疝，称为腹股沟直疝。

2.3 股 管

股管（femoral canal）（图2-9）是腹股沟韧带后侧内下方的一个漏斗状间隙，长1~2cm，其股管的上口即股环（femoral ring），其长径为1.25cm，前界为腹股沟韧带、后界为耻骨梳韧带，内侧为陷凹韧带，外侧与股静脉之间有纤维间隔。股管内有脂肪组织填充，有数条淋巴管和1~2个淋巴结，股管的下方对着阔筋膜形成卵圆窝。腹腔内容物经股环疝出，即形成股疝。

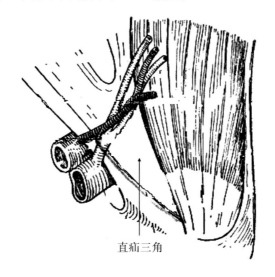

直疝三角

图2-8 箭头所指区域为直疝三角

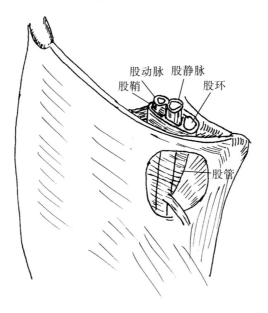

股动脉 股静脉
股鞘 股环
股管

图2-9 图中所示的股管为一般解剖学理解的股管，可能与实际情况不符，详细情况参见下一章论述

2.4 肌耻骨孔

肌耻骨孔(myopectineal orifice)，以往称为耻骨肌孔，为了避免与耻骨肌对解剖名称理解的误导，现在一般称为肌耻骨孔。是一卵圆形的裂隙(图2-10)，上界为腹内斜肌及腹横肌形成的弓状缘，下界为骨盆的骨性结构，为髂骨的前界，被耻骨梳韧带和耻骨肌覆盖，内侧为腹直肌，外侧为髂腰肌。解剖学研究发现中国人肌耻骨孔的平均面积为19.5(±3.7)cm²，左右两侧无统计学差异，肌耻骨孔的大小与骨盆的大小无关[8]。肌耻骨孔被腹股沟韧带分成两部分，其上方为精索或子宫圆韧带的通道，下方为股神经、股动脉、股静脉及股管的通道。肌耻骨孔实际是生殖器及下肢大血管的通道，只是由于人类直立行走，其位置发生改变，需要承受腹腔内的压力，因此容易发生各种腹外疝[9]。在男性和女性中，腹股沟韧带对肌耻骨孔的划分是不一样的，男性为上多下少，腹股沟韧带以上部分占的比例较多，腹股沟管以下的部分相

对较少，而女性与男性具有相反的特点，因此在男性和女性腹股沟疝治疗上应该有不同的考虑。在深面由腹横筋膜覆盖，腹横筋膜包绕在穿过此区域的精索或神经血管，形成精索内筋膜或血管鞘。

2.5 Bogros 间隙和 Retzius 间隙

Bogros 间隙是 Bogros 博士为寻找腹部动脉结扎途径而发现的，是整个腹膜壁间隙的一部分。在疝和腹壁外科中，一般认为腹横筋膜分为两层，后层为不规则增厚的纤维束和脂肪组织构成，易与腹膜分离，又称为腹膜外筋膜，附着于耻骨支；前层紧贴腹横肌及其筋膜的后面，壁腹膜和腹横筋膜前层之间的区域即 Bogros 间隙。在这一间隙容易将腹膜与腹壁分开，是腹股沟疝后入路手术的操作空间，如 TEP 及 TAPP 手术。Retzius 间隙，即耻骨后间隙或膀胱前间隙，是膀胱与耻骨之间的潜在间隙。关于 Bogros 间隙与 Retzius 的定义以及它们

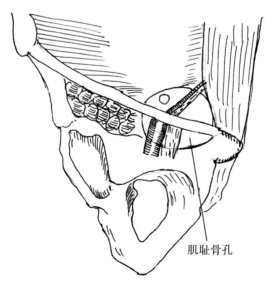

肌耻骨孔

图 2-10 腹股沟韧带将肌耻骨孔分为两部分，其上有内环口及直疝三角，其下为股环及股动静脉

之间的关系，尚有不同的观点。Bogros 间隙实质上是腹膜前间隙的一部分，有人把腹膜前间隙也称为 Retzius 间隙[10]，因此 Bogros 间隙是 Retzius 向侧方的延伸；也有人认为是不同层次的间隙，但临床上所见的寒性脓肿，可以经过腹股沟区到达股部，但罕有到达 Retzius 间隙的。关于它们的定义及解剖关系在第 3 章中有详细论述。

3 腹股沟的神经支配

3.1 躯体神经

髂腹股沟的主要神经包括髂腹下神经、髂腹股沟神经及生殖股神经，三支神经均来自腰丛(图 2-11)。

髂腹下神经主要来自胸 12(T12)及腰 1(L1)神经的前支，穿出椎间孔后，其神经纤维在腰大肌上部外侧缘穿出，在肾的下方腰方肌表面向下行，至髂嵴前上方穿过腹横肌进入腹内斜肌与腹横肌之间的腹横肌平面，分支支配二肌。髂腹下神经在髂嵴上方分为外侧皮支和前侧皮支，外侧皮支在髂嵴的上方穿过腹内斜肌和腹外斜肌进入皮下，支配臀部外侧皮肤。髂腹下神经前侧皮支在髂前上棘内侧约 2.5~4cm 处穿出腹内斜肌，在腹内斜肌与腹外斜肌或其腱膜之间走行，于腹股沟韧带上方约 2.5cm 继续向前内下方走行，之后在腹股沟管皮下环上方分布于耻骨联合以上的皮肤。

髂腹股沟神经主要来自 L1 神经的前支，在腰大肌外侧缘髂腹下神经下方穿出，向下斜行越过腰方肌和髂嵴，在髂嵴的前部穿过腹横肌，在腹横肌与腹内斜肌之间的腹横肌平面走行。在该平面内，髂腹下神经的前侧皮支位于其上方。

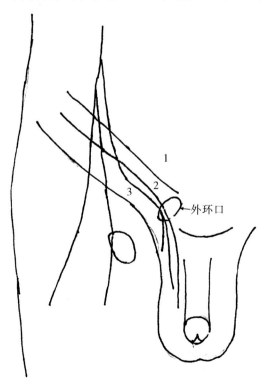

图 2-11 图中 1 为髂腹下神经，2 为髂腹股沟神经，3 为生殖股神经生殖支

两支神经距离约为 10mm，并共同在该平面向内下方走行相当一段距离[11]，这是神经阻滞麻醉的解剖学基础。髂腹股沟神经在髂嵴内侧穿过腹内斜肌（并不穿过内环）与精索或子宫圆韧带伴行并一起穿过腹股沟皮下环。神经分布于腹股沟管、大腿内侧皮肤、男性阴茎背部及阴囊上部皮肤、女性阴阜及大阴唇皮肤。部分人群髂腹下神经与髂腹股沟神经合并为一支。

生殖股神经来自 L1 和 L2 前支，穿过腰大肌，沿其前面下降，在髂总动脉的外侧、输尿管的后侧，分为股支和生殖支。股支沿髂外动脉下降，经腹股沟韧带深面，在股血管鞘内，沿股动脉外侧至股部，在腹股沟韧带稍下方，穿股鞘和阔筋膜，成为皮神经，分布于大腿内侧和股三角的皮肤。生殖支是感觉和运动的混合神经，于髂外动脉的外侧下降，发出分支支配腰大肌，主干继续下降，在腹壁下动脉的外侧，经内环口，进入腹股沟管，与精索（女性为子宫圆韧带）伴行，分布于睾丸引带、提睾肌、睾丸鞘膜、阴囊或大阴唇的皮肤。生殖支的走行路径有较大的变异，主要有三种情况[12]：Ⅰ型生殖支跨过髂外动脉，于腹壁下动脉外侧，经深环进入腹股沟管，行于腹股沟韧带上方，为主要的类型；Ⅱ型生殖股神经行于腹股沟韧带下面，从大腿侧发出生殖支穿腹股沟韧带进入腹股沟管；Ⅲ型生殖支于腹壁下动脉外侧平均约 2.0cm 处，穿入腹横肌与腹内斜肌间行向前，在稍低水平穿腹内斜肌进入腹股沟管，并与髂腹股沟神经吻合。根据以上的生殖股神经生殖支走行情况，处理疝囊时，在精索的内侧切开提睾肌较为安全[13]。在精索内，生殖股神经生

殖支位于输精管的外侧、睾丸动脉及静脉的后方。

股外侧皮神经（lateral femoral cutaneous nerve）发自 L2 和 L3 神经的背支，并穿出腰大肌外侧部，横过髂肌斜至髂前上棘，在髂窝支配腹膜腔。右侧神经穿后外侧至髋臼，被髂筋膜与腹膜分开。左侧支至髂前上棘，于髂前上棘内侧穿腹股沟韧带外侧的深面，平均离髂前上棘 1.9cm[14]，继经缝匠股的深面，分布于股外侧部及臀外侧下部的一小部分皮肤。这根神经在腹股沟疝的腹腔镜无张力修补术中具有重要的意义，手术中损伤会导致术后的顽固性疼痛。

股神经（femoral nerve）发自 L2 ~ 4 腹侧支的后股，是腰丛的最大分支，下行穿过腰大肌，在该肌的外侧缘穿出，在髂凹内走行于腰大肌与髂腰肌之间，发出肌支至该两肌，通过腹股沟韧带后及股鞘的外侧进入股部，到大腿后分为下列各终支并支配其分布区的肌肉及皮肤。

3.2　自主神经

鉴于生殖股神经的名称，有人习惯性地认为生殖股神经支配输精管，甚至输精管的神经支配往往被忽略，输精管、附睾、睾丸本质上属于内脏，与腹壁肌肉的神经支配有本质差异，其由内脏神经支配。睾丸的神经来自精索丛的上部，起源于脊髓第 10 ~ 12 胸节的肾丛及腹主动脉丛，伴睾丸动脉下降形成精索上神经（superior spermatic nerves），也有称为精索内神经。神经纤维直接进入睾丸，来源于肾丛和腹主动脉丛的是交感神经成分，使睾丸内的平滑肌收缩，副交感成分来自下腹下丛，属于输精管神经的分支，使睾丸的血管舒张。输精管的神经来自精索丛下部的精索中神经，起源

于脊髓第 12 胸节和第 1～3 腰节的上腹下丛的神经纤维，以交感神经分配占优势，向尾侧延伸，经腹股沟管内环到达精索，主要分布于输精管，少量纤维向下分布于附睾。精囊腺由输精管神经丛的分支形成精囊腺神经丛。附睾的神经来自精索丛下部的精索下神经，起源于脊髓第 11～12 胸节和第 1～3 腰节下腹下丛的纤维与来自膀胱丛的纤维形成精索下神经，沿输精管下降，除发出少数至输精管外，大部分神经纤维进入附睾。阴囊的神经有睾丸和附睾神经分支分布，参与阴囊内膜的舒张和收缩，从而参与睾丸温度的调节。

精索上神经伴睾丸动脉走行，而精索中神经和精索下神经沿输精管走行。输精管动脉发自髂内动脉或膀胱上动脉，而内脏有神经与血管伴行的特点，所以输精管神经即输精管中神经也可以认为与输精管动脉伴行，这是我们理解睾丸、输精管神经支配模式的基础。睾丸是从腹腔逐渐下移至阴囊内，如果将睾丸上提到腹腔原来的位置，可以看到睾丸动脉在上和输精管动脉在下的平行关系，也就是其伴行的神经也有类似的解剖关系。在内环口位置，两组神经丛会合并共同组成精索的一部分，睾丸的交感神经丛与输精管的交感神经丛相吻合，形成神经支配下的完整功能。支配附睾和输精管的神经参与了射精活动。刺激上腹下丛时会发生射精，切除或破坏该神经丛即不能射精，这种情况多见于直肠癌或乙状结肠癌的根治术。

支配睾丸、输精管、附睾的神经属于自主神经系统，其副交感神经功能对血管平滑肌起调节作用，对生殖器是使阴茎或阴蒂海绵体充血及促进生殖腺的分泌。交感神经对泌尿生殖器的功能总结如下[15]：①对肾、肾盂和输尿管的功能还不十分明确；②对膀胱和近侧尿道的功能是抑制逼尿肌收缩和促进膀胱底部、近侧尿道平滑肌收缩，即有储尿和在射精时防治精液反流入膀胱的功能；③对附睾、输精管、精囊和前列腺的功能是促进精液的分泌和排放；④对睾丸或卵巢的功能除对血管的作用外，可能还有其他的功能。

很长时间里，腹股沟疝的手术以前入路的组织修补术或加强腹股沟管后壁的无张力修补术为主，但随着腹股沟疝后入路手术，特别是腹腔镜下手术的开展，一些与泌尿和生殖器官有关的并发症开始出现，例如逆行射精和性功能障碍，这些问题一般认为是偶发的与手术无关的并发症，但从泌尿生殖器官自主神经支配的角度，可以解释这些问题的发生。腹膜前手术破坏了输精管等的自主神经支配，引起相应的功能紊乱，可能引起逆行射精的发生。虽然阴茎的勃起主要是由盆丛发出的海绵体神经支配，但下腹下丛经输精管的精索神经丛的副交感神经成分也起一定的作用，从解剖学的角度分析，不能完全排除手术引起男性勃起功能障碍的可能性。

4 腹股沟的淋巴结

腹股沟淋巴结位于腹股沟韧带下方、大腿根部的前面，即股三角区内。腹股沟淋巴结以阔筋膜为界分为两组，即腹股沟浅淋巴结和腹股沟深淋巴结。

腹股沟浅淋巴结位于阔筋膜浅侧的皮下组织内，体表容易触及。腹股沟浅淋巴结是人体最大的淋巴结[16]，收集范围：下肢浅层集合淋巴管，腹下部、臀部、外阴部及会阴区浅层的集合淋巴管。腹股沟浅淋巴结的输出淋巴管注入腹股沟深淋巴结，或直接注入髂外淋巴结。

腹股沟深淋巴结位于髂耻窝内，在阔筋膜的深面，主要沿股动脉、股静脉的内侧面及前面分布，一部分沿外侧面及后面分布。Cloquet 淋巴结或称股环淋巴结，位于股环的下方，紧贴股静脉内侧，位置较为恒定，是较为重要的淋巴结，下肢及外阴部的淋巴结在注入髂外淋巴结之前多经过该淋巴结，是淋巴网络的重要桥梁[17]，所以在进行外阴部或下肢的癌症根治术时应清除该淋巴结。腹股沟深淋巴结收集的范围包括下肢深部及外阴深部淋巴结。腹股沟深淋巴结的输出淋巴管注入髂外淋巴结。

5 腹腔内角度的腹股沟解剖

随着腹腔镜手术的应用，腹腔镜下的腹股沟解剖引起了人们的重视，因此理解腹腔内角度下的解剖越来越重要[18]。

5.1 壁腹膜及其形成的结构

壁腹膜覆盖于腹腔的内侧面，在下腹部由于下腹部的韧带和血管形成五条腹膜皱襞：脐正中皱襞（median umbilical fold），为腹膜覆盖脐正中韧带形成，为单一条，并且较明显；脐内侧皱襞（medial umbilical fold），为腹膜覆盖脐内侧韧带形成，位于脐正中韧带外侧，左右各一条；脐外侧皱襞（lateral umbilical fold），为腹膜覆盖腹壁下动脉形成，因此也称腹壁动脉皱襞，位于脐内侧皱襞的外侧，左右各一条。

上述的五条腹膜皱襞与耻骨联合及腹股沟韧带形成三对隐窝。脐内侧皱襞和脐正中皱襞与膀胱上方形成膀胱上窝（supravesical fossa）；脐内侧皱襞和脐外侧皱襞与腹股沟韧带上方形成腹股沟内侧窝（medial inguinal fossa），是腹股沟直疝疝出的部位；脐外侧皱襞与腹股沟韧带之间形成腹股沟外侧窝（lateral inguinal fossa），其深面为腹股沟的内环口，是腹股沟斜疝的疝出部位。此外还可以看到股环部位腹膜的轻微凹陷，称为股凹。

5.2 腹腔内的表面解剖

除腹膜皱襞及隐窝外，在腹腔内还可以清晰辨认以下结构（图 2-12）。

腹壁下动脉及静脉 腹壁下动脉起源于髂外动脉，少见的情况下起源于股动脉，斜向内上走行，经过内环口的内侧，在腹直肌内与腹壁上动脉吻合，一般有两条伴行静脉，即腹壁下静脉，透过腹膜可以辨认，有时可见动脉搏动。

输精管 输精管起自附睾尾部，经精索从内环口进入盆腔，沿膀胱侧壁向后下行，越过输尿管前方，到达膀胱底部后面，扩大为壶腹，位于精囊腺的外侧，并与精囊腺的排泄管汇合成射精管。但从疝外科医生的角度描述，输精管是从膀胱的底部开始向外上走行，跨越Cooper 韧带，经内环口进入精索，这是基础解剖学与手术解剖学在描述习惯上的差异。

生殖血管 男性为睾丸动脉及其静脉，女性为卵巢动脉及其静脉，左右各一支。在肾动脉稍下方，睾丸动脉于L2椎体平面发自腹主动脉前壁，动脉细而长，在腹膜后向外下方走行，跨越腰大肌前方，至腹股沟区附近，跨过生殖股神经、输尿管和髂总动脉前方，由内环口进入腹股沟管，参与精索的组成，随精索出皮下环，进入阴囊，分布至睾丸和附睾。卵巢动脉与睾丸动脉后腹膜走

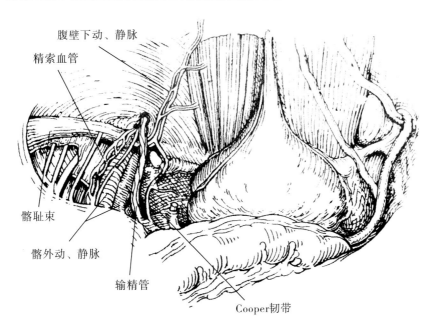

图 2-12　腹腔内角度的腹股沟区

行相同，但在进入盆腔后经卵巢悬韧带进入子宫阔韧带，向内侧走行，在输卵管上方与子宫动脉的卵巢支吻合成动脉弓，分布到卵巢、子宫和子宫圆韧带。睾丸静脉是由多支组成的蔓状静脉丛，又称精索内静脉，起自睾丸背侧，随输精管参与精索组成，经腹股沟管后，在内环口与输精管分开，继续随同名动脉走行，右侧呈锐角注入下腔静脉，左侧呈直角注入左肾静脉。卵巢静脉相当于男性的精索静脉，起于卵巢和子宫颈管旁阔韧带内的静脉丛，与子宫阴道静脉丛有广泛的交通吻合，与同名动脉伴行，行程与睾丸动脉类似。

髂外血管　包括髂外动脉和髂外静脉，髂外动脉由髂总动脉延续而来，向外下走行，在腹股沟韧带下延续为股动脉，髂外静脉与同名动脉伴行。

鞘突或内环口　内环口又称腹股沟管深环，正常情况下无法看到内环口，腹腔内所见的脐内侧皱襞和脐外侧皱襞与腹股沟韧带上方形成腹股沟内侧窝，在部分人群中见到的浅凹陷，为腹膜形成的鞘突，女性对应的结构称为 Nuck 管[19]。解剖学研究发现疝囊由壁腹膜形成，但并非由未闭合的腹膜鞘突形成[20]，也就是说形成疝囊的腹膜并不是鞘突部分的腹膜，所以鞘突并非一定就是内环口扩张所致的腹股沟隐匿性斜疝[21]，两者不能等同，临床观察也证实鞘突发展为腹股沟斜疝的比例比较低[22]。在腹股沟斜疝患者中可见到内环口扩大，其大小和形态随腹股沟斜疝病情的不同而不同。

危险三角　输精管和精索血管（或生殖血管）之间的区域为髂外动脉静脉及股动静脉通过的区域，在此区域内操作有造成这些血管损伤的危险。

疼痛三角　在精索血管的外侧、髂耻束或腹股沟韧带[23]下方的区域，为生殖股神经的生殖支和股支、股神经、股外侧皮神经走行，腹股沟疝手术是在这

腹壁下动、静脉

精索血管

髂耻束

髂外动、静脉

输精管

Cooper韧带

个部位钉合固定网片，会引起手术后腹股沟区和下肢的疼痛，所以这个部位被称为疼痛三角。

5.3　分离腹膜后腹腔内角度的解剖

Cooper 韧带　即耻骨梳韧带，在腹腔镜手术中容易看到，组织坚韧，呈白色，是常用的网片固定部位。

髂耻束　为腹横筋膜增厚而成，在腹股沟韧带深面，髂前上棘与耻骨结节之间，髂耻束跨过股血管前方形成深环的下界。

股动脉与股静脉　是髂外动脉与静脉的延续，在腹腔镜手术时需要避免损伤。

死亡冠　又称死冠，指的是腹壁下动脉的耻骨支与闭孔动脉形成的吻合支（图 2 - 13），损伤时造成止血困难，也可能造成严重的并发症。死亡冠变异较大，部分患者腹壁下动脉的耻骨支与闭孔动脉没有形成吻合。此外，闭孔动脉起源于腹壁下动脉，而没有起源于髂外动脉[24]。

6　腹股沟区的活体解剖

以上的描述为尸体解剖得出的结果，机体的活体情况应该与尸体解剖有所不同。髂腹股沟区的解剖有其特有的特点。借助现代医学设备，如 CT 及 MR 可以对腹股沟的活体情况进行观察，有的学者发现在活体情况下直疝三角有肌肉的影像学表现，也有学者发现膀胱在充盈时可完全覆盖直疝三角[25]，在进行腹膜前间隙植入补片后，影像学检查发现膀胱无法覆盖直疝三角，因此腹膜与腹横筋

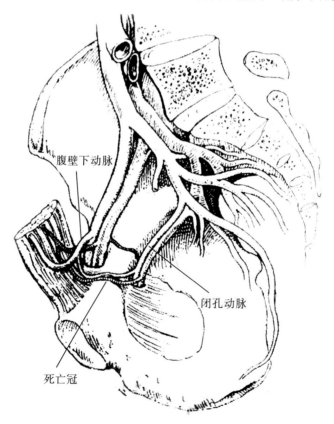

图 2 - 13　腹壁下动脉的耻骨支与闭孔动脉形成的吻合支——死亡冠

膜之间的直疝三角区域可能是膀胱扩张的储备区域，即腹股沟区的泌尿生殖脂肪筋膜室（the urogenital fatty-facial compartment）。破坏该间隙可能对膀胱和输精管的功能产生影响，但目前对其活体情况了解有限。

7 人直立行走对腹股沟解剖的影响

人类与其他哺乳动物的最大不同是人能够直立行走，直立行走使人的双手解放出来，是人类发展的重要转折点。我们的身体结构本来是为四足行走设计的，因此我们的身体开始变得不适应，并带来了解剖学的代价，腹股沟疝是其重要表现之一。人的腹股沟在四足行走处于身体高位，直立行走时即处于身体较低的位置（图2-14），承受腹腔的压力，从而成为腹股沟疝的重要发病因素。

雄性鼠类在非生殖期，睾丸位于腹腔内。在生殖期，睾丸通过腹股沟管进入阴囊，因此腹股沟管对雄性鼠类而言，

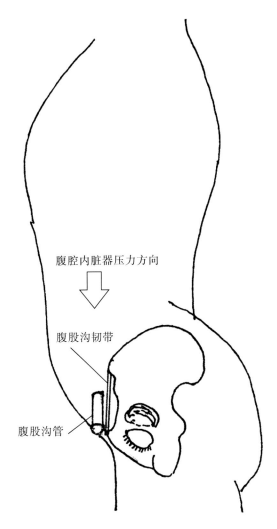

腹腔内脏器压力方向

腹股沟韧带

腹股沟管

图2-14 直立行走使人类的腹股沟管处于身体的低位，因此必须进化出更有效的腹股沟管保护机制

只是生殖器官进入阴囊的通道。而其他的哺乳动物腹股沟管处于腹腔较高的位置，腹腔的器官如肠管等，其压力主要集中在以脐为中心的区域（图2-15），腹股沟管实际承受很少的压力，腹股沟管只是精索通过的通道而已。但是四足行走的哺乳动物也发现患有腹股沟疝的例子，通常认为是先天发育因素起主导作用。

灵长类由陆地转到树上生活，对灵长类产生了两个根本性的影响（图2-16），其一是相对在陆地上的四足爬行，动物的活动是平行于地面的，在树上的生活如攀爬和跳跃，活动的形式是相对垂直于地面的，因此导致了下肢和骨盆的形态发生改变，我们可以从比较解剖学上得出结论。从四足行走动物到人类，其骨盆的发展是逐步改变的，这为以后

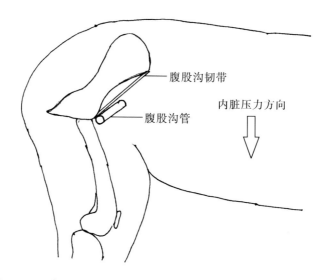

图2-15 四足行走的哺乳动物腹股沟管位置示意图，可见其基本不承受腹腔内脏器的压力

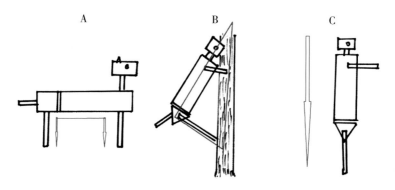

图2-16 A为四足行走的动物，身体通过四肢与地面的力学关系类似于板凳，可以理解为一种矩形的力学关系，可以想象其小肠是通过肠系膜悬吊于脊柱的；B为猩猩与树干形成的力学关系图，这种力学关系为三角形，也是一种稳定的力学结构，从四足行走到爬树，身体结构必须做出适应性的改变，骨盆的改变是其核心因素；C为人的直立行走示意图，这时躯干与下肢在同一力学径线上，身体的变化核心因素是骨盆的改变及随后的下肢改变

的直立行走奠定了基础；其二是树上很少有大型食肉动物，灵长类的天敌少，可以相对安全地进化，并且树上食物充足，为其体形向大型哺乳动物进化奠定物质基础。正是由于树上长期进化奠定的基础，当森林消失时，原始类人猿在稀树草原上才具备进一步进化的基础，逐渐直立行走，并向现代人类进化。

现代猿类骨盆长，耻骨不愈合，盆腔口开放，考古发现的古猿化石与现代猿类没有太大的改变。在非洲发现的"露西"的化石中骨盆已经出现了现代人的特点，骨盆左右宽，前后短。人的骨盆上部短而宽，下部耻骨愈合[26]，骨盆腔呈盆形，盆口缩小。人类在逐渐直立行走的同时，腹股沟管也在进化，其形态和

功能发生了改变，形态的改变主要是随着骨盆的变化而变化的，从古猿到现代人类，骨盆为适应直立行走，耻骨弓的高度逐渐降低（图2－17），骨盆变宽变短，人的腹部也由动物的前后径长左右径短，变成前后径短左右径长，因此骨盆变宽使腹股沟管变长；如果以腹前壁为参照平面，腹股沟管在更加接近腹壁的角度斜穿腹壁，并且在骨盆变短时，主要是髂骨的逐渐缩短，因此内环口位置随髂骨的变短逐渐降低，变化的结果是耻骨弓高度降低，腹股沟管与水平面所呈现的角度更小（图2－18），因此腹腔内的压力与腹股沟管长轴的平面角度逐渐变得更加垂直。在压力作用于腹股沟管时，如果我们把力分解为垂直腹

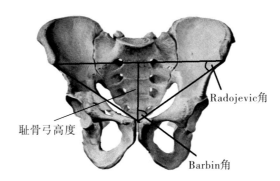

图2－17 耻骨弓的高度是指从耻骨结节到两髂前上棘内侧之间连线的垂直距离，本图是男性的耻骨弓高度、Barbin角及Radojevic角示意图

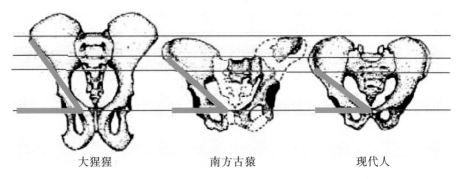

图2－18 可见从大猩猩到现代人，随着骨盆形态的改变，腹股沟管与水平面所成的角度越来越小，其耻骨弓高度逐渐降低，图中最低的平行线通过耻骨结节，最上的三条平行线分别通过三个骨盆的髂前上棘

股沟管及平行于腹股沟管的两个分力，在垂直腹股沟管方向的分力更多，而平行于腹股沟管的分力越来越少。在现代人类中，仍可找到类似的例证，如非洲男性的耻骨弓高度超过 7.5cm，而阿拉伯和欧洲地区男性为 5～7.5cm，这可能是非洲男性腹股沟疝发生率要比阿拉伯和欧洲地区男性高的原因之一。

人类直立行走的进化，也导致了下肢形态和肌肉的变化，下肢肌肉的骨盆附着点靠前，有利于动物的四足奔跑，但是直立行走后，身体的重量由两个下肢承担，肌肉的合力需要与下肢骨骼的方向一致。随着骨盆的变化，下肢肌肉在髋骨的附着点逐渐靠后[27]，导致前后

的肌肉附着点变宽（图 2-19）。对比解剖研究表明，牛和马的臀大肌在身体的两侧，而人的臀大肌在身体的后面（图 2-20）。肌肉相对位置的改变和骨盆形态的改变，使髂腹股沟区与耻骨结节附着的肌肉之间的角度增大及距离加宽（图 2-21），形成大腿根部肌肉间的多余空间，这种变化导致的是肌肉间隙的增宽，不可能导致股血管鞘的增宽，是形成下肢股管的原因（关于股管的解剖在第 3 章中有详细的论述）。

腹股沟区的各个解剖成分也出现形态及功能上的适应性变化，如腹股沟区的腹横筋膜增厚，与腹股沟管位置及功能的整体协调共同完成腹股沟管的保护

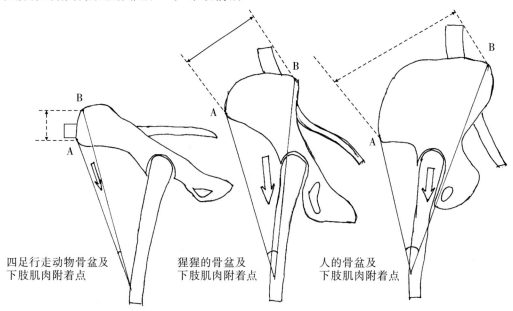

四足行走动物骨盆及
下肢肌肉附着点

猩猩的骨盆及
下肢肌肉附着点

人的骨盆及
下肢肌肉附着点

图 2-19 图中最左侧为四足行走动物的下肢肌肉附着模式，中间为猩猩的下肢肌肉附着模式，最右侧为人的下肢肌肉附着模式，可见其下肢肌肉在骨盆的附着点（A 点和 B 点）之间的距离逐渐加宽，其结果是导致肌肉间的距离加宽，结合骨盆变宽变扁的因素，因此肌肉间隙在耻骨结节附近的髂腹股沟区最明显，形成人类特有的结构——股管。图中箭头为肌肉力量作用于下肢（后肢）的方向，四足行走的动物下肢（后肢）肌肉的力量方向与下肢成较大角度，结合前肢的肌肉力量，使总的力量方向位于身体的中心；猩猩与四足行走的动物有较大的差别，力的作用与下肢之间的角度变小，结合上肢的力量，使上下肢与树干形成稳定的力学关系，并适应在树上攀爬跳跃的需要；人的肌肉力量与下肢的方向是平行的，这是直立行走的保证

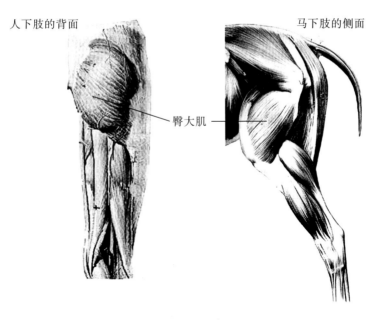

人下肢的背面   马下肢的侧面

臀大肌

图 2 −20   人与马的臀大肌位置

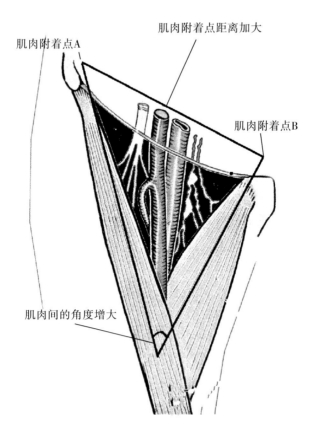

肌肉附着点A   肌肉附着点距离加大

肌肉附着点B

肌肉间的角度增大

图 2 −21   肌肉附着点的变化导致其间隙增大，其肌肉间多余的空间
是形成股管的原因

机制。因此疝和腹壁外科医生应该把腹股沟管看作是一个器官，腹股沟管疝实际是这个器官结构和功能整体性改变的结果。人直立行走造成人类另外一个特有的解剖结构——股管，由此带来股疝的风险。

无论从解剖学、临床医学或其他专业的角度，腹股沟区的解剖都以其复杂而著称[28]，腹股沟区是一个有独特功能的解剖区域，其保护机制总结如下。

7.1 腹股沟管的位置和形态

由于骨盆与垂直面呈60°[29]，因此腹股沟管在站立时与平卧时有很大的不同。Bassini认识到人类的腹股沟疝是腹股沟管变宽变短引起，因此Bassini手术的主要理念是纠正腹股沟管变宽变短这一解剖学上的改变。在直立的状态下，腹股沟的侧面观呈背侧高、前面低的倾斜状；在前面观，腹股沟管也是倾斜的，呈外侧高、内侧低，可以理解成从腹腔内斜穿过腹壁的管道，这个管道是有弹性的，腹腔内的压力可以将其压扁，从而防止腹腔内脏器疝出。从这个机制看，腹股沟管越长，在压力的作用下，腹股沟前后壁重叠的面积也就越大，因此抵抗压力的能力也就越大，这类似老式自行车的气门芯(图2-22)；另外腹股沟倾斜度越大，承受压力的面积也就越大。如果内环口扩张，整个腹股沟管相对于腹壁而言，其倾斜度发生了改变，直观的改变就是腹股沟管变宽变短，抵抗腹腔内压力的能力也就降低，并且随着内环口越来越扩张，腹股沟管也就变得更宽更短(图2-23)。

7.2 腹横筋膜

一般认为直疝三角区无肌肉覆盖，

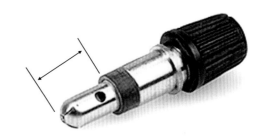

图2-22 图中为自行车的气门芯，箭头所指的部位套上橡皮管，以防止漏气，其长度越长，橡皮套与气门芯重叠面积越大，也就越不易漏气

该区的腹横筋膜比其他部位厚。腹横筋膜胶原代谢的改变，引起腹横筋膜强度的变化是腹股沟疝的病因之一，但是现代腹腔镜外科医生发现，腹横筋膜是一层基本上没有强度的薄膜，有时为半透明状[30]，其强度可能不足以抵抗腹腔内的压力。活体解剖研究也发现，直疝三角区会出现肌肉的影像学信号。因此我们不能孤立地看待腹横筋膜，腹横筋膜必须配合其他腹股沟区的解剖成分才能发挥作用。另外，内环口的腹横筋膜悬带在腹腔内压力下收缩，改变内环口的角度，使内环口更加向外，使腹腔内的压力作用于腹股沟的管壁上而不会压向内环口，客观上会增加腹股沟管的长度和斜度。

7.3 腹外斜肌、腹外斜肌腱膜、腹内斜肌、腹横肌

在腹腔内的压力下，腹内斜肌及腹横肌收缩，而压向腹股沟韧带方向，因此腹股沟管后壁得以加强(图2-24)，同时覆盖于内环口的腹内斜肌对内环口的遮盖和联合腱对外环口的遮盖，起关键的闭合作用。在尸体解剖上，联合腱(联合肌)是呈弧形弯曲的，但活体情况下肌肉具有一定

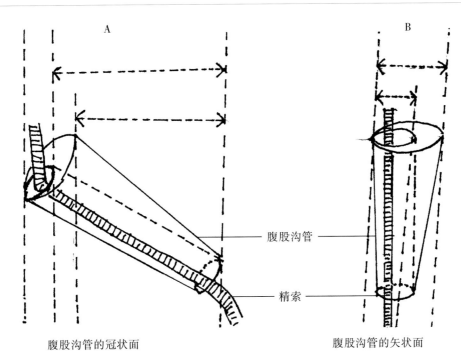

腹股沟管的冠状面   腹股沟管的矢状面

图 2-23 A 图为腹股沟管的冠状面，内环口扩张，导致腹股沟管变短，受力面积变小，在相同的压力下，腹股沟管受到的压强更大，保护机制削弱；B 图为矢状面，内环口扩大，腹股沟管变宽，腹腔内容物更易疝出

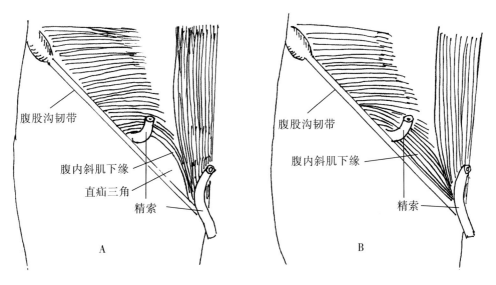

图 2-24 腹内斜肌及腹横肌的下缘组成联合腱或联合肌，其弓形的结构在收缩时呈现直线形态，使联合腱或联合肌下移覆盖腹股沟区，从而起保护作用。在活体情况下，人体的肌肉都有一定的紧张度，因此在活体中，该肌肉可能也覆盖腹股沟区

的紧张度，联合腱（联合肌）可能也恒定地覆盖腹股沟区，这可能是活体解剖研究发现直疝三角出现肌肉影像学信号的原因之一。传统上认为腹外斜肌腱膜在腹股沟的

保护机制中不起作用。腹外斜肌腱膜其实是腹股沟管完整保护机制的重要组成部分，在腹腔内的压力下腹外斜肌紧张，腹外斜肌腱膜也随之紧张，使压向腹壁的其他腹壁结构有一个坚固的基座，同时外环口缩小。在实际的临床工作中女性的腹股沟直疝罕见，原因是女性没有精索通过，腹外斜肌腱膜与腹横肌及腹内斜肌可以更完美地配合，发挥其保护作用，因此女性的腹股沟区以上保护机制发挥完美；并且女性骨盆更宽，腹股沟更长，内环口更窄，因此女性的腹股沟区被完美地保护起来。

7.4　精　索

在男性中，由于精索的通过，对腹股沟管的保护机制起到了一定的破坏作用，精索可以传递腹腔内的应力；但是精索也有一定的保护作用，精索的提睾肌是腹内斜肌及腹横肌的一部分。在压力作用下，提睾肌也随腹内斜肌及腹横肌一起收缩，使精索更加接近腹壁，使腹股沟管的长轴与腹壁的角度更小，增加腹股沟管的斜度可抵消部分腹腔内的压力，并使内环口缩小。同时由于提睾肌的收缩，输精管在一定程度上增粗，形成瓶塞效应，也有一定的保护作用。用直流电刺激"提睾肌耻骨束"或生殖股神经的生殖支，可发现精索的肌束收缩并使腹内斜肌和腹横肌的弓状下缘向腹股沟韧带靠拢[6]，证实了内环的括约肌功能主要是由此肌束的收缩所致，从而发挥腹股沟管的关闭作用。

8　腹股沟区的板层构造学说

该学说的主要观点包括：腹股沟区的腹壁分为两个板层，精索位于两个板层裂隙之间[31]。浅肌腱板层包括 Scarpa 筋膜、腹外斜肌腱膜、腹股沟韧带；深肌腱板层包括腹横筋膜及腹横筋膜衍生结构，如髂耻束、腹股沟管内环的前后缘、腹横筋膜悬带、腹横筋膜、股鞘前壁及耻骨梳韧带，在股区主要是耻骨上支及紧密联系于耻骨的结构，如耻骨肌及耻骨肌筋膜、股鞘前壁。在腹腔内压力增加时，腹横筋膜悬带及其脚收缩使内环口缩小，同时使精索结构抵近腹壁，使内环口的角度发生改变，增加精索形成的斜度，从而发挥保护作用。这一层次的病理生理改变可导致腹股沟疝的发生，因此腹股沟疝的修补术旨在恢复每一层被破坏的肌腱膜板层，并强调修补腹横筋膜层的重要性。

（张常华　李　亮）

参考文献

[1] 李福年,周荣祥,李杨.腹壁与疝外科[M].北京:人民卫生出版社,2004:10-13.

[2] 刘树伟,杨晓飞,邓雪飞,等.临床解剖学腹盆部分册[M].北京:人民卫生出版社,2014:24-43.

[3] 徐群渊,章静波,段德义,等.格氏解剖学[M].39版.北京:北京大学医学出版社,2008:1449-1454.

[4] 张朝佑,廖瑞,杨天祝,等.人体解剖学[M].北京:人民卫生出版社,2009:545.

[5] 丁自海,原林.局部临床解剖学[M].西安:世界图书出版公司,2009:84-114.

[6] 高锐,辛宇鹏,卢一平.生殖股神经的解剖在泌尿外科临床中的应用[J].临床泌尿外科杂志,2005,15(11):695-696.

[7] Virgínia AA, Santos C, Contente H, et al. What is inside the hernia sac [J]. BMJ Case Rep, 2016. doi:10.1136/bcr-2016-215920.

[8] 董建,许世吴,吴钢,等.国人耻骨肌孔和腹膜前间隙的解剖学研究[J].上海医学,

2010,33(9):845-848.

[9] Flament JB, Avisse C, Delattre JF. Anatomy and mechanism of inguinal hernias[J]. Rev Prat,1997,47(3):252-255.

[10] Faure JP,Doucet C,Rigoard P,et al. Anatomical pitfalls in the technique for total extra peritioneal laparoscopic repair for inguinal hernia[J]. Surg Radiol Anat, 2006, 28 (5): 486-493.

[11] 田玉科,梅伟. 超声定位神经阻滞图谱[M]. 北京:人民卫生出版社,2011:165-166.

[12] 张本斯,王凡,叶纯,等. 腹股沟神经卡压综合征的应用解剖[J]. 中国临床解剖学杂志,2003,21(4):336-338.

[13] 杨伟斌. 生殖股神经的应用解剖学基础及临床意义[J]. 医学教学与教育,2008,6(18):71.

[14] Tomaszewski KA, Popieluszko P, Henry BM, et al. The surgical anatomy of the lateral femoral cutaneous nerve in the inguinal region:a meta-analysis [J]. Hernia, 2016, 20 (5): 649-57.

[15] 梅桦,苏泽轩,郑克立,等. 泌尿外科临床解剖学[M]. 济南:山东科技出版社,2001:93-112.

[16] 王云祥,张雅芳. 淋巴管结构域癌转移[M]. 北京:人民卫生出版社,2011:307-307.

[17] Cesmebasi A, Baker A, Du Plessis M, et al. The surgical anatomy of the inguinal lymphatics [J]. Am Surg, 2015,81(4):365-369.

[18] Yang XF, Liu JL. Anatomy essentials for laparoscopic inguinal hernia repair [J]. Ann Transl Med,2016,4(19):372.

[19] Rees MA, Squires JE, Tadros S, et al. Canal of Nuck hernia:a multimodality imaging review[J]. Pediatr Radiol, 2017. doi:10.1007/s00247-017-3853-6.

[20] 陈海芳,张剑凯,李雪鹏,等. 腹股沟斜疝层次显示及其应用解剖学研究[J]. 局解手术学杂志,2010,19(1):10-12.

[21] Öberg S, Andresen K, Rosenberg J. Etiology of inguinal hernias:A comprehensive review [J]. Front Surg,2017,(4):52.

[22] Weaver KL, Poola AS, Gould JL, et al. The risk of developing a symptomatic inguinal hernia in children with an asymptomatic patent processus vaginalis[J]. J Pediatr Surg,2017,52(1):60-64.

[23] 唐健雄,黄磊. 腹壁疝外科治疗学[M]. 上海:上海科学技术出版社,2014:23-48.

[24] 孙立忠,李庆. 血管外科解剖学图谱[M]. 3版. 北京:人民军医出版社,2016:399.

[25] 陈双. 腹股沟疝外科学[M]. 广州:中山大学出版社,2005:39-40.

[26] 沈银柱,黄占景,王正询,等. 进化生物学[M]. 2版. 北京:高等教育出版社,2010:226.

[27] 张少强,苗振. 行走的天性:运动中的肌肉筋膜和天性[M]. 北京:北京科学技术出版社,2018:1-25.

[28] Revzin MV, Ersahin D, Israel GM, et al. US of the inguinal canal:comprehensive review of pathologic processes with CT and MR imaging correlation [J]. Radiographics, 2016,36(7):2028-2048.

[29] Qiunn TH. Anatomy of the groin:a view from the anatomist. In:Fitzgibbons Rj, Greenburg AG. Nyhus and Condon's Hernia[M]. 5th ed. Philadelphia:Lippincott Willianls & Wilkins, 2002:55-58.

[30] 陈双. 腹股沟区域的解剖和保护机制[J]. 临床外科杂志,2006,14(11):691-693.

[31] 裘法祖,王健本,张枯曾. 腹部外科临床解剖学[M]. 济南:山东科学技术出版社,2001:32-34.

第3章　深入认识腹横筋膜的解剖

在疝和腹壁外科医生的角度来看，腹股沟区的腹横筋膜增厚，是人类因直立行走而需要抵抗腹腔内压力的产物。腹横筋膜包含两层，前层由不规则增厚的纤维束和脂肪组织形成，而后层主要是脂肪组织[1]。从腹腔内面切开腹膜，腹膜与腹横筋膜前层之间容易分开，这个空间即腹膜前间隙，传统的腹膜前间隙是壁腹膜与腹横筋膜前层之间的间隙，Bogros 间隙便是其一部分。在 Bassini 手术中，强调剪开腹横筋膜，将腹内斜肌、腹横肌、腹横筋膜与腹股沟韧带等缝合，重建腹股沟后壁；而"改良"的 Bassini 手术，只将腹内斜肌、腹横肌与腹股沟韧带缝合重建腹股沟管后壁。"改良"的 Bassini 手术效果较 Bassini 手术效果差，被认为是忽略了对腹横筋膜处理的结果，可见腹横筋膜在腹股沟疝外科领域的重要性，因此全面理解腹股沟区腹横筋膜的解剖是深刻理解腹股沟疝手术尤其是腹膜前修补术的基础。

1　如何理解腹横筋膜与腹膜外筋膜

在解剖学的发展过程中，关于腹横筋膜的解剖形成很多观点，Robert Condon 认为：腹横筋膜只是腹内筋膜的延续，在腹股沟区比其他部位更厚、更坚固；

Lichtenstein 的描述是：腹横筋膜位于腹横肌弓状缘与腹股沟韧带和 Cooper 韧带之间。19 世纪 Bogros 为了寻找结扎腹壁血管而避免进入腹腔的手术路径，发现了 Bogros 间隙。Bogros 间隙是腹膜前间隙的一部分，壁腹膜和腹横筋膜之间的间隙被定义为腹膜前间隙。也有人定义腹膜前间隙为壁腹膜与腹横筋膜浅层之间的间隙，所以对腹膜前间隙（腹膜外间隙）及腹横筋膜存在不同的定义。要理清这些凌乱的概念、认识腹横筋膜的实质，先要理清一些基本的解剖学概念。

1.1　筋膜的解剖学定义

在基础解剖学中，筋膜指的是大块的结缔组织。组织足够大不用辅助手段就能看到，结构差异很大，筋膜中的纤维往往呈编织样排列[2]。筋膜分为浅筋膜和深筋膜，浅筋膜指的是具有不同厚度的疏松结缔组织，与真皮深部融合，通常为脂肪组织，临床常说的皮下脂肪属于浅筋膜，实际上肌肉间的脂肪组织也属于浅筋膜。腹股沟区的浅筋膜分为两层，分别是 Camper 筋膜和 Scarpa 筋膜。深筋膜由胶原性纤维成分组成，纤维排列致密，深筋膜主要包裹肌肉，肌肉的各个层面均有深筋膜包裹。深筋膜致密，有时很难与腱膜区分。对于腹壁的肌肉而言，腹外斜肌、腹内斜肌、腹横肌的每层肌肉前面及后面均有深筋膜，腹横肌的深层深筋膜被称为腹横筋膜，腹横肌的浅层和深层均有深筋膜贴附，因此腹壁的三层扁肌实际上有六层深筋膜。

1.2 基础解剖学的腹壁深筋膜与腹横筋膜

由于腹壁的三层扁肌实际上是一个解剖和功能整体，腹壁三层扁肌中间的筋膜意义不大，因此在计算腹壁深筋膜时只计算最外层的腹外斜肌的深筋膜与最里面的腹横肌的深筋膜，共两层。腹横肌的深层深筋膜为腹横筋膜，为腹内筋膜的一部分，腹内筋膜还包括贴于膈下的膈下筋膜，以及被于腹后壁腰方肌、腰大肌、髂肌的筋膜，腹横肌筋膜与上述筋膜相互移行[3]。

1.3 腹膜外筋膜

腹膜外筋膜，又称腹膜下筋膜，临床习惯称为腹膜外脂肪，在第2章已有论述。

1.4 从胚胎学的角度理解腹横筋膜与腹膜外筋膜的关系

高桥孝在《大肠癌根治术》中写道[4]：外科手术是局部治疗方法，理应重视局部解剖，可是为了更好地掌握局部解剖，必须注意其局部出现的各系统部分脏器与系统整体之间的关系。这个理论在大肠癌的根治术中极为重要，其筋膜结构的理论对理解腹横筋膜的解剖有重要的指导意义。人体由单细胞的受精卵发育而来，在早期阶段我们可以把胚胎理解成一个圆筒结构，圆筒的壁就是体壁。该圆筒壁分为三层(图3-1)，以肌肉为中间层，内层及外层各分又为三层，三层之间为两层坚韧的筋膜分隔，外层为皮下组织，由皮肤(包括真皮)、浅筋膜及深筋膜组成。外层与中层之间为腹壁浅筋膜。内层也分为三层，从内向外分别为腹膜、腹膜下筋膜深层、腹膜下筋

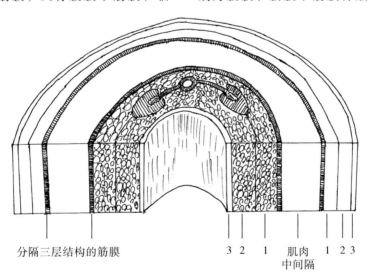

分隔三层结构的筋膜　　　　　　　　3 2 1　肌肉　1 2 3
　　　　　　　　　　　　　　　　　　　　中间隔

图3-1　胚胎的圆筒状三层结构模式，内层的第一及第二层发育成为腹膜外脂肪，即腹膜下筋膜的深层及浅层，两层之间为各种器官，包括肾脏、主动脉、输精管等，在肾脏部位成为肾后筋膜及肾前筋膜。内层与中间层之间的筋膜为腹横筋膜

膜浅层(习惯从体表向里理解浅层和深层,靠近体表的为浅层,靠近腹腔的为深层)。内层和中层之间为腹横筋膜。注意这里提到的三层结构与内胚层、中胚层、外胚层是不同的概念。这与第 2 章提到的腹股沟区板层构造类似,即浅肌腱板和深肌腱板(参见第 2 章)。1975 年 Fowler 就认为腹膜前筋膜不同于腹横筋膜[5],后腹膜重要的器官被内层两层筋膜即腹膜下筋膜深层及浅层包着,并且存在于两层筋膜的间隙中。最典型的是肾脏,肾脏前后的肾前筋膜及肾后筋膜相当于腹膜下筋膜的深层及浅层,事实上腹腔的器官,如胃、肠管、主动脉、髂总动脉等,都包含在这两层筋膜之间,只是由于胚胎的发育,使以上器官扭曲、移位、融合等原因而在直观的视觉上显得复杂而已。这种解剖学理念也符合泌尿生殖筋膜室的理论,按照这种器官结构模式,膀胱被包含在两层筋膜之间,两层之间的间隙是膀胱充盈扩张的缓冲空间。

1.5 腹横筋膜与凹间韧带的形成原理推测

这里需要提到睾丸下降的问题,首先是阴囊从腹壁呈憩室状突起,然后睾丸沿阴囊壁下移,腹腔内的睾丸是位于腹下筋膜深层与浅层之间的,睾丸的下降也是在这两层之间移动的(图 3 - 2)。腹膜鞘突随阴囊的憩室状突起在睾丸之前首先进入腹股沟管[6],因此腹膜鞘突和睾丸是在不同的层面进入阴囊的,并非顶托腹膜穿过腹壁进入阴囊,由于这种胚胎学上的解剖关系,所以也可以解释提睾肌对精索其实是半包埋的,精索的后壁缺少提睾肌纤维。所以,睾丸在阴囊内与小肠一样,覆盖睾丸的腹膜为

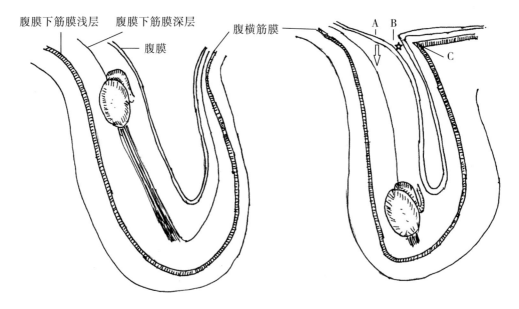

图 3 - 2　从筋膜理论的角度讨论睾丸的下移及腹股沟管解剖的形成。A 点为腹膜外脂肪下移形成的精索脂肪瘤带动腹膜下移形成疝囊的起始部位,箭头为精索脂肪瘤下移方向;B 点五星符号为腹膜闭合后形成的鞘突部位,两者并非完全等同;C 点为鞘突形成精索剩件过程中导致腹横筋膜折叠形成的凹间韧带

脏层，覆盖阴囊的腹膜为壁层，在本质上也是个腹膜后器官。然后鞘膜逐渐消失形成精索的鞘突剩件（vestige of vaginal process）为一结缔组织索，与周围组织较难分辨，在输精管的内侧，腹环也开始缩小，鞘膜下的腹横筋膜与腹壁的腹横筋膜逐渐融合或重叠，这可能是凹间韧带形成的原因。在解剖学上凹间韧带被描述为腹横筋膜增厚而成，其纤维束从腹横筋下缘绕输精管内侧而连于耻骨上支，个体差异大，有的可以完全没有，这与腹横筋膜折叠或融合的方式不同有关。

1.6 腹股沟区腹横筋膜的特殊之处

在医学上长期习惯性认为人类由于直立行走，腹股沟区腹横筋膜需要抵抗腹腔内的压力而增厚，这是进化的产物，这个观点在逻辑上是合理的，但其忽略了腹股沟解剖的特殊性。从前面的分析中，我们可以明确的是，准确的腹横筋膜的定义是腹横肌的深层深筋膜，但在腹股沟区缺乏肌肉，其筋膜有其特殊性。在胚胎学上，腹内斜肌和腹横肌是同源的[7]，神经和血管主要走行于其间隙内，腹外斜肌是较晚的层次，有些低等的脊柱动物没有腹外斜肌。因此，既然腹内斜肌和腹横肌是胚胎学同源的结构，腹横筋膜也就是腹横肌的深层深筋膜延伸至腹股沟区，腹内斜肌腹横肌的其余各层深筋膜自然也与腹横肌的深层深筋膜一样延续下来，所以腹股沟区的腹横筋膜实际上包括腹内斜肌和腹横肌的浅层和深层的深筋膜，共四层。只是在腹股沟区域缺乏肌肉，因而其筋膜融合后已经没有可以观察到的解剖学层次。深筋

膜实际上是一个完整的立体结构，其包裹肌肉，就像塑料包装袋一样，肌肉就相当于塑料袋里面的物品，没有物品的部位，包装袋的前后两面重叠在一起，用热压的办法将这两层塑料压在一起就形成了相当于腹股沟的融合筋膜。在人体解剖结构中，需要抵抗压力的筋膜质地坚韧并且通常较厚，如大腿的阔筋膜，而腹股沟区腹横筋膜并没有形成像阔筋膜那样坚韧的腱膜性组织，这层融合筋膜的主要作用可能并非抵抗直立行走时腹腔的压力，腹股沟管抵抗腹腔压力的主要因素是腹股沟管的关闭机制，是肌肉、筋膜和腱膜共同作用的结果。笔者认为，腹股沟区腹横筋膜增厚的原因是：腹股沟区腹横筋膜（腹横肌的深层深筋膜）加入了腹内斜肌和腹横肌的其他三层深筋膜，是多层腹壁肌深筋膜融合的结果。

1.7 怎样理解疝和腹壁外科学腹横筋膜的层次问题（图3-3）

从上面基础解剖学和胚胎学的角度分析，从腹膜至腹横肌的深层筋膜，也就是解剖学的腹横筋膜之间，包括的解剖结构是腹膜、腹膜外筋膜深层、腹膜外筋膜浅层、腹横肌的深筋膜（即解剖学的腹横筋膜）。除腹膜外，在疝和腹壁外科领域，腹膜外筋膜深层、腹膜外筋膜浅层，以及腹横肌的深层筋膜（或者还包括腹外斜肌、腹横肌的其他三层筋膜）被笼统地称为腹横筋膜，实际上包括两种解剖类型的组织结构，腹膜外筋膜和腹横肌的深层深筋膜（即解剖学的腹横筋膜），如果考虑腹股沟区腹横筋膜还包括腹内斜肌的两层深筋膜和腹横肌的浅层深筋膜。因此从胚胎学的角度看，疝外

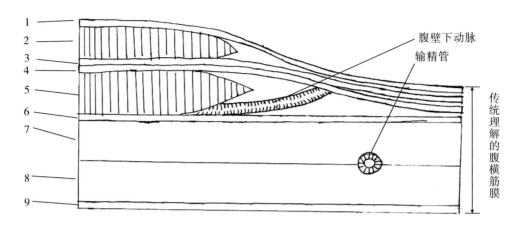

图 3-3 腹横筋膜解剖的示意图。在胚胎学上，腹膜外筋膜深层及浅层，以及二者之间的输精管属于间介中胚层；而腹内斜肌、腹横肌及其深筋膜，以及腹部下动脉，属于侧板中胚层的结构；图中左侧的标识为根据筋膜构造理论理解的腹横筋膜，右侧的标识表示传统理解的腹横筋膜。图中数字 1~9 表示：1 为腹内斜肌深筋膜浅层，2 为腹内斜肌，3 为腹内斜肌深筋膜深层，4 为腹横肌深筋膜浅层，5 为腹横肌，6 为腹横肌深筋膜深层，7 为腹膜外筋膜浅层，8 为腹膜外筋膜深层，9 为腹膜

科所指的腹股沟区腹横筋膜包括腹膜外筋膜深层、腹膜外筋膜浅层、腹横肌深层深筋膜、腹横肌浅层深筋膜、腹内斜肌深层深筋膜、腹内斜肌浅层深筋膜，共六个层次两种类型的结构。但实际上腹内斜肌与腹横肌的深筋膜由于肌肉在腹股沟区的缺失，筋膜融合在一起，无法分出层次来，在局部解剖上就是一个层次，但是偶然情况下，临床实践中仍然可见到筋膜的分层现象。

1.8 从筋膜解剖角度理解 Bogros 间隙和 Retzius 间隙

Bogros 间隙的理解是受当时解剖学概念发展的影响，没有从筋膜解剖学的角度进行定义，不能反映筋膜解剖的实质。Bogros 博士研究的目的是在寻找不进入腹腔的情况下结扎血管的途径，这是明确的医学史。从筋膜解剖的角度看，腹膜外筋膜两层之间的平面是大血管存在的层面，这个血管所在的层面才是真正的

Bogros 间隙。当然 Bogros 博士当时所处的年代及其研究可能没有认识到腹膜外筋膜的层次问题，但这并不妨碍我们从现代解剖学的角度重新审视 Bogros 间隙，从现在筋膜学的角度将 Bogros 间隙定义或强调为血管所在的筋膜间隙，也就是腹膜外筋膜深层和浅层之间内脏器官所在的间隙，这对于疝和腹壁外科具有重要的意义。

从胚胎学的角度，膀胱也位于腹膜外筋膜的深层和浅层之间，即 Bogros 间隙，在膀胱和耻骨之间尚有腹膜外筋膜浅层，因此耻骨后间隙即 Retzius 间隙实际上是耻骨和腹膜外筋膜浅层之间的间隙。但目前多数文献都认为这两个间隙是同一间隙，分别称为内侧间隙和外侧间隙[8]，只是不同部位命名的区分而已[9]，这种认识是不考虑筋膜解剖的结果。

通过对输精管和腹壁下血管所在层面的解剖分析有利于我们进一步理解这

些间隙之间的关系，输精管属于内脏，因此输精管走行于腹膜外筋膜的深层和浅层之间是没有争议的，同样属于泌尿生殖系统的膀胱也在这一层面。人们对腹壁下血管的走行层面是有争议的。对于腹壁下动脉的走行，临床解剖学通常认为其走行于腹膜外筋膜的两层之间；另一观点认为[10]，腹内斜肌和腹横肌的筋膜连接较为紧密，内有血管（腹壁下动脉）、神经通过。权威的解剖学专著《格氏解剖学（第39版）》认为[2]：腹壁下动脉借腹横筋膜与精索分开。没有争议的是腹壁下血管最终进入腹直肌和腹直肌后鞘之间，沿途发出分支至腹壁肌层，这与腹壁下血管是腹壁肌肉滋养血管的功能吻合，因此腹壁下动脉不可能走行于腹膜外筋膜的两层之间。所以，腹壁下动脉、腹壁下静脉走行于腹内斜肌深层的深筋膜与腹横肌浅层的深筋膜之间。在胚胎学和筋膜解剖的角度，Retzius间隙实质上是腹膜外筋膜浅层与腹横筋膜之间的间隙，与Bogros间隙是髂血管所在的层面，同一层面的间隙还有输精管和膀胱，两者有本质上的不同。

因此，在筋膜的解剖上，腹横肌的深层筋膜即解剖学的腹横筋膜与腹膜之间，存在为三个间隙（图3-4）：①解剖学的腹横筋膜与腹膜外筋膜浅层之间的间隙，在耻骨后的部分就是Retzius间隙；

②腹膜外筋膜深层与浅层之间的间隙，也称为血管间隙，实际上其间还有膀胱和输精管，即Bogros间隙；③腹膜外筋膜深层与腹膜之间的间隙，也就是我们常说的腹膜前间隙，这是真正的无血管层。理解这些层次，对于后入路的腹股沟疝手术的意义就是：准确的层次解剖，进入正确的筋膜间隙，特别是避免输精管和血管的损伤。

1.9 腹横筋膜与腹膜外筋膜的层次及其间隙对手术的指导意义

在临床手术时，当腹膜外筋膜有一定厚度时，手术中仍可以发现分层现象，腹腔镜下行完全腹膜外腹股沟疝无张力修补术时，可见腹膜下筋膜深层和浅层之间为白色的类似棉花样的疏松结缔组织，此为腹膜下筋膜深层与浅层的融合部位，类似于大肠癌手术中的Toldz筋膜，两层之间为输精管。腹壁下血管紧贴于腹壁肌层，这是腹内斜肌深层深筋膜与腹横肌浅层深筋膜之间的层面，不是手术的层面，进入层次过浅容易损伤腹壁下血管[11]，需要剪开其下层的腹膜外筋膜深层[12-13]，进入腹膜外腱膜与腹膜之间的间隙。但由于脂肪组织强度差，不像深筋膜那样结构致密，因此当手术操作不够精细时，容易被手术破坏，因

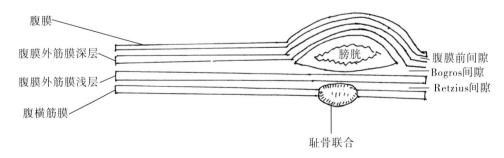

图3-4 从筋膜构造理论上理解Bogros间隙，与Bogros博士的理解有不同的角度

而手术中多显示不出其中的层次。因此笔者建议，为方便对解剖和手术的准确理解，可以将腹膜外筋膜与腹横筋膜区分开来，避免紊乱，更有利于指导精细手术的进行。

1.10 腹股沟区腹横筋膜概念混乱的原因

腹横筋膜的概念在解剖学上是个明确的概念，即腹横肌的深层深筋膜；但在腹股沟疝外科领域其概念却是混乱的，究其原因，主要有三个方面：①解剖学传统观念在腹股沟区的无区别延伸，习惯上在计算腹壁的深筋膜时，只计算最表层的腹外斜肌深筋膜和最深层的深筋膜，即腹外斜肌的浅层深筋膜（无名筋膜）和腹横肌的深层深筋膜（腹横筋膜）[14]，而三层扁肌之间的深筋膜不做计算。实际上三层腹壁的扁肌都有深浅两层深筋膜。在腹股沟以外的区域，这些筋膜意义不大，但是腹股沟区缺乏肌肉的覆盖，这些扁肌的深筋膜就成了重要的解剖结构。实际上腹股沟区的腹横筋膜是腹内斜肌和腹横肌的四层深筋膜的融合筋膜，而套用传统的腹壁筋膜计算方法，造成了腹股沟区腹横筋膜的错误理解。②腹股沟疝前入路手术与后入路手术解剖视角的转换造成概念理解错位。在前入路手术中，强调剪开腹股沟管后壁的腹横筋膜。此处的腹横筋膜实际上是腹内斜肌和腹横筋四层深筋膜的融合筋膜，而后入路手术又涉及腹膜外筋膜，腹膜外筋膜有时与解剖学的腹横筋膜融合筋膜成为一个混乱的腹横筋膜概念，因而将其视为一个层次的解剖结构，造成解剖学腹横筋膜与腹膜外筋膜的区分紊乱。③解剖学理念的停

滞，在胃肠肿瘤的手术中，已经发展到由胚胎角度进行理解的筋膜解剖阶段，其采用筋膜解剖学来指导手术层面的问题[15]，而疝和腹壁外科仍然停留在原有传统的解剖概念阶段。以上三个方面的问题，使目前对于腹股沟区筋膜解剖的认识产生混乱，所以疝和腹壁外科有"不同专家所指的腹横筋膜是不同的"这个提法。

综上所述，要正确理解腹股沟区的筋膜解剖，需要从基础解剖学与胚胎学的角度去理解，传统的疝和腹壁外科所理解的腹横筋膜是一个模糊和笼统的外科解剖概念，但随着腹腔镜手术的推广，对这一局部区域准确的解剖理解就越来越重要。正如在胃肠外科领域，随着手术技术的进步，已经基本不提及外科肛管的概念，而更多采用解剖学肛管作为手术解剖的指导。疝和腹壁外科的发展也需要更准确的解剖学概念。从基础解剖学和胚胎学的角度，疝和腹壁外科所指的腹横筋膜为腹内斜肌、腹横肌的深筋膜和腹膜外筋膜。从腹腔内向外分为多个层次，分别是腹膜外筋膜深层、腹膜外筋膜浅层、腹横肌深层深筋膜、腹横肌浅层深筋膜、腹内斜肌深层深筋膜、腹内斜肌浅层深筋膜，共六个层次两种类型的解剖结构。由这些层次将这个局部解剖区域分为多个间隙，从腹腔内向外分别是腹膜与腹膜外筋膜深层之间的腹膜前间隙、腹膜外筋膜深层与浅层之间的 Bogros 间隙、腹膜外筋膜浅层与腹横肌深层深筋膜之间的 Retzius 间隙。在 Bogros 间隙的器官有输精管、髂内动脉、髂内静脉、股动脉、股静脉和膀胱。腹壁下血管紧贴腹横肌，在 Retzius 间隙外，位于腹横肌深层深筋膜的浅面。腹膜前

间隙和 Retzius 间隙是真正的无血管间隙。

2 精索脂肪瘤与筋膜理论

精索脂肪瘤被认为是腹股沟斜疝的病因之一。Carilli 等发现平均体重指数越高，精索脂肪瘤就越容易发生[16]；Heller 等认为精索脂肪瘤的长度与其发生的位置是左侧还是右侧有关，并推测精索脂肪瘤的发生与重力有关[17]。我们所说的精索脂肪瘤，其实并非真正的肿瘤，是腹膜外脂肪组织，即腹膜外筋膜通过内环口进入精索形成的团块样脂肪组织。

2.1 精索脂肪瘤形成的筋膜理论

阴囊其实是腹腔的憩室样突出，最内层的腹膜就是鞘膜，其中各个层次的解剖关系并没有改变。在睾丸下移过程中腹腔内的阶段是在腹膜外筋膜的深层与浅层之间移行的；在阴囊的下降阶段，也是位于腹膜外筋膜的深层及浅层之间。睾丸在鞘突之下下降至阴囊后，鞘突末端将睾丸大部分包围起来，形成睾丸鞘膜，鞘膜腔间隙即为鞘膜腔，出生后鞘膜自行闭锁。最后的结果是精索的各个层次与腹壁是相延续的，提睾肌之下是精索内筋膜，精索内筋膜和腹膜剩余件之间为腹膜外筋膜，腹膜外筋膜之间为输精管及精索的血管。也就是说腹横筋膜形成的内环口并不是完全封闭的，它与输精管和精索血管之间有腹膜外筋膜的延续，从而形成腹横筋膜与腹膜剩余件之间的裂隙，这个裂隙可能很小，但是与腹壁的腹膜外筋膜是相连续的。这个模式可以在先天性腹股沟斜疝手术中得到证明，鞘突与腹膜延续，而其下的腹膜外筋膜与腹壁的腹膜外筋膜延续。所以睾丸进入阴囊与腹膜进入阴囊是不

同的路径，疝囊进入阴囊与输精管、精索血管是平行关系，睾丸并不在疝囊之中，而是在疝囊之外。解剖学研究表明，在尸体解剖中，钝性游离疝囊后，掀起疝囊，可见疝囊后壁有光滑的腹膜衬贴，沿疝囊追踪暴露，显示为闭锁不全的上段腹膜鞘突。可见疝囊由壁腹膜形成，并非由未闭合的腹膜鞘突构成[18]。临床上也可见哑铃状的疝囊，即一个内环口，两个疝囊，其一是真正的疝囊，由后天性的因素导致，其二是原来的鞘突。可见鞘突并非后天性腹股沟疝的病因，因此也可以印证腹横筋膜的理论。

2.2 精索脂肪瘤与腹股沟疝

在人类长期站立的情况下，由于重力的作用，腹膜外筋膜的脂肪组织逐渐下移，也可能有其他因素，如腹内压增高等，内环口逐渐增大，腹膜外筋膜下移，形成精索脂肪瘤。手术中我们看到的精索脂肪瘤基本位于精索的外侧或外上侧。内环口的增大使腹股沟管相对于腹壁的角度发生改变，结果是腹股沟管变宽变短，从而逐渐形成腹股沟疝。这就是所谓的腹膜后脂肪下移假说[16]，而从筋膜理论解释这一理论思路更为清晰。腹膜后脂肪下移形成的精索脂肪瘤，对内环口产生的影响是腹股沟斜疝发病的始发因素之一，由于精索脂肪瘤的带动，精索脂肪瘤部位对应的腹膜下移，形成最初的疝囊，而不是鞘膜或鞘突部位形成最初的疝囊(图3-2)。在临床手术中，成人腹股沟直疝合并精索脂肪瘤并不多见，提示腹股沟直疝与腹股沟斜疝具有不同的病因，这与直疝三角和内环口部位的精细解剖特点不同有关，也与直立行走导致的特有的脂肪下移学说有关。

3 股鞘与股管的解剖

股区和腹股沟区很相似，腹股沟管有腹外斜肌腱膜形成的外环口，外面覆盖腹外斜肌筋膜即无名筋膜，在股三角有与腹外斜肌腱膜同源的阔筋膜形成的卵圆窝，有与腹膜外筋膜（无名筋膜）同源的深筋膜覆盖，该筋膜在卵圆窝处称为筛筋膜，股三角与腹股沟管的结构是如此相似，仿佛与腹股沟管形成镜面关系。可以肯定的是大隐静脉不需要如此大的卵圆窝通过，大隐静脉的直径远小于卵圆窝，卵圆窝形成的原因仍然不明确。

3.1 下肢的形成与股区的解剖关系

双下肢的形成是以出芽的方式在胚胎中发生的，即下肢芽。下肢芽实质是前面提到的胚胎三层筒状结构的中层和外层，由中胚层和外胚层构成，发生在人的胚胎第 4 周末。随着下肢芽逐渐发育成为下肢，同样套用前面的圆筒三层结构来理解，中层和内层之间就是腹横筋膜，股动脉也随下肢芽的生长而变化，股动脉带出腹横筋膜，形成股鞘，股鞘在本质上是腹横筋膜，下端与血管外膜融合。因此股动脉与髂外动脉一样，也是包裹在腹膜外筋膜深层与浅层之间，股动脉外侧依次是腹膜外筋膜、腹横筋膜（即股鞘）。

由于下肢的形成，这一区域形成了三个结构，分别是股鞘、股管和股环。解剖学关于股鞘的描述是[19]：腹股沟韧带深面的腹横筋膜在股血管之前随之延伸向下达 3～4cm，即构成股鞘支前壁；而紧贴于血管后壁的髂腰肌筋膜向下延续构成股鞘的后壁。实际上股鞘后壁尚有耻骨肌筋膜参与，故有"股鞘的后壁由

髂耻筋膜构成"的说法。股鞘成扁三角形，底端朝上，尖端向下，在底部股鞘的股动脉外侧与股静脉内侧融合，股动静脉之间的腹横筋膜也融合，分别容纳股动静脉，股鞘内还有结缔组织和淋巴结。

3.2 文献对股管解剖的矛盾描述

3.2.1 文献对于股管解剖的矛盾描述

传统的描述是：股管是锥形的盲管样结构，长约 1～2cm，底端向上，尖端朝下。股管的上端即股环，股环的上面由腹横筋膜覆盖，称为股隔。腹横筋膜之下是股环，前界是腹股沟韧带，内侧界是腔隙韧带，后界是耻骨梳韧带，外侧界是股鞘的内侧面，实际上腔隙韧带与耻骨梳韧带都是腹股沟韧带延伸形成的。在股环对应的腹膜微凹，称为股窝。股管内为脂肪组织和淋巴结，最上端的淋巴结为 Cloquet 淋巴结，一般文献认为股管内的脂肪组织是腹膜外脂肪。腹股沟淋巴结分为浅群和深群，Cloquet 淋巴结为腹股沟深淋巴结，属于股深淋巴结的上群[20]，是外阴癌等的前哨淋巴结，属于下肢的淋巴结，而并非传统意义上腹股沟区的淋巴结。这是对股管理解的矛盾之一：如果 Cloquet 淋巴结是股管的最上端，股管的底部是腹部的结构还是下肢的结构？股管在股血管的内侧，为人类所特有，它的存在使股静脉有扩张的余地，并在直立时使股静脉不至于与陷凹韧带锐利的外缘相抵触[21]。对于股管的功能，这里强调的是股管的运动意义，实质上强调的是属于下肢的结构。以这个理论为指导，行网塞充填式无张力修补术时，不能让网塞对股血管产生

压迫。如果股管的意义是防止股静脉运动时受到的压迫，股管这种筋膜结构就不是理想的进化结构，理想的防止压迫的结构是脂肪垫，而不是坚韧的筋膜。

3.2.2 股疝手术中的解剖体会

手术中，股疝的最外层是脂肪组织[22]，与正常组织之间的边界就像脂肪瘤一样，但是与斜疝的精索脂肪瘤不同，它是包裹整个疝囊的，实际上是疝推压股管内的脂肪造成。然后是一层膜状结构，即腹横筋膜，切开腹横筋膜，然后可见一层脂肪组织，这一层就是腹膜外脂肪，最后才是由腹膜形成的疝囊。笔者在实际的手术体会中，也没有见到典型的股管结构，因此怀疑经典的股管解剖的存在。

3.2.3 股管解剖矛盾的集中点

从以上的文字可以看出，对股管的解剖理解存在很大的混乱。其一是在这个躯体与下肢的结合部，股管到底是属于腹部（或者盆部）的结构还是下肢的结构；其二是股管在人类进化的过程中到底有何意义。

3.3 从胚胎学、筋膜的解剖和人类直立行走的角度理解股管的解剖

在前面论述下肢形成时提到，胚胎时下肢是以出芽的方式形成的。最初是下肢芽基部的脐动脉发出的坐骨动脉伸入下肢芽，其远端形成足丛，然后髂外动脉形成股动脉，并与足丛相连，形成下肢的动脉网，而股动脉是下肢的轴心动脉。股动脉与髂外动脉及主动脉在胚胎学的角度上层次是一样的，因此股鞘实际上就是腹横筋膜，这个理论是正确的，是理解这一问题的根本。股鞘内股

动静脉之间由完整的隔膜分开，除容纳淋巴管通过的狭窄管道（股管）外，股鞘筋膜全程包裹着股血管[23]。这种解剖学的理解是符合筋膜解剖的理论的，其中心思想是股管是非常狭窄的，只有淋巴管通过，没有淋巴结，因此这里的股管与通常意义上的股管是不同的。

通常意义上的股管是人类直立行走形成的特殊结构，直立行走导致骨盆变宽变扁，结果是骨盆的左右径增加，前后径变短，也就是说骨盆冠状面上的空间相对增加。猩猩也可以短距离直立行走，但是其行走左右摇晃，这与其股骨位于骨盆的两侧有关，人类在完成直立行走的进化后，股骨相对于骨盆的位置更加靠后，导致下肢肌腱附着位置也向后移动。骨盆与下肢及其肌腱相对位置的改变，导致大腿根部的内侧出现多余的空间，为脂肪组织所填充，Cloquet淋巴结就位于其中，形成了通常意义上的股管，因此股管其实是这种骨盆变化的结果，是进化形成的下肢内侧多余空间（图3-5）。

真正的股管结构其实并不存在，要正确理解解剖学的关系必须从胚胎学的角度进行分析，从筋膜理论和人类直立行走进化导致下肢形态的改变角度，来正确理解股管的实际解剖。

临床上股疝常见于多次妊娠生产的女性患者，与多次妊娠引起的骨盆腹壁韧带、筋膜松弛导致股环的扩张有关，其疝出途径并非股鞘内的股管，而是下肢内侧多余的脂肪组织部位，也就是我们通常理解的股管。而从真正的股管处疝出的股疝非常罕见，多数的股管只是潜在的间隙，而非真正的间隙或管状结构。临床上所见的罕见股疝，如血管前

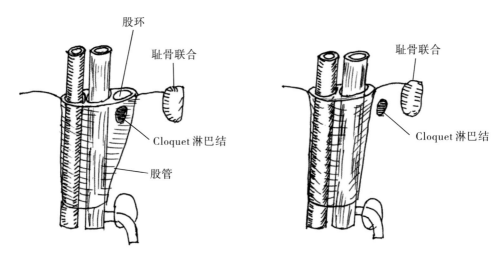

图3-5 图中左图为传统理解的股管结构，右图为胚胎学和人类进化角度理解的股管结构，右图符合进化解剖学和筋膜的理论

疝及血管后疝，都没有进入股管，只是从股鞘的不同方位疝出而已。假设股管是我们通常理解的结构，股管内为腹膜外脂肪，这些脂肪组织就相当于精索脂肪瘤在斜疝发生中具有的同样作用，因此股疝会经常发生，但是实际上总体的股疝远比腹股沟斜疝的发生率低，也可以从一个反面证明筋膜构造理论的正确。从另一个角度看，如果股管位于坚韧的股鞘内，在疝内容物进入股管而股鞘没有裂开形成临床可见的股疝之前，股鞘内容物对血管的压迫，必定影响下肢的功能，但是临床尚未观察到股疝影响下肢血运的问题。

3.4 股疝与腹股沟斜疝、腹股沟直疝病因的不同点

肌耻骨孔概念提出后，现代医学一个普遍的观点是：后天性的腹股沟斜疝、腹股沟直疝与股疝其实是同一性质的疝，是腹横筋膜薄弱的结果。这个观点并无本质上的错误，但是它们之间还是有差别的。股疝被认为是与直疝相同的疝，只是疝出的路径不同，前者从股环疝出，后者从直疝三角疝出。股疝常见于女性患者，被认为是女性骨盆宽大、股环较宽的原因，尤其是高龄或多次生产后的女性，也可见高龄男性股疝的报道。在临床工作中我们发现腹股沟直疝或斜疝的女性患者在行 Lichtenstein 平片无张力修补术或网塞充填式无张力修补术后继发股疝的情况[24]。男性在行传统的有张力腹股沟直疝和斜疝修补术后也容易出现股疝。以上情况支持这一观点，即股环的增大是股疝的主要原因，而腹横筋膜薄弱及腹内压增高也是原因之一。笔者认为原因如下：①女性先天性骨盆较宽；②由于多次生产，腹壁肌肉及腱膜松弛，而股环的三面由腹股沟韧带或腹股沟韧带的衍生结构组成，在多次妊娠后同样会松弛；③传统的有张力修补术由于腹股沟韧带与腹横肌及腹内斜肌的下缘缝合牵拉的缘故，股环扩大；④高龄男性患者组织退化，股环周围韧带松弛，股环扩大，此外髂腰肌和耻骨肌萎缩，导致股环下的空间扩大[25]；⑤女性

腹股沟斜疝或直疝行单纯的腹股沟管后壁加强手术后，由于腹股沟后壁加强，但股环上的腹横筋膜没有得到加强，因此容易继发股疝，而多数高龄女性腹横筋膜薄弱及发生胶原代谢的改变，也未见股疝的发生，说明单纯腹横筋膜因素不一定导致股疝[26]。

Raymond 认为腹股沟区这个位于躯干、下肢、外生殖器之间的连接区域，其解剖结构复杂程度令人惊讶。正如尸体解剖很难分清腹横筋膜与腹膜外筋膜的层次一样，尸体解剖的结果与活体解剖有较大的差异，有时也不能解释解剖的胚胎学来源，因此笔者认为要理解腹股沟区的解剖及腹股沟疝的病理生理，从人类的进化及胚胎学的角度去认识是最理想的途径。

（李　亮）

参考文献

[1] 马颂章. 疝外科学[M]. 北京:人民卫生出版社,2003:61-63.

[2] 徐群渊,章静波,段德义,等. 格氏解剖学[M]. 39版. 北京:北京大学医学出版社,2008:49,1217.

[3] 刘树伟,杨晓飞,邓雪飞,等. 临床解剖学腹部分册[M]. 北京:人民卫生出版社,2014:13-15.

[4] 韩方海,唐宗江,陈利生,等. 大肠癌根治术[M]. 北京:人民卫生出版社,2003:1-18.

[5] Fowler R. The applied surgical anatomy of the peritoneal fascia of the groin and the "secondary" internal ring[J]. Aust N J Z Surg,1975,45:8-11.

[6] 吴孟超,吴在德. 黄家驷外科学[M]. 北京:人民卫生出版社,2008:2590-2592.

[7] 李福年,周荣祥,李杨,等. 腹壁与疝外科[M]. 北京:人民卫生出版社,2004:14.

[8] Mirilas P,Colbom GL,McClusky,et al. The history of anatomy and surgery of the preperioneal space[J]. Arch Surg,2005,140(1):90-94.

[9] 江浩,丁锐,姚其远,等. 腹股沟区腹膜前解剖和疝修补术[J]. 中国临床解剖学杂志,2008,26(2):209-212.

[10] 张朝佑,廖瑞,杨天祝,等. 人体解剖学[M]. 3版. 北京:人民卫生出版社,2009:244-246.

[11] 李健文. 腹腔镜腹股沟疝的并发症分析[J]. 临床外科杂志,2009,17(12):806-809.

[12] 李健文. 腹腔镜腹股沟疝修补术的技术要点[J]. 腹腔镜外科杂志,2010,15(8):567-571.

[13] Mike M,Kano N. Laparoscopic surgery for colon cancer:a review of the fascial composition of the abdominal cavity[J]. Surg Today,2015,45(2):129-139.

[14] 顾岩,李健文,王坚,等. 实用腹壁外科学[M]. 北京:科学出版社,2014:9-26.

[15] 张宏,刘金刚. 腹腔镜下大肠癌手术:以筋膜解剖和组织胚胎学的手术技巧[M]. 沈阳:辽宁科学技术出版社,2015:1-17.

[16] 杨勇,李虹,金杰,等. 泌尿外科学[M]. 北京:人民卫生出版社,2008:33-53.

[17] Heller CA,Marucci DD,Dunn T,et al. Inguina canal lipoma[J]. Clin Anat,2002,15(4):280-285.

[18] 陈海芳,张剑凯,李雪鹏,等. 腹股沟斜疝层次显示及其应用解剖学研究[J]. 局解手术学杂志,2010,19(1):10-12.

[19] 裘法祖,王健本,张枯曽. 腹部外科临床解剖学[M]. 济南:山东科学技术出版社,2001:34-36.

[20] 王云祥,张雅芳. 淋巴管结构与癌转移[M]. 北京:人民卫生出版社,2011:308-310.

[21] 韩永坚,刘牧之. 临床解剖学丛书(腹、盆腔分册)[M]. 北京:人民卫生出版社,1992:53-89.

[22] 牛伟亚,阿不来提艾则孜,克力木,等. 股

疝的诊断与治疗体会[J]. 中华疝和腹壁外科杂志(电子版),2011,5(3):75 - 76.

[23] 樊菁,王岭,吕勇刚,等. 血管局部解剖及手术入路[M]. 西安:世界图书出版公司,2012:361.

[24] 李亮,隋梁,吕国庆,等. 女性腹股沟疝无张力修补术原则探讨[M]. 中华疝和腹壁外科杂志(电子版),2010,4(2):96 - 99.

[25] 李非,孙长怡. 普通外科和急诊外科的核心问题[M]. 3 版. 北京:北京大学医学出版社,2009:59 - 60.

[26] Metternich FU, Claeys LG, Koebke J. The anatomic structure of the preperitoneal tissue (PPT) of the inguinal canal [J]. Acta Chir Belg,1997,97(1):19 - 22.

第4章

深入认识腹股沟区的神经解剖

在腹股沟疝外科中，无论是组织修补术还是无张力修补术，髂腹股沟区域的神经处理都是热门的讨论话题。组织修补术，如 Bassini 手术强调对神经的保护，以避免肌肉由于失神经支配而萎缩，前入路的无张力修补术由于修补效果更好而对复发关注度大为降低，但是对神经的处理反而有更多的争议，主要的争议集中在是否切除髂腹下神经上。因此，腹股沟区神经性质和解剖的准确把握对腹股沟疝外科有重要的意义。

1 从肋间神经的解剖特点分析髂腹股沟区神经的解剖特点

肋间神经为胸神经的前支，在其走行过程中分出外侧皮支，称为肋间神经外侧皮支。继续走行于肋间肌之间，然后在胸骨附近穿出肌肉形成前皮支（图4-1），称为肋间神经内侧皮支。肋间神经的特点是：前后分出两皮支，两皮支之间的神经走行于肋间肌之间。肋间神经的最后一支在肋弓下，又称肋下神经。肋下神经之下分别为髂腹下神经、髂腹股沟神经、生殖股神经、股神经、股外侧皮神经与肋间神经的来源相同，均来源于脊神经的前支，属于感觉和运动的

混合神经，其具体的走行路径在第3章有详细的阐述。对比髂腹下神经、髂腹股沟神经、生殖股神经、股外侧皮神经、股神经与肋间神经的特点，可以理解这些神经的特点。

1.1 髂腹下神经与髂腹股沟神经

髂腹下神经在髂嵴上方进入腹内斜肌和腹横肌之间分出皮支，在此层面走行至内环口附近，穿过腹内斜肌进入腹股沟管，然后在外环口的上方穿腹外斜肌腱膜之皮下，其皮支支配臀外侧部、腹股沟区皮肤，肌支支配腹横肌和腹内斜肌。这个特点与肋间神经的特点一样，前后分出两皮支，中间的神经走行于肌肉间隙，并发出肌支支配腹内斜肌和腹横肌（图4-2）。在胚胎学上，腹内斜肌、腹横肌与肋间肌同源。对比髂腹下神经与肋间神经的特点，髂腹下神经支配臀外侧部皮肤的部分相当于肋间神经的外侧皮支，支配腹股沟区和下腹部的部分称为内侧皮支；而髂腹股沟神经支配腹股沟区和阴囊皮肤或大阴唇的分支以及支配臀部的分支，在性质上也与肋间神经的皮支相似，属于内侧和外侧的皮支。髂腹股沟神经走行与髂腹下神经略同，与髂腹下神经一样，分出外侧皮支，然后在腹内斜肌与腹横肌之间有一段共同

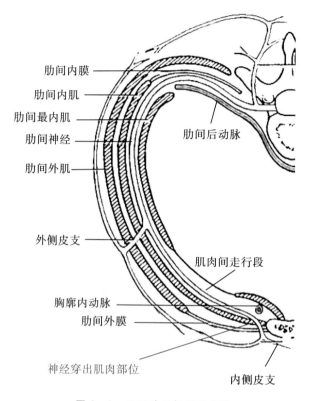

肋间内膜

肋间内肌

肋间最内肌

肋间神经

肋间外肌

肋间后动脉

外侧皮支

肌肉间走行段

胸廓内动脉

肋间外膜

神经穿出肌肉部位

内侧皮支

图 4 - 1　肋间神经解剖模式图

层面走行的解剖特点，发出肌支支配腹内斜肌和腹横肌[1]，然后穿出腹内斜肌，沿精索的浅面走行，在外环口出腹股沟管后分出皮支，支配腹股沟区及阴囊或大阴唇的皮肤。髂腹股沟神经与髂腹下神经的不同点是沿提睾肌走行，但是并无发出分支支配提睾肌，提睾肌由生殖股神经的生殖支支配[1]。在女性中，由于没有精索的存在，可以看到髂腹股沟神经在子宫圆韧带之下，与子宫圆韧带呈平行关系走行[2]，也可以印证髂腹股沟神经的腹股沟管分支并不支配提睾肌。联合肌和联合腱部位的腹内斜肌与腹横肌下缘单独由髂腹下神经支配，所以髂腹下神经主干的损伤，可引起腹内斜肌和腹横肌的下缘的萎缩，从而导致腹股沟疝的发生，这种情况主要见于阑尾切

除，髂腹下神经距麦氏切口的下端 0.2 ~ 6.1cm[3]，而有手术损伤的风险。

1.2　生殖股神经

　　生殖股神经分为股支和生殖支，股支支配下肢的皮肤，类似于肋间神经的外侧皮支，生殖支随精索下行支配提睾肌，以及分出皮支支配相应的皮肤，支配提睾肌部分可以理解为相当于肋间神经的肋间肌走行部分，而支配阴囊和股内侧的皮支，即相当于肋间神经的内侧皮支。这里可见髂腹股沟神经和生殖股神经的生殖支是在不同的平面走行的，髂腹股沟神经走行于提睾肌的表面，而生殖股神经生殖支走行于提睾肌之间，生殖股神经与提睾反射有关，充分说明生殖股神经的生殖支有发出肌支支配提睾肌。女性患者由于没有形成阴囊的结

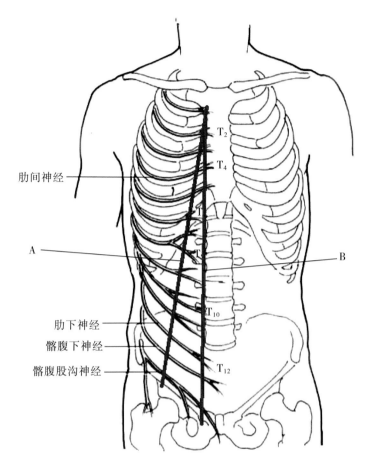

肋间神经

A

B

肋下神经
髂腹下神经
髂腹股沟神经

T_2
T_4
T_{10}
T_{12}

图 4 - 2 A 线为神经穿出肋间肌或腹内斜肌的位置，B 线为神经进入皮下的位置，在
A 线与 B 线之间的神经是内侧皮支，属于单纯的感觉神经

构，生殖股神经与女性的髂腹股沟神经
一样，在髂腹股沟神经之下呈平行关系，
走行于腹股沟管后壁的表面。

1.3 股外侧皮神经与股神经

股外侧皮神经(L2～3)自腰大肌外缘
走出，斜越髂肌表面，达髂前上棘内侧，
经腹股沟韧带深面至大腿外侧部的皮肤。
股神经(L2～4)是腰丛中最大的神经，发
出后，先在腰大肌与髂肌之间下行，在
腹股沟中点稍外侧。经腹股沟韧带深面、
股动脉外侧到达股三角，随即分为数支：
①肌支，支配耻骨肌、股四头肌和缝匠
肌；②皮支，有数条较短的前皮支，分

布于大腿和膝关节前面的皮肤；③最长
的皮支称隐神经(saphenous nerve)是股
神经的终支，伴随股动脉入收肌管下行，
至膝关节内侧浅出至皮下后，伴随大隐
静脉沿小腿内侧面下降至足内侧缘，分
布于髌下、小腿内侧面和足内侧缘的皮
肤。股神经损伤后，屈髋无力，坐位时，
不能伸小腿，行走困难，股四头肌萎缩，
髌骨突出，膝反射消失，大腿前面和小
腿内侧面皮肤感觉障碍。股外侧皮神经
有时单独发出，有时从股神经发出[4]，
股外侧皮神经来源于 L2～3，股神经来源
于 L2～4，股外侧皮神经的来源与股神经
是相同的，所以股外侧皮神经相当于股

神经的外侧皮支，股神经即继续分为支配肌肉和相当于肋间神经的内侧皮支。

从以上腹股沟区的神经解剖特点可以看出，如果与肋间神经进行对比分析，可见其内侧皮支穿出肋间肌或腹内斜肌的部位，由头端向脚端，逐渐向躯体的外侧移动，在腹外斜肌腱膜下行走的距离逐渐增加，而外侧皮支穿出部位基本不变，在腋后线附近穿出，这与人类直立行走，腹部和盆部变化引起的形态改变有关，其中以盆部变化最大。骨盆的变化与引起腹壁的肌肉变化有关，进化的结果是腹部和盆部逐渐变扁，而冠状面增宽，所以内侧皮支穿出肋间肌或腹内斜肌的部位逐渐外移。但生殖股神经的内侧皮支却在阴囊的部位穿出，与阴囊在胚胎时是腹壁的憩室状突出而后逐渐收缩有关，原来的肌肉形成提睾肌，但肌肉、筋膜和神经的位置关系仍然保留，且无改变。女性由于没有形成阴囊的结构，在腹股沟管穿出腹内斜肌的部位靠外，与髂腹股沟神经类似。

2 髂腹下神经的解剖特点及临床意义

在腹股沟疝无张力修补术中，特别是 Lichtenstein 手术，有保护髂腹下神经的经验[5]，也有切除髂腹下神经的经验[6-7]，两者的争论很难得出结果，从胚胎学的角度分析其解剖特点，可以为这些争议问题提供有力依据。髂腹下神经支配臀外侧皮肤的部分相当于肋间神经的外侧皮支，属于感觉神经，走行于腹内斜肌和腹横肌的部分支配肌肉，属于感觉与运动的混合神经，这部分的神经性质没有争议。髂腹下神经穿出腹内斜肌后，走行于腹内斜肌表面，最后在腹直肌外侧缘穿出，支配腹股沟区和下腹部的皮肤，对于其走行于腹内斜肌表面这段神经的性质争议较大。套用前面肋间神经的解剖模式特点，肋间神经穿出肋间肌后，发出分支支配皮肤成为皮支，而髂腹下神经穿出腹内斜肌后，在肌肉表面走行较长的距离，并且在手术中没有见到该段神经有分支支配肌肉，考虑其与肋间神经具有同样的解剖特点。另一方面髂腹股沟神经穿出腹内斜肌后与提睾肌一起走行，也是在提睾肌的表面，因此可以得出髂腹下神经、髂腹股沟神经在腹股沟管内的节段属于皮支，性质上属于感觉神经。髂腹股沟神经一般不影响手术时网片的放置，而髂腹下神经却有较大的影响，所以切除或保留髂腹下神经是疝和腹壁外科一个热门的争议话题。从上面对髂腹下神经在腹股沟管内这段神经的性质分析看，其属于感觉神经，切除髂腹下神经腹股沟管内的部分，不会造成腹内斜肌和腹横肌的失神经支配而萎缩，因此无论是腹股沟疝的组织修补术，还是使用网片的无张力修补术，都只是造成其相应皮肤支配区域的麻木感，而不会影响手术的效果。

3 神经解剖学特点与神经阻滞麻醉的意义

髂腹下神经与髂腹股沟神经在髂前上棘的上方共同走行于腹内斜肌和腹横肌之间，这种关系比较固定，就像走行于肋间肌之间的肋间神经一样，可以像肋间神经阻滞那样阻滞髂腹下神经及髂腹股沟神经。在超声的引导下，将药物注射于腹内斜肌和腹横肌之间，即可达到神经阻滞的目的，旋髂深动脉与这两根神经同在腹内斜肌和腹横肌的间隙，如果肌肉之间的间隙不清，可以使用彩色多普勒技术找到旋髂深动脉，即可以准确判定界面，注射麻醉药物。髂腹下神经、髂腹股沟神经及生殖股神经的阻滞，可基本阻滞腹股沟区的神经传导，结合皮下的局部麻醉可以为腹股沟疝手术提供理想的麻醉效果，同时对全身各系统影响轻微或无影响。如果使用长效麻醉药，手术后神经的传导可以长时间被阻断，因此也是理想的手术后止痛措施[8]，同时可口服止痛药物，达到完善的疼痛管理目的。

4 神经解剖特点与腹股沟疼痛

疼痛包括创伤引起的伤害性疼痛，即急性疼痛、慢性疼痛、神经病理性疼痛。与神经解剖特点关系密切的是慢性疼痛和神经病理性疼痛。由于慢性病因持续性刺激引起的疼痛称为慢性疼痛，如椎间盘突出症引起的腰痛及沿其神经支配区域的下肢疼痛。胸神经根受压迫可以引起肋间神经疼痛，肌肉瘢痕的压迫可以引起肋间神经痛，其皮支穿出部位的压迫，可以引起相应的感觉异常。髂腹下神经或髂腹股沟神经受慢性刺激可引起类似特点的疼痛。髂腹下神经来源于 T12 和 L1，髂腹股沟神经来源于 L1，相应的神经受到压迫，可以引起类似椎间盘突出症的临床表现，出现腹股沟区的疼痛，如果仔细询问，这种疼痛有明显的神经节段性分布的特点。与肋间神经类似，腹股沟区的手术也会形成对前腹下神经及髂腹股沟神经的慢性损害，如髂骨取骨术、腹股沟疝手术、瘢痕压迫、手术损伤等。对于髂骨取骨术，主要是髂腹股沟神经受刺激引起的疼痛。

对于腹股沟疝手术，主要影响的是髂腹下神经，尤其是无张力修补术，网片对于髂腹下神经的压迫等。在女性中，由于外环口狭小，髂腹股沟神经可能受到压迫，而引起阴蒂、大阴唇区域的疼痛，这些疼痛的治疗也可通过肋间神经阻滞类似的技术治疗，只是相对肋间神经阻滞而言，腹股沟区的解剖更为复杂，常需要借助超声的引导，以达到更好的阻滞目的。而神经病理性疼痛属于另外一种性质的疼痛，与神经解剖特点没有直接的关系，而与神经异常的电生理模式有关，同时合并心理等因素，不是单纯的解剖问题，单纯的神经阻滞等治疗常无明显的疗效，需要使用三环类抗抑郁药物。Muneeb MD 和 Baig MAN 研究表明[9]，手术中切除髂腹股沟神经可减少手术后的腹股沟疼痛。

5 总　结

人体是由一个受精卵逐渐发育而来，各个器官和组织形成的解剖学关系有一定的规律。神经的分布也不例外，髂腹股沟区的神经，本质上和肋间神经和腹壁的神经是同样性质的外周神经，其基本的结构模式也是一样的，腹股沟区神经解剖和功能的理解可以参考肋间神经的模式，从而可以更深刻地认识髂腹股沟区神经的特点，对指导临床和手术有实际的意义。与腹股沟疝外科关系密切的还有输精管、睾丸等的自主神经，这部分内容在第 3 章已有详细的阐述。

（洪楚原　李　亮）

参考文献
[1] 陈金源,郝占国,赵若华.临床解剖学10讲[M].北京:人民军医出版社,2011:69-101.

［2］段坤昌,佟晓杰,孟丽荣,等. 盆髋部应用解剖学彩色图谱［M］. 沈阳:辽宁科学技术出版社,2010:219.

［3］Avsar FM, Sahin M, Arikan BU, et al. The possibility of nervus ilioinguinalis and nervus iliohypogastricus injury in lower abdominal incisions and effects on hernia formation［J］. J Surg Res,2002,107(2):179 – 185.

［4］顾立强,陈国奋,郭刚. 周围神经解剖图谱［M］. 沈阳:辽宁科学技术出版社,2016:235 – 240

［5］Volk A, Rahbari NN, Koch M, et al. Lichtenstein's hernia repair［J］. Zentralbl Chir, 2014, 139(6): 581 –582.

［6］Smeds S, Löfström L, Eriksson O. Influence of nerve identification and the Resection of nerves 'at risk' on postoperative pain in open inguinal hernia repair［J］. Hernia. 2010,14(3):265 – 270.

［7］Baer A, Bohnert N, Goretzki PE, et al. Resection of ileoinguinal and ileohypogastric nerves combined with gluing in modified Lichtenstein repair［J］. Surg Technol Int,2015,26: 143 – 148.

［8］Okur O, Tekgul ZT, Erkan N. Comparison of efficacy of transversus abdominis plane block and iliohypogastric/ilioinguinal nerve block for postoperative pain management in patients undergoing inguinal herniorrhaphy with spinal anesthesia: a prospective randomized controlled open-label study［J］. J Anesth,2017,Jun 14. doi: 10. 1007/s00540 – 017 – 2378 – 3. ［Epub ahead of print］.

［9］Muneeb MD, Baig MAN. Elective division of ilioinguinal nerve in inguinal hernioplasty: remedy for the morbid postoperative inguinal pain ［J］. J Coll Physicians Surg Pak, 2017, 27 (11):682 – 685.

第5章　深入认识腹股沟区有关的解剖概念

腹股沟疝外科的发展，很大程度上就是在腹股沟的解剖和功能研究基础上的发展，Bassini 手术的成功就是基于对腹股沟解剖和功能的准确理解，目前的腹股沟疝外科假体植入修补术占了比较大的比例。材料学开始在腹股沟疝外科中占有比较重要的分量，但是腹股沟区的解剖和功能仍然是重要的基础性问题。腹股沟疝的解剖除了第3章谈及的腹横筋膜概念的混乱外，在其他方面也存在同样的概念性问题，这些对微细的解剖学概念的剖析，看似为过于苛求的理论，但深入完整地认识这些解剖问题的本质，能够在根本上认识髂腹股沟区的解剖。

1　外环口不是"口"

传统上对外环口的描述是，外环口是腹外斜肌筋膜的三角形裂隙。精索从外环口通过，因此外环口部位的腹外斜肌腱膜分别称为内侧脚和外侧脚。这种解剖学的理解是错误的，错误的根本原因是将腹股沟疝的病理解剖与正常的解剖混淆。精索外面的提睾肌是腹内斜肌和腹横肌的延伸，与腹外斜肌腱膜是不同的胚胎学层次，精索不可能穿越腹外斜肌以外的层次。精索到了外环口的位置后，腹外斜肌腱膜裂开，但覆盖其上的腹外斜肌深筋膜仍覆盖在精索的表面，

形成精索外筋膜。精索外筋膜向下延伸形成阴囊的精索外筋膜。需要指出的是腹外斜肌的深筋膜本质上也有前后两层，"外环口"的无名筋膜实际是腹外斜肌深筋膜前后两层的融合筋膜。无论是腹股沟管、精索或阴囊，腹壁的结构和层次都没有改变，所以外环口不是腹股沟管的一个口，只是腹外斜肌腱膜的一个裂隙，它的外面仍然覆盖着腹外斜肌的筋膜，没有解剖结构从这里通过。在实际的手术中，经常可以见到腹外斜肌腱膜除了外环口外，在腹股沟区还有其他的腹外斜肌腱膜裂隙[1]。在疝外科文献中也有同样的描述，如果正常情况下精索从腹外斜肌腱膜穿过，腹外斜肌及腹外斜肌腱膜的收缩将经常压迫精索，形成对睾丸不利的影响，这种不利于生育的解剖结构不可能在进化中保留下来。因此，外环口的说法是病理解剖的概念，正常的情况下外环口只是腹外斜肌腱膜的裂隙。

2　提睾肌并非全包绕精索

胚胎早期睾丸从腹壁移至阴囊时，睾丸携带着血管、神经和输精管一起进入阴囊，这些结构在腹股沟深环处会合形成精索[2]。精索外包精索被膜，由内向外分别是精索内筋膜、提睾肌

及精索外筋膜[3]。精索外筋膜又名提睾肌筋膜[4]，实际上精索外筋膜来源于腹外斜肌及其深筋膜，并非提睾肌的深筋膜。传统上的理解是睾丸在下降过程中穿过腹壁，带出腹壁的肌肉形成提睾肌，因此提睾肌包绕着精索。这个观念一直比较流行，在第3章已经详细阐述，实际上睾丸是在腹膜外筋膜向下移动的，不可能由一个胚胎层次穿过另一个胚胎层次。提睾肌的形成是胚胎时憩室样突出的腹壁收缩的结果，因此提睾肌通常情况下是半包绕状的，或者呈"Ω"形[5]，只是对输精管和血管的包绕程度不同而已，但一般不会完全包绕精索。

3　内环口不是腹横筋膜的缺损

由于腹股沟管概念的影响，我们习惯将腹股沟疝看作从一个管道疝出。腹横筋膜的缺损，使疝囊通过这个管道出来形成腹股沟疝，我们在手术时也可以看到这种直观的病理解剖改变。但这种直观的解剖学观察，并不一定反映问题的本质，疝囊实际为腹膜，其外的精索外筋膜即腹横筋膜，所以疝囊实际上是位于精索内筋膜之下的，精索内筋膜就是腹横筋膜。精索内筋膜是完整的，在反复腹腔器官疝出的情况下扩张松弛，所以内环口是该部位腹横筋膜扩张的结果，腹横筋膜本身的完整性并无破损。这也印证了腹股沟斜疝主要归咎于腹股沟管关闭机制的缺陷，包括内环口的关闭机制。

4　股管的解剖需要重新认识

详细内容参见第3章。

5　正常的腹股沟管不是"管"

传统的观念认为腹股沟管是一个解剖单位，分为"两口四壁"，并以此作为理解腹股沟疝外科的基础，实际腹股沟管是一个病理解剖的概念。前面的分析已经说明，精索不穿过外环口，外环口只是腹外斜肌腱膜的裂隙。即使形成腹股沟斜疝，疝囊也是在腹横筋膜之下走行，而不会穿过腹横筋膜的层次。正常人体中，"腹股沟管"是腹外斜肌与腹内斜肌、腹横肌之间的肌肉间隙，而提睾肌紧贴腹股沟后壁，与腹股沟管后壁并非游离状态，实际上也属于腹内斜肌和腹横肌的一部分。病理状态下，腹股沟斜疝是从内环口的腹横筋膜之下疝出，沿腹膜外筋膜的途径，最后进入阴囊；而腹股沟直疝是从直疝三角的腹横筋膜突出，两者的病理解剖也是不同的。如果说病理状态下，由于腹股沟疝的存在而使这一区域形成类似管的结构，即腹股沟管，但生理状态下管的结构是不明显的，而仅是一个肌肉间隙，所以笔者认为腹股沟管是一个病理解剖概念的形象描述，并非完整的解剖关系。

可以看出，无论是生理还是病理状态下，在精索中，输精管位于脂肪组织的包绕中，其中脂肪组织或多或少，多者可以形成类似脂肪瘤的结构，精索的血管也在这一层次。从里向外，依次是精索内筋膜（也就是腹横筋膜）、提睾肌（也就是腹内斜肌和腹横肌），在外环以下的水平，还有精索外筋膜（也就是腹外斜肌及其筋膜）。因为提睾肌多数是半包绕精索而不是完全包绕，这一肌性结构及腹横筋膜是腹股沟管后壁的重要屏障，所以笔者认为腹横筋膜、腹横肌、腹内斜肌及提睾肌形成的腹股沟管后壁的屏蔽机制是腹股沟管的重要保护机制之一，对防止腹股沟疝有重要的意义，与腹股沟管的板层构造学说类似。

因此，通过对腹股沟管解剖本质的剖析，我们可以得出结论，即腹股沟斜疝、腹股沟直疝、股疝具有不同的病理解剖特点。

截至目前，对于腹股沟管的关闭机制还没有公认的理论，无论是百叶窗理论，还是腹股沟区的板层构造学说，都不足以完全解释腹股沟区的功能。现代解剖学是在切开和分解各个解剖成分的基础上总结并认识的，但人体是一个有机的整体，这些认识可能并不代表实际的身体构造，往往忽略了对肌肉筋膜网起源和特性的理解，而正是这些神奇的结构将骨骼和肌肉连接成整体[6]。腹股沟区的肌肉筋膜组织，也是一个完整的功能整体，各个解剖成分之间，或者各个解剖成分与身体整体之间，如何发挥作用，还是个未知的领域。目前可以做到的是从胚胎的本质上去理解腹股沟区的解剖，从活体解剖的角度上去理解腹股沟的功能。腹股沟的解剖本质已成为下一步解剖研究的重要议题。

（李　亮）

参考文献

［1］唐健雄,黄磊.腹壁疝外科治疗学［M］.上海:上海科学技术出版社,2014:23 – 48.

［2］徐群渊,章静波,段德义,等.格氏解剖学［M］.39 版.北京:北京大学医学出版社,2008:1499 – 1450.

［3］梅骅,苏泽轩,郑克立.泌尿外科临床解剖学［M］.济南:山东科学技术出版社,2001:285 – 310.

［4］商学军,谷诩群,李宏军,等.精子能量学——代谢与治疗［M］.北京:人民卫生出版社,2017:3.

［5］江志鹏,杨斌,李英儒,等.腹股沟管的解剖学观察［J］.中国实用外科杂志,2014,34（1）:90 – 92.

［6］关玲,周维金,翁长水.解剖列车——徒手与动作治疗的肌肉筋膜线［M］.北京:北京科学技术出版社,2016:15.

第6章 腹股沟疝外科的材料学

人类使用假体进行腹股沟疝修补术已经有一百多年的历史，最早的网片由金属材料制造，使用银或钽丝制成，甚至有使用软木塞作为"疝囊充填式无张力修补术"的材料，但均无法满足需要。随着材料科学的发展，现代意义上的人造假体、人工合成的疝修补网片，才真正能满足治疗的需要。当前使用的网片主要是高分子聚合物，也有少量的自体或同种异体植入物，或者取自动物组织的异种补片，即生物补片。目前市场上供应的网片或补片，虽然种类及品牌繁多，但仍然不是理想的材料。理想的材料应该具备以下要求[1]：化学性质稳定，无致敏作用，无致癌作用，具有抗机械拉伸的能力，耐高温高压灭菌，不产生排异反应，在组织液中不发生变化。

1 材料学的基本问题

生物材料科学是研究生物材料与生物环境之间发生相互作用的物理与生物学原理的学科，包括多学科领域的问题，但最终的目的是生物相容性的研究。医用生物材料学是生物材料科学的一个研究领域，其中的一些概念与临床实际工作惯性对材料的称呼存在一定的差距，了解一些定义非常有必要，可以更准确地了解疝和腹壁外科植入材料的问题。

1.1 生物医用材料

生物医用材料（Biomedical Materials）是用于医用装置并与生物系统相互作用的非生命材料。生物医用材料强调的是非生命材料，疝和腹壁外科用于手术的合成网片，即属于生物医用材料，与我们经常说的"生物补片"具有不同的定义。生物医用材料按材料在生理环境中的生物化学反应水平分为惰性生物医用材料、活性生物医用材料、可降解和可吸收的生物医用材料。在疝和腹壁外科中应用的合成网片，属于生物材料网片，多数为惰性生物医用材料（图6-1）；也有可降解和可吸收的生物医用材料，或者两种材料的复合网片（图6-2）。

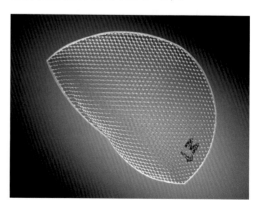

图6-1 由聚丙烯材料制成的3D网片。本图片由巴德公司提供

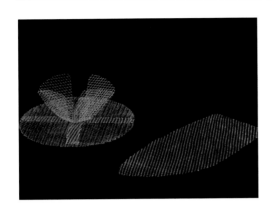

图 6 - 2　由聚丙烯(PP)单丝与聚乙交 - 己内酯(PGCL)单丝混合编织制成 PGCL(poly-glycolide-co-ε-caprolactone)的腹膜前专用网片。本图片由北京天助畅运医疗技术股份有限公司提供

1.2　脱细胞支架材料

脱细胞支架材料(decellularized scaffold materials)或称脱细胞组织支架材料,习惯称为"生物补片",由经化学和物理的方法去除异体或异种组织中的细胞,形成无免疫原性或低免疫原性的材料构建的具有三维框架结构的组织工程支架。脱细胞支架实际上是细胞外的基质,包括[2]:不可溶性蛋白,如胶原蛋白、纤连蛋白等,调节细胞增殖的蛋白质,以及基质相关蛋白,如生长因子。脱细胞支架是组织工程和再生医学的重要材料[3],能够随着时间的延长而被自身的组织所代替,状态良好者还会随着患者的生长而生长[4]。在疝和腹壁外科一般称为脱细胞组织支架补片,由不同组织制成的材料有不同的名称,如由真皮制成的称为脱细胞真皮基质补片,或脱细胞真皮支架补片,在国内一般习惯称为"生物补片"。在英语的表达中称为生物材料补片和生物补片,英文分别为 Biomaterial Mesh 和 Biological Mesh,在英语

的表达上,可以清晰区分其意义,但在中文的表达上,这种叫法容易产生概念上的混淆。

1.3　交　联

交联(crosslink)是指线型或轻度支链型高分子链间以共价键连接成网状或体型高分子(许多重复单元以共价键连接而成的网状结构高分子化合物,这种网状结构一般都是立体的,称为体型高分子)的过程。交联方法包括化学交联和物理交联。交联常被用于聚合物性能的改善,线型聚合物经适度交联后,其力学强度、弹性、尺寸稳定性、耐溶剂性等均有改善。化学交联一般通过缩聚反应和加聚反应来实现,如橡胶的硫化、不饱和聚酯树脂的固化等。交联使用的交联剂是一类小分子化合物,具有两个或者更多针对特殊基团(氨基、巯基等)的反应性末端。物理交联利用光、热等辐射使线型聚合物交联加聚乙烯的辐射交联。交联在橡胶工业和皮革工业中广泛应用,在皮革工业中的交联剂称为鞣剂。在医学上脱细胞补片使用戊二醛交联剂处理的过程就是交联,与制作皮革的原理类似,通俗地说交联就是一个皮革化的过程,不同程度的交联,在补片的性能上有不同程度的改变,交联的难点在于交联程度的把握。

1.4　网片和补片

疝和腹壁外科使用的假体就是一种生物医用材料,习惯称为补片,另外还有网塞的习惯性叫法,实际上多数补片属于编织型的补片(图 6 - 3),因此称为网片更合适,非编织的补片主要是有膨体聚四氟乙烯材料补片。而对于脱细胞支架的修补材料,并非编织的网状结构,

因此称为补片更合适，但这些补片在显微镜下也呈网状结构（图6-4）。

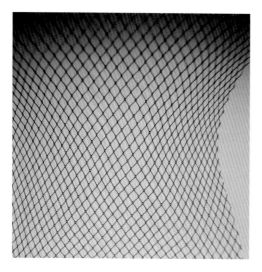

图6-3　编织型网片。本图片由爱惜康公司提供

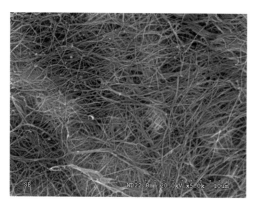

图6-4　为牛细胞脱细胞支架补片，补片采用环氧联合交联（厂家提供的名称，具体交联方式属于商业秘密）处理。本图片由冠昊生物股份有限公司提供

2　植入生物医用材料引起的病理改变

一般而言，植入医疗装置引起的宿主反应分别为创伤、血液-材料相互作用（指直接接触血液的材料）、暂时性基质堆积、急性炎症、慢性炎症、肉芽组织形成、异物反应、纤维化或纤维包裹形成。

2.1　网片引起的纤维化或纤维包裹

2.1.1　组织创伤引起的炎症反应

炎症是血管化活性组织对局部创伤的反应，机体产生炎症是一个为了限制、中和、稀释或隔绝损伤性因素的过程。首先是血管扩张、血管壁通透性增强、炎症细胞及其炎症因子的产生，导致局部组织中液体和血浆成分的积聚。这一反应产生两个作用：①形成暂时性的基质，肌纤维蛋白网络，提供愈合过程中的结构和生化成分。基质中的丝裂原、化学趋向物质、细胞因子、生长因子等诱导了分解、重组和修复，募集相应的细胞，如炎症细胞和成纤维细胞，由此促进一系列事件的发生，可能通过本身细胞的再生和纤维性瘢痕组织的形成这两种过程来与假体一起重建组织，这一过程最重要的就是炎症反应。②在炎症反应的初期，补片实际上是"泡"在炎症反应产生的液体中，这种液体产生过多，即血清肿的原因之一。

2.1.2　非特异性炎症反应

植入物在体内引起的炎症为非特异性炎症，是组织重建的关键步骤。与活体器官移植的排斥反应不同，排斥反应为特异性炎症反应。生物材料不具备通常意义上的排斥反应，即特异性的排斥反应，需要免疫细胞识别一些分子片段，而合成的网片作为高分子的聚合物，免疫细胞无法识别，因此网片植入体内引起的反应是非特异性炎症的一种特殊形式——异物反应。在异物反应中主要有三种炎症细胞参与，可以认为是三个炎症细胞事件：①首先是中性粒细胞，在开始几天占优势，主要是急性炎症的作用，可以定义为起始炎症细胞事件。②随后由单核细胞代替，并成为主要的细胞，持续几天至几周，取决于创伤的程度和植入的生物材料，生物材料的大小、形状、化学和物理性质对炎症和损伤的愈合过程和持续时间均有影响，最后单核细胞分化为巨噬细胞，可以定义为过渡炎症细胞事件。③起主导地位的是巨噬细胞，此类细胞试图吞噬植入材料，在与异物的作用下激活的巨噬细胞可能会分泌促进炎症或纤维化的细胞因子，可以定义为最终的炎症细胞事件。但异物周围出现多形核巨细胞时，意味着异物反应更加激烈。当巨噬细胞无法吞噬异物，如人造关节磨损产生的颗粒和由于剪裁破坏补片的完整性而脱出的颗粒等，因这些颗粒比细胞大得多，巨噬细胞会释放各种酶、细胞因子和其他化学介质，如前列腺素、肿瘤坏死因子-α、白介素-1等，并对细胞外环境产生有害影响。以上单核细胞和巨噬细胞的细胞事件主要是慢性炎症阶段。需要指出的是以上的划分是人为的，实际的过程是连续的，并且三种细胞可能同时或重叠出现，并有其他类型的细胞参与，如淋巴细胞等。

2.1.3 纤维细胞的三种状态与组织愈合

纤维细胞和成纤维细胞是重要的组织细胞，来自同一干、祖阶段细胞，一般成纤维细胞主要存在于功能器官中，纤维细胞主要存在于以胶原纤维为主要成分的组织中，如关节、韧带、筋膜等，二者的区别在于功能状态上。纤维细胞在功能上属于成熟和静止的细胞，成纤维细胞在器官功能活跃或病理状态下占优势，由静态的纤维细胞转化而来，细胞周围常可见合成的大量胶原纤维。肌成纤维细胞是一种特殊的间质细胞，兼有纤维细胞和平滑肌细胞的形态和表型特点，电镜下胞质内有大量的粗面内质网，包膜侧有典型的平滑肌纤维，在胚胎的早期和病理状态下出现。其病理意义大于生理意义，主要的功能是合成细胞外基质和分泌细胞因子，如成纤维细胞生长因子、血小板衍化生长因子、转化生长因子等，可以促进纤维细胞和成纤维细胞转变为肌纤维细胞。成人组织中很少发现肌纤维细胞，其主要存在于结缔组织病、肿瘤、组织修复等病理状态。组织的局部保留有间质细胞或干、祖阶段的纤维细胞。另外，骨髓的间充质干细胞也参与全身间质细胞的迁移，其迁移到病变组织参与分化和增生。在愈合过程中，成纤维细胞通过有丝分裂大量增殖，在损伤后4~6d开始合成、分泌大量胶原纤维和基质成分，与新生血管、单核细胞、巨噬细胞共同形成肉芽组织，填补组织缺损，形成过渡组织，这时与正常的组织差别明显，属于"病理性"组织。然后成纤维细胞分泌大量胶原酶降解多余的细胞外基质和胶原，改造组织以恢复正常的结构。在一定的条件下，以成纤维细胞为主的肉芽组织持续存在，愈合质量差，多数情况下是成纤维细胞转变为纤维细胞成为瘢痕组织。成纤维细胞形成的肉芽组织是过渡性的修复。成纤维细胞及胶原蛋白等形成的骨架及成纤维细胞分泌的细胞因子，可以刺激实质细胞的修复。但在人体内实质细胞的再生性修复不占优势，而是以成纤维细胞等为主的瘢痕化过程占优势，因此网片植入的体内变化过程实质上是瘢痕化的过程。

2.1.4 网片对愈合的影响

植入部位的成纤维细胞和血管内皮细胞增殖并形成肉芽组织。成纤维细胞在肉芽组织中增殖活跃，合成胶原和蛋白多糖。在早期是蛋白多糖占优势，后期即是胶原占优势，又以Ⅲ型胶原为多，并形成纤维囊包裹网片。可见如果没有网片，单纯的Ⅲ型胶原修复的组织强度是不够的（Ⅰ型胶原的强度更高）。纤维化或纤维包裹是愈合的最后阶段。目前的研究对于植入假体引起组织变化的确切过程仍不清楚，无法控制其引起的一系列事件。研究的方向是总结和提出一种准确的理论来解释这一过程，从而实现对其调控的作用。目前人们对网片引起变化的主要认识是：网片孔径的大小是重要的因素，对于孔径大的网片，宿主组织会浸润网片的全层，使网片与组织牢固融合，其中主要是成纤维细胞和胶原蛋白；在网片孔径小的材料中，易于产生的组织细胞不是以成纤维细胞浸润为主，而是容易形成疏松的肉芽组织，导致补片与组织融合效果较差；一般认为最适宜的网片孔径是 $75 \sim 100\mu m$。

2.2 生物材料相关的感染

对于细菌的生存状态，一直存在误解，细菌的单细胞形式只有在营养最丰富的环境中，细菌才以单细胞的浮游状态存在，这种状态一般只能在实验室的培养基中才能观察到，多数情况下细菌以一种称为生物膜的形式存在。所谓的生物膜是一个细菌的群体状态，这个细菌群被一些物质包裹，形成一层保护膜，生物膜内可以是单一细菌或多种不同类型的细菌，细菌的状态从休眠状态到活跃的生长状态不等。人体存在的各种免疫物质和免疫细胞，对细菌而言是一种恶劣的环境，因此也是以多细菌的生物膜形式存在，生物膜表面由细胞外多聚物和基质网包裹，各种状态的细菌位于其中，形成高度组织化、系统化的聚合物，类似于多细胞的生命体。有一种观点认为：多细胞生命并非来自单细胞生命的组合，而是来自生物膜结构的进化。生物膜具有类似于多细胞生命体的功能，发挥更强的生存能力。

虽然生物材料的研制取得了较大的进步，但是仍然无法完全杜绝被细菌寄居的可能。合成网片合并感染可以用生物膜的理论来解释。在植入网片合并细菌感染时，细菌首先在基质包裹的环境中黏附到材料表面，这一理论可以通过电子显微镜的研究证实。当细菌定居于生物材料表面时，细菌的基因表达结构会发生变化，由此导致不同的蛋白质表达，可产生生物膜基质，并可使组织细胞黏附其上。黏附的细胞发生生物膜表型转变和裂变，并产生更多的基质，从而成为成熟的生物膜包膜。生物膜的形成可分为五个阶段（图6-5）：第一阶段为可逆吸附期，微生物吸附至网片表面，此时尚可恢复到浮游状态；第二阶段为不可逆吸附期，吸附的微生物相互聚集，不能恢复到浮游状态；第三阶段为生物膜形成初期，吸附的微生物相互聚集并繁殖生长；第四阶段为生物膜成熟期，生物膜形成具有三维结构的微菌落，一般呈现蘑菇形；第五阶段为"种子播散期"，菌落发生空间上的变化，其包膜形成裂孔，微生物播散出来，播散的微生物再形成新的生物膜。生物膜之间的细

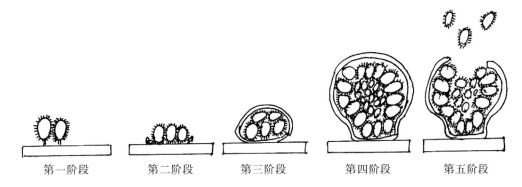

第一阶段　　　　第二阶段　　　　第三阶段　　　　第四阶段　　　　第五阶段

图6-5　生物膜的五个阶段

菌依靠化学信号进行交流，生物膜与组织之间形成液体通道，可以运送营养物质，从而形成独立的生命实体。生物膜还可以破裂，释放细菌，形成更多的生物膜，类似于繁殖，因此生物膜类似于多细胞的生命体。在生物膜没有发生破裂的时候，手术创面的渗出液中其实没有浮游状态的细菌，这是很多的涂片或培养无法发现细菌的主要原因，只有在生物膜破裂释放出细菌时，才可能出现涂片或细菌培养呈阳性。

生物膜可以理解为细菌抵御恶劣环境的团队合作行为，生物材料相关性感染难以治愈的原因是：①生物膜内细菌可能是单一的细菌，也可能是多种不同的细菌，细菌之间可以进行质粒的交换产生群体的耐药机制；②生物膜外层的细菌得到的养分最多，因此生长活跃，而内层细菌处于休眠状态，其细胞膜上的通道关闭，药物无法进入休眠的细菌，药物无法发挥作用，而休眠的细菌可以补充外层细菌而转为活跃的状态，填补死亡细菌的空白；③生物膜包膜的膜性结构，可以阻隔抗生素的进入，使药物难以发挥作用，目前没有有效的药物[5]。

生物材料相关性感染与急性细菌感染有一定的差异，生物材料引起的感染，通常为皮肤区域的常见细菌或条件致病性的真菌，机体一般对这些病原微生物有良好的免疫，并且有专家认为抗生素无预防感染的作用。生物膜可引起周围组织的致病性改变，但发展缓慢，使周围组织脆弱、植入物脱离和移位，从而导致植入失败。在骨科，植入的假体可引起松动，如股骨颈骨折的人工关节。在腹股沟疝手术后的生物材料相关性感染是否对网片与组织的结合产生影响，理论上会对远期疗效产生影响，但是未见临床报道。需要指出的是，临床所说的感染是一种致病菌引起的急性感染，也有迟发性感染的报道，对于感染的病原菌，多为皮肤常见的细菌，如金黄色葡萄球菌，美国的 Gilbert 和 Felton 在1834 例腹股沟疝植入补片的患者中发现14 例感染[6]。陈双等认为急性感染以金黄色葡萄球菌常见，迟发性感染以格兰阴性细菌常见[7]。与生物材料相关的感染有本质上的不同，但是急性感染的细菌可以发展成为生物膜状态，形成生物材料相关性感染。研究表明，大孔径的网片，如网片的孔径大于 $100\mu m$，可以允许巨噬细胞及中性粒细胞通过，对清除可能的细菌有利，不利于细菌的定植，因此感染的可能性降低；而小网孔的网片，不利于巨噬细胞和中性粒细胞的定植，更有利于细菌的定植。单丝网片不利于细菌的定植，多丝网片有利于细菌的定植，导致生物膜的形成，导致有更多感染的机会，呈海绵状结构的补片感染率最高。生物膜的细菌可以长期处于休眠状态，在时机合适的时候开始生长分裂，这是一些异物相关的感染"治愈"多年后再次感染的可能原因。

2.3 生物医用材料的致癌性

研究者在观察肿瘤组织和愈合组织的结构时，注意到许多信号转导在肿瘤发展和伤口愈合方面有着惊人的相似性[8]，而网片及纤维化或纤维包裹的过程就是一个愈合过程，在愈合过程中难免产生错误的复制，因此理论上有致癌的可能。有人把肿瘤比喻为永不愈合的创伤，因此肿瘤可以看作是异常和失控的创伤修复。炎症与肿瘤发生的关系是目前研究的热点话题，组织修复过程中的免疫活性细胞产生的促血管新生因子、蛋白酶和生长因子，形成的微环境促使上皮细胞迁移、基质降解，有利于转化细胞的生存。在腹股沟疝手术后的愈合过程中网片的致癌机制是发生了表遗传学的改变，使细胞的行为发生改变而导致恶变，并且肿瘤细胞和周围的微环境可以相互促进，这就是前面提到的失控的创伤修复。网片作为异物，无疑也是促进局部炎症的因素之一。一些动物实验研究表明，植入物相关肿瘤可由多种物质和生物材料诱导产生，主要依赖植入物的物理特性而非化学特性，属于物理因素的致癌作用。在动物皮下植入塑料薄片的实验表明：在致癌方面，重要的是植入物的大小和形状，光滑者比粗糙者更易致癌，无孔的比有孔的更易致

癌[9]。实验性肿瘤形成的机制还不明了，但显示与植入物的纤维囊有关，这可能的原因是光滑的和无孔的塑料薄片更容易形成较大的纤维囊，因此发生更多的遗传学事件。目前临床未见网片引起肿瘤案例的报道，但有报道显示聚丙烯网塞有引起恶性肿瘤转移的可能[10]。

2.4 生物医用材料与过敏

可诱发过敏反应的异物称为变应原。一般而言，分子量大的异物分子是强的致敏原，如异种蛋白，但是细胞识别的是一些分子片段，分子量太大，细胞无法识别，也很难成为变应原，如我们所使用的网片，属于高分子聚合物，细胞难以识别。致敏原的分子片段只有与巨噬细胞和朗格汉斯细胞的蛋白质结合才能成为完全的变应原，因此目前合成的生物材料罕见致敏性的报道。

3 生物医用材料网片

不同生物医用材料网片有不同的特性，疝和腹壁外科医生对其应有详细的了解。网片的设计主要是根据腹壁的最大强度为参考，据报道最大的生理强度为 16N/cm，目前所使用的补片均可满足要求。各种网片的差别是材质和制作形式的不同，常见的是轻量型与重量型网片，以及大网孔与小网孔网片等。所谓轻量型网片是指网片质量轻，每平方米在 30g 左右[11]。大网孔网片是指网孔大于 75μm，小网孔网片是指网片至少一个面的网孔在 10μm 以下。

3.1 不可吸收的网片

不可吸收的网片是目前国内主要使用的网片，其成分主要为聚丙烯、膨体聚四氟乙烯、聚酯材料等。

聚丙烯在临床上使用广泛，如我们使用的注射器主要由聚丙烯材料制成。聚丙烯是由丙烯经一定的工艺聚合而成。第一代聚丙烯网片是 Marlex 网片，是一种单丝聚丙烯网片，但这种网片引起的异物反应较强烈，形成的瘢痕组织坚硬，网片本身及其边缘的异物感比较明显，腹壁的顺应性较差，网孔较小，组织不易长入网片间的空隙，与身体融合程度较差。新一代的聚丙烯称为普理灵，通常被制成轻量型网片，这类型网片质量轻、组织反应轻、腹壁顺应性好，并且网孔较大，组织可长入网孔间，与组织融合程度高。为了减轻组织反应，使用金属包裹聚丙烯，可在很大程度上减轻对组织的刺激，减少血清肿等的发生。很多学者认为聚丙烯材料有较好的抵抗感染的作用，在感染时无须取出网片，充分的引流即可治愈。但是国内医疗环境特殊，并且去除网片仍是最好的网片感染治疗方式[12]，是否取出网片，需要学者根据病情和当地的实际医疗、人文环境决定。

膨体聚四氟乙烯是四氟乙烯的聚合物，最早作为血管搭桥材料应用于临床，是一种柔软光滑的材料，具有抗腹腔粘连的作用，可作为腹腔内修补材料，但实际在临床工作中发现一些补片与腹腔"粘连"，但这些"粘连"可轻易剥离，微观上具有多孔的细微结构，有利于细菌的附着。膨体聚四氟乙烯的细丝具有多方向走行的特点，使其在所有的方向上都具有相等的强度。W. L. Gore 研制了 Mycro-Mesh，这种材料一面光滑，另一面有许多表浅的几何凹陷，每个顶点都有一个直径大约为 2mm 的小孔，可增加组织细胞核纤维向补片的迁入程度。各种类型的膨体聚四氟乙烯补片也在开发和应用中，主要是对补片光滑面和非光滑面结合组织生长的特点进行改进。

聚酯网片也是国内常用的网片之一，聚酯由对位二甲苯和对苯二酸聚合而成，是最早使用的网片之一。聚酯网片相对柔软，腹壁顺应性较好，并且生物相容性等指标也符合要求，并且价格低廉，适合国内使用。但是聚酯网片为多丝纤维结构，与单丝的网片相比，抵抗感染的能力较低。聚酯网片由于其酯键结构有水解的可能性，而易引起理化性质的改变，10 年张力损失 31.4%[13]，25～39 年张力损失 100%[13]，研究表明轻量型的聚酯网片切口疝术后有较高的复发率[14]。

对于各种材质的网片及不同规格的网片，孰优孰劣很难得出结论，即使当前普遍推崇的轻量型网片，也有研究认为其与重量型网片没有获益上的差异[15-16]。除了以上三种比较普遍的材料，尚有其他材料的生物医用材料网片，但基本的性质类似。另外，有的网片制作成特定的三维形状，以符合肌耻骨孔的三维结构，如 3D 网片（图 6-6）或者解剖网片等，不同的专家有不同的使用体会，但也没有证据显示出和普通网片的差异。为了提高组织相容性，一般使用银或钛[17]的金属涂层；为了减少感染的发生，覆有抗菌剂和抗生物膜的网片在临床上也有试用[18]。

3.2　可吸收网片

可吸收材料的网片在腹股沟疝中的应用较少，主要应用于污染腹壁缺损的修补，或暂时闭合腹腔。在临床实践中我们经常使用，对污染的创面进行张力性缝合，常常导致切口裂开或术后形成

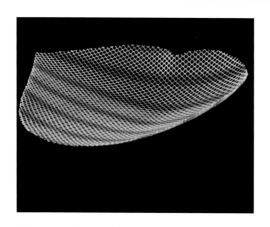

图 6-6 善释·禧部分可吸收腹腔镜专用 3D 立体补片，由聚丙烯（PP）单丝与聚乙交－己内酯（PGCL）单丝混合编织制成 PGCL（polyglycolide-co-ε-caprolactone）。本图片由北京天助畅运医疗技术股份有限公司提供

切口疝，并且强行关腹可能会导致腹腔内压力升高，引起其他并发症。这时候采用不可吸收网片属禁忌，因此可吸收网片被引入污染腹壁缺损的修补。较早出现的是聚乙醇酸网片和多聚糖网片，这种网片的特点是可缓慢降解、大网孔、允许液体通过有利于引流。可吸收网片的炎症反应比不可吸收网片明显小，在网片降解后，形成的纤维组织不具有正常组织的强度，不足以抵抗腹腔内的压力，当网片被完全吸收后，腹壁缺损可能再次出现切口疝。尽管不能完全避免术后切口疝的发生，但是首先关闭腹腔，控制病情，才能为后续的治疗争取条件，因此可吸收网片的应用是非常必要的。

3.3 复合网片

复合补片主要有两种，一种是多层组织分离式复合补片，如 Proceed 网片，另一种是由两种材料混合编织而成的如不可吸收材料中编织有可吸收材料的网片——善释·禧网片（图 6-7）、超普疝修补装置

（UHS）及 UPP 网片即属于此类。在可吸收部分吸收后剩下的网片相当于轻量型的大网孔补片，舒适性更好。Proceed 网片是在聚丙烯的基础上研制而成，在两层可吸收的聚对二氧环己酮之间嵌入聚丙烯网片，在三层复合补片外再加上一层氧化再生纤维膜，聚对二氧环己酮植入人体后 14d 开始降解，6 个月左右完全吸收，而氧化再生纤维膜 14d 完全吸收。在可吸收网片完全吸收前，聚丙烯网片与腹腔脏器不接触，避免了粘连的可能性，聚丙烯为大网孔单丝的轻量型网片，因此与组织融合性好。善释·祥复合补片（图 6-8）由聚丙烯（PP）网与防粘连膜聚丙交－己内酯（polylactide-co-carprolactone）复合而成。复合补片与组织 30d 可以形成稳定融合，防粘连膜层保持完整 >30d，90d 基本被组织吸收。还有一种由聚丙烯与膨体聚四氟乙烯制成的复合补片，由两层聚丙烯与一层膨体聚四氟乙烯制成，聚丙烯提供组织生长的支架，而膨体聚四氟乙烯有防粘连的作用，但这种形式的复合补片较厚，组织顺应性相对较差。

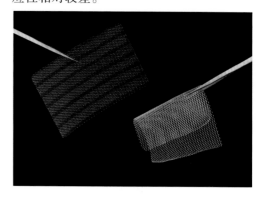

图 6-7 善释·禧部分可吸收疝修补片，由聚丙烯（PP）单丝与聚乙交－己内酯（PGCL）单丝混合编织制成 PGCL（polyglycolide-co-ε-caprolactone），修补网片中左侧为 PGCL 吸收前，右侧为完全吸收后。本图片由北京天助畅运医疗技术股份有限公司提供

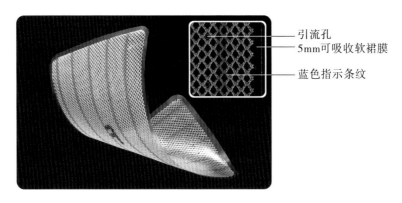

引流孔
5mm可吸收软裙膜
蓝色指示条纹

图6-8 善释·祥复合补片由聚丙烯(PP)网与防粘连膜聚丙交-己内酯(poly-lactide-co-carprolactone)复合而成。本图片由北京天助畅运医疗技术股份有限公司提供

3.4 防粘连网片(补片)

普通的网片,如聚丙烯网片和聚酯网片,对腹腔内脏器尤其是空腔脏器有侵蚀作用,但有时需要在腹腔内植入网片进行腹壁疝或腹壁缺损的修补,此时要求网片可以与腹腔脏器接触,而不会发生不利的影响,即具备防粘连的作用。所谓的防粘连,就是防止腹腔内脏器长入网片,大网孔的编织网片腹腔内脏器最容易长入,非编织的网(补)片组织长入程度低。常用的防粘连原理有两种,其一是光滑的表面,如非编织的补片,腹腔脏器无法与其粘连,典型的膨体聚四氟乙烯,其光滑致密的非编织面发挥着防粘连的作用;其二是在普通网片表面覆盖一层可吸收的材料,如聚对二氧环己酮等,待可吸收材料吸收后,网片表面形成连续的凝胶体,将合成网片与内脏隔离开,最后网片表面为腹膜细胞所取代,而产生防粘连作用,如Proceed网片(图6-9)。新型的可吸收防粘连材料也在不停试验和开发中,如采用细菌纤维素的防粘连网片在动物实验中显示了较好的效果[19]。

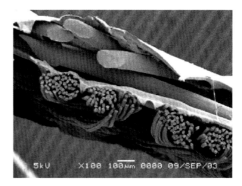

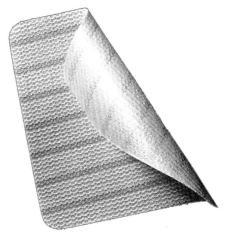

图6-9 Proceed网片的构造,上图为显微镜下放大的照片,可吸收层为聚对二氧环己酮。本图片由爱惜康公司提供

3.5 网片的皱缩

动物实验都证明网片的皱缩是客观

存在的现象，在人体可使用带有电磁信号的铁金属颗粒网片直观测量到网片的收缩[20-21]。对于皱缩的程度，不同的报道存在很大的差异。网片的皱缩实际上分为皱和缩两个问题，皱是网片的表面积没有发生变化，而是外形发生了改变；缩是网片体积缩小引起表面积的改变。临床实践表明，大网孔的网片皱缩程度相对较小，其原因是纤维细胞等可以长入网片的网孔之间，这些与网片结合组织的收缩对网片的整体影响较小；而小网孔的网片，组织不容易长入网孔之间，组织收缩对网片的整体影响较大，容易皱缩；重量型的网片相对轻量型的网片，易形成更大的瘢痕组织，因此重量型网片更容易缩小。动物实验也表明大网孔的轻量型网片具有更小的网片缩小程度[22]，这提示：纤维细胞或胶原等包裹的网片中，这些纤维细胞形成的组织，实质是瘢痕组织，瘢痕组织的收缩会导致网片的褶皱现象，这些褶皱是一些微小的褶皱，加上组织包裹覆盖的影响，肉眼观察可能不明显，因此看起来网片仍然是"平"的，在直观看就像网片的缩小，实际上是褶皱现象。另一因素就是手术对网片的展平度不够，甚至卷曲，容易形成网片的褶皱。这两种类型的网片缩小属于皱，临床可以控制的因素是尽量展平网片，避免卷曲。另一个问题就是缩，所有的物质都有恢复内部应力最小状态的倾向，例如水滴如果没有重力的情况下是球形的，球形就是其最小的内部应力状态，但由于重力的作用，水平会变得比较扁，这是重力与内部应力平衡的结果。因此对于网片而言，也存在恢复内部应力最小状态的问题，存在网片缩的问题，但缩是不明显的。人工合成的网片作为一种高分子材料，每个碳链的长度都不同，因此很难估计其缩小的程度，但总体而言，缩在补片皱缩中的作用不大。动物实验表明，网片的皱缩与网片的性能和固定都有关系[23]，网片的性能自然与材料本身有关，固定的因素可以理解为合适的固定，对防止网片变"皱"有直接的作用。因此，为了减少皱缩的发生，尽量展平网片，避免网片边缘卷曲是最有效的措施。在材料的角度，为减轻网片的皱缩，而推出的钛镍合金框架网片[24-25]，既有利于展平网片也可预防网片的皱缩。在网孔方面，大网孔的网片对防止皱缩有利，因此大网孔大部分可吸收的网片是目前合成网片的发展方向之一。

4 脱细胞支架材料补片

Livesey 在 1995 年首先报道了脱细胞真皮基质补片，主要用于烧伤患者，取得理想疗效。此后不同的学者进入该研究领域，并被美国的 FDA 批准进入市场化供应。异种生物材料，同种异体生物材料及自体生物材料，利用这些基质为骨架，实际是细胞生长的支架，为成纤维细胞及胶原纤维的长入创造条件，达到修复组织的目的。其中，自体材料补片有较强的抗感染能力，这与早期的血运重建有关[26]。

4.1 生物支架

再生医学与组织工程的三大组成要素是细胞、生长因子及细胞支架材料。细胞支架的三维多孔结构对于形成目标组织是必不可少的因素。目前具有生物活性的生物支架（biological scaffold）有三种：生物衍生支架（bioderived scaffold），生物模拟支架（biomimetic scaffold），脱细胞支架（acellular scaffold）。细胞支架的作用是可以支持细胞的生长增殖、提供三维的空间以构建组织、诱导干细胞的分化，甚至可以诱导毛细血管网的形成。作为生物支架必须具备以下特性：材料无毒性及其降解产物无毒性，材料的加工成形性良好，一定时间范围内的可吸收性，耐放射性和蒸汽灭菌消毒。生物衍生支架是利用生物体内自身存在的物质，如胶原、层黏连蛋白、糖胺聚糖（黏多糖）等制成的支架，也可用化学合成的聚乳酸和聚乙醇酸等制成。生物模拟支架是由高分子材料制成的多孔支架，具有类似海绵的多孔结构。生物模拟支架与细胞外基质的区别在于其三维结构的差异，以及生物模拟支架的疏水性，细胞不易迁入材料内部和附着于材料上，即使使用具有亲水性的水凝胶制作生物模拟支架，细胞也不容易附着在材料上，主要的原因是功能细胞的黏附特性有先后次序的程序。使用纳米技术制成的生物模拟支架，可以改善细胞及组织的长入，改善支架纤维的排列方式，甚至可以使用生物活性分子进行修饰，但仍然难以达到理想的支架要求，并且制作技术要求很高。目前的3D打印技术使制作非生物体组织来源的生物支架变得相对容易[27]。理想的生物支架，不仅具有支架作用，还可作为生化和生理活性信号

分子，以构建良好的干细胞微环境。合成完全符合生理的材料几乎不可能，利用生物来源的组织，尽可能发挥其较高的功能特性，是目前较可行的方法。

4.2 脱细胞支架的制作

脱细胞补片主要取自人类尸体，牛的皮肤、心包、肌腱，猪的真皮、小肠黏膜，等等。有的生物来源的补片，采用戊二醛进行化学处理，以消除其抗原性，但无法发挥细胞支架的作用。脱细胞支架与化学交联处理的补片则不同，可以保留其天然的细胞外支架（图6-10）。从组织中去除细胞的过程有多种，最关键的是去除细胞的同时保持蛋白质的结构，多用高渗盐水破坏细胞结构，再用酶分解细胞成分，保留其细胞外基质。不同的工艺对脱细胞支架的质量会有影响。脱细胞支架最早作为填充材料或烧伤创面的覆盖材料得以使用，因此强调的是这类补片的细胞支架作用和再生诱导作用。但作为疝修补的补片，还需要一定的强度，并且可以维持一定的时间，直至再生的组织可以达到一定的强度要求。由于脱细胞支架材料有在体内降解吸收的可能，为了保持其稳定性，对其行进一步的处理，使胶原蛋白在分子水平交联而提高其稳定性，实际上也可能会破坏脱细胞支架诱导再生的作用。交联后的脱细胞支架更加稳定，不容易

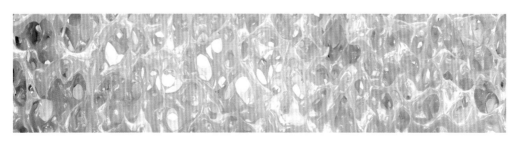

图6-10　猪真皮来源的脱细胞支架补片（非交联）放大后的图像。本图片由巴德公司提供

被降解，但也有观点认为交联后脱细胞之间的间隙缩小，不利于细胞的迁入，无法发挥细胞支架的作用，不利于再生。交联后的脱细胞支架可能从生物活性和物理两方面的因素，影响再生的发生和发展。目前有多种脱细胞支架的补片供应，取自人的真皮、小肠黏膜，以及牛心包等。无论是国外还是国内的实验已经证明其安全性符合医用生物材料安全性的评价标准，在细胞毒性试验、植入后局部反应试验评价、全身毒性评价及生物材料有关的降解评价方面都完全达到安全的标准。其不足之处是目前供应能力低下、价格昂贵，并且人源性脱细胞真皮基质补片来源有限。考虑到费用问题，并没有足够的证据证明脱细胞支架补片的优势[28]。

4.3 脱细胞支架补片与组织的再生过程

动物实验证实：在皮下移植脱细胞真皮基质补片 16d 后可观察到移植物周围有极薄的包膜，主要为细胞成分，炎症细胞少。并可观察到新生血管长入及成纤维细胞的迁入，具有活体组织的特性，这是其优势所在。脱细胞支架补片在血供丰富的部位，有利于干细胞的迁入，再生效果最好[29]，易形成再生的组织（图6-11）。脱细胞真皮补片在体内的稳定性较好，但是可以逐步被降解，降解的同时，组织也在重建。因此在理论上，其远期疗效的关键是补片的强度在降解到强度不足时再生的组织可以及时形成足够的强度，其远期疗效较好。如果在补片降解到强度不足，而再生的组织也不具备足够的强度时，可以造成复发。所以从疝和腹壁外科的角度看，理想的脱细胞支架补片在降解的同时，再

生的组织同时应具有足够的强度。为了提高再生的效率，在动物实验中将间充质干细胞和脱细胞支架结合起来使用[30]，可得到比单纯脱细胞支架更好的效果。由于采用戊二醛完全交联的脱细胞支架，无法发挥再生的作用，或者再生作用弱时，也有采用其他交联方式处理脱细胞支架[31]。在交联程度上做控制，在一定程度上提高其强度又可以发挥再生支架的作用。但是脱细胞支架不仅是支架，还是细胞的微环境，即使控制好交联的程度，交联也会引起支架分子的改变，但能否改变细胞生存的微环境一直是争议较大的问题。

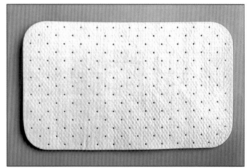

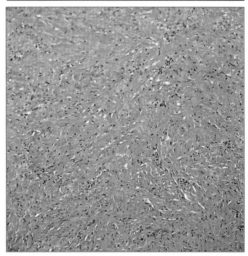

图6-11　上图为 Cook 小肠黏膜下层脱细胞支架补片，下图为植入体内 4 个月后再生形成的组织。本图片由 Cook 公司提供

4.4 脱细胞支架补片的应用

同种或异种脱细胞真皮基质补片主要在腹部感染性缺损中使用，在腹股沟疝手术中较少应用，可用于有潜在污染的情况下[32]，如嵌顿性或绞窄性的腹股沟疝。其他的应用属于尝试性，包括有学者尝试用于未成年患儿腹股沟疝的无张力修补[33]；还有研究认为生物补片由于炎症反应较轻，对精索血管的影响较小，因此在希望保持生育能力的患者中比合成补片更适合[34]。目前对脱细胞支架材料补片的详细原理和应用经验仍然处于探索阶段，没有太多的证据和临床对比研究[35]，即使应用于绞窄性疝，证据也有限[36]，有待更多的研究支持。还有观点指出，这种补片因在补片的制备过程中，高渗盐水和酶的作用可能会破坏其分子的三维结构，因此重建的组织未必能达到我们的期望。

5 生物医用材料网片与脱细胞支架补片在疝外科中意义的差异

生物医用材料网片，是一种高分子材料，植入体内后发生非特异性免疫反应，引起成纤维细胞和纤维细胞的迁入和生长，与胶原纤维等一起，形成组织对网片纤维的包裹，形成以网片纤维为支架的瘢痕组织，因此腹股沟疝的无张力修补术，本质上是一种以网片为假体，加强腹股沟管后壁或肌耻骨孔的疝成形术。而脱细胞支架补片，因其天然的三维结构和部分细胞因子等，具有干细胞生长增殖的微环境作用。干细胞的迁入附着于其间，并增殖分化，再生为新的组织，形成的组织与原来的组织性质相同或类似，同时原来植入的脱细胞支架也会被新的组织支架取代，形成的新组织替代或加强了原来的组织，因此脱细胞支架在疝外科的应用本质上是一个再生医学的问题。瘢痕和再生是组织修复的两种形式，是本质上不同的两种愈合过程，所以生物医用材料网片与脱细胞支架补片在疝和腹壁外科中的意义是不同的，目前的纳米技术也在尝试使用生物医用材料制备细胞支架，可以包含各种细胞因子，这种非生物体来源的支架也具有再生医学的意义。

再生和瘢痕是机体修复的两种形式，两种形式同时发生，但对于高等哺乳动物，以瘢痕修复为主。使用合成材料的无张力修补术，可以认为是以假体为框架的瘢痕修复；而使用脱细胞支架补片的疝修补手术，可以认为是再生修复。因此有足够的理由认为是医学的一大进步，其进步不是单纯一个更高级修补材料的进步，而是医学理念的进步。一般来说交联完全的脱细胞补片，在体内可以保持更长的时间不被分解吸收，但是它的细胞支架作用弱，更像合成材料[29]，不利于再生作用的发挥。因此，习惯上称呼这类补片为生物补片。这已经成为一种较为普遍的称呼，但并不能反映出其医学含义的本质，而脱细胞支架补片可以反映出这类补片的特性。

对于生物医用材料的网片，开发的方向是更好的组织相容性和更舒适的体验。以大部分可吸收大网孔的轻量型网片是代表性的发展方向之一；而对于脱细胞支架补片，理想的补片是适当的被体内吸收速度和更适合的细胞增殖微环境。对于生物医用材料网片和脱细胞支架补片，都不是理想的补片，当前的纳米技术和3D打印技术，利用可吸收的材料可能制造出理想的细胞外支架，是材料科学非常有前景的探索领域。

6 腹股沟疝手术缝线的选择

在早期的腹股沟疝有张力修补术时代，手术缝线可选择的余地是很少的。但随着医学材料学的进展，手术缝线种类大量增加，可供选择的缝线很多。由于我国的医学发展处于追赶发达国家的发展阶段，医生往往对医学发展的"关键"材料会进行深入研究，而对"不太重要的"缝线选择，竟有意无意地忽视了。合理选择缝线可以降低慢性感染和迟发性感染的发生率[37]，对于腹股沟疝手术缝线的选择，需要根据手术的类型及是否使用网片决定。对于传统的有张力疝修补手术，如Bassini手术及Shouldice手术，联合肌与腹股沟韧带很难真正愈合。可吸收缝线吸收后缝合的组织即有裂开可能，而可能导致疝复发，因此关键是缝合组织的愈合问题，缝线应选择不可吸收缝线，可吸收缝线不宜采用。对于使用植入材料的腹股沟疝修补手术，因网片与组织可以融合而起加强腹股沟管后壁的作用，因此缝线所起的作用是暂时固定网片的作用，因此考虑问题的角度是缝线所引起的组织反应及是否增加感染的可能。不宜选用多股编织的不可吸收缝线。需要指出的是特定的无张力修补术式有特定的固定网片的要求，有些网片对固定也有特殊的要求，需要根据具体的情况选择缝线。在使用网片的手术中，建议使用单丝不可吸收缝线，或者使用可吸收的缝线，最近出现的抗菌可吸收缝线具有有效的抗菌作用[38]，也非常适合使用网片的腹股沟疝手术。

也有主张缝线选择应选用与植入网片相同材质的缝线，如聚丙烯网片选择聚丙烯缝线，但这些都属于医生个人的偏好。

7 网片固定装置和材料

腹股沟疝手术中，网片的固定是重要的措施之一，开放手术可以方便使用缝线缝合固定。但在腹腔镜手术中，缝合固定即存在一定程度的困难，即使开放手术，缝合也可能与术后的慢性疼痛有关。在Lichtenstein手术中，粘合固定比缝合固定有更低的慢性疼痛发生率，因此有些专家更愿意采取粘合固定。钉合固定的装置和材料有不同的类型，早期常见的是钛钉。可吸收的固定材料（图6-12）目前也在临床应用，主要是乳酸和乙醇酸的聚合物。各种固定装置的外形和性能各有特点（图6-13），没有哪种固定方法是完全理想的[39]。选择这些固定装置时，需要考虑网片的厚度和固定装置的长度，以达到牢靠的固定效果。对于粘合固定，固定材料有"生物胶"和合成的化学胶，化学胶由于在安全性上的问题上存在质疑，临床上应予以注意。目前临床上更关注天然来源的材料。"生

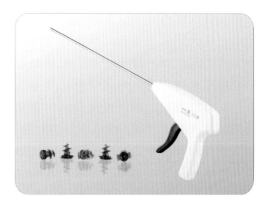

图6-12 善释可吸收钉固定器，固定钉原料为聚乳酸-羟基乙酸共聚物。本图片由北京天助畅运医疗技术股份有限公司提供

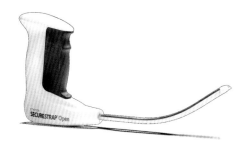

图 6-13　用于开放手术的固定器。本图片由强生公司提供

物胶"主要由纤维蛋白原-凝血酶组合衍生出的纤维蛋白胶组成，也有其他类型的蛋白质多肽制品。有的网片本身有固定的结构，呈一种倒钩样的结构，可以嵌入并固定于组织之间，一般认为与缝合固定具有相同的复发率。

（孙卫江）

参考文献

［1］郭仁富,苏东明.腹外疝外科治疗［M］.沈阳:辽宁科学技术出版社,2003:242-247.

［2］谭文新,樊嘉.肿瘤微环境［M］.杭州:浙江大学出版社,2013:403-431.

［3］Rana D, Zreiqat H, Benkirane-Jessel N, et al. Development of decellularized scaffolds for stem cell-driven tissue engineering［J］.J Tissue Eng Regen Med,2017,11(4):942-965.

［4］陶凯,全亮亮.组织工程学［M］.沈阳:辽宁科学技术出版社,2016:72-96.

［5］Rabin N, Zheng Y, Opoku-Temeng C, et al. Biofilm formation mechanisms and targets for developing antibiofilm agents［J］.Future Med Chem,2015,7(4):493-512.

［6］Gilbert AI, Felton LL. Infection in inguinalhernia repair considering biomaterials and antibiotics［J］.Surg Gynecol Obster,1993,177(5):126-130.

［7］陈双,曾德强.疝修补术后人工补片感染的防治［J］.中国实用外科杂志,2004,24(6):343-344.

［8］詹启敏,刘芝华.癌生物学［M］.北京:科学出版社,2009:510-519.

［9］薛开先,房静远,陆祖宏,等.肿瘤表遗传学［M］.北京:科学出版社,2011:248.

［10］Grasso M, Blanco S, Grasso AA, et al. Inguinal polypropylene plug: a cause of unusual testicular tumor pelvic metastasis［J］.Arch Ital Urol Androl,2013,85(1):47-49.

［11］陈杰.使用疝外科手术技巧［M］.北京:北京科学技术出版社,2008:47-48.

［12］Johanet H, Contival N, Ceolio Club. Mesh infection after inguinal hernia Mesh repair［J］.J Visc Surg,2011,148(5):392-394.

［13］唐健雄,黄磊.SAGE 疝外科手册［M］.上海:上海科学技术出版社,2016:25-33.

［14］Petro CC, Nahabet EH, Criss CN, et al. Central failures of lightweight monofilament polyester mesh causing hernia recurrence: a cautionary note［J］.Hernia,2015,19(1):155-159.

［15］Prassas D, Rolfs TM, Sirothia N, et al. Lightweight titanium-coated mesh versus standard-weight polypropylene mesh in totally extraperitoneal inguinal hernia repair (TEP): A cohort analysis［J］.Surg Laparosc Endosc Percutan Tech,2016,26(6):113-116.

［16］Utiyama EM, Rosa MB, Andres Mde P, et al. Polypropylene and polypropylene/polyglecaprone (Ultraprolen) meshes in the repair of incisional hernia in rats［J］.Acta Cir Bras,2015,30(6):376-381.

［17］Köckerling F, Schug-Pass C. What do we know about titanized polypropylenemeshes? An evidence-based review of the literature［J］.Hernia,2014,18(4):445-457.

［18］Cazalini EM, Miyakawa W, Teodoro GR, et al. Antimicrobial and anti-biofilm properties of polypropylene meshes coated with metal-containing DLC thin films［J］.J Mater Sci Mater Med,2017,28(6):97.

[19] Silveira RK, Coelho AR, Pinto FC, et al. Bioprosthetic mesh of bacterial cellulose for treatment of abdominal muscle aponeurotic defect in rat model [J]. J Mater Sci Mater Med, 2016,27(8):129.

[20] Köhler G, Pallwein-Prettner L, Koch OO, et al. Magnetic resonance-visible meshes forlaparoscopic ventral hernia repair [J]. JSLS, 2015,19(1):e2014. 00175.

[21] Hansen NL, Ciritsis A, Otto J, et al. Utility of Magnetic Resonance Imaging to Monitor Surgical Meshes: Correlating Imaging and Clinical Outcome of Patients Undergoing Inguinal Hernia Repair [J]. Invest Radiol, 2015,50(7):436 – 42.

[22] Weyhe D, Cobb W, Lecuivre J, et al. Large pore size and controlled mesh Elongation are relevant predictors for mesh integration quality and low shrinkage—Systematic analysis of key parameters of meshes in a novel minipig hernia model [J]. Int J Surg,2015,22:46 – 53.

[23] Harsløf S, Zinther N, Harsløf T, et al. Mesh shrinkage depends on mesh properties and anchoring device: an experimental long-term study in sheep [J]. Hernia, 2017, 21 (1): 107 – 113.

[24] D'Hondt M, Nuytens F, Yoshihara E, et al. Totally extraperitoneal laparoscopic inguinal hernia repair using a self-expanding nitinol framed hernia repair device: A prospective case series [J]. Int J Surg, 2017, 40: 139 – 144.

[25] Grubink W, Grubink AV, Vorotyntseva KO. Laparoscopic repair of incisional and ventral hernias with the new type of meshes: randomized control trial [J]. Wideochir Inne Tech Maloinwazyine,2014,9(2):145 – 151.

[26] Menon NG, Rodriguez ED, Byrnes CK, et al. Revascularization of human acellular dermis in full-thickness abdominal wall reconstruction in the rabbit model[J]. Ann Plast Surg, 2003,

50:523 – 527.

[27] Stratton S, Shelke NB, Hoshino K, et al. Bioactive polymeric scaffolds for tissue Engineering [J]. Bioact Mater, 2016, 1 (2): 93 – 108.

[28] Huerta S, Varshney A, Patel PM, et al. Biological mesh implants for abdominal hernia repair: US Food and Drug Administration Approval Process and systematic review of Its efficacy [J]. JAMA Surg, 2016, 151 (4):374 – 381.

[29] 唐健雄,黄磊. 腹壁疝外科治疗学[M]. 4 版. 上海:上海科学技术出版社,2014: 99 – 145.

[30] Zhang Y, Zhou Y, Zhou X, et al. Preparation of a nano- and micro-fibrous decellularized scaffold seeded with autologous mesenchymal stem cells for inguinal hernia repair[J]. Int J Nanomedicine,2017,12:1441 – 1452.

[31] Reddy N, Reddy R, Jiang Q. Crosslinking biopolymers for biomedical applications [J]. Trends Biotechnol,2015,33(6):362 – 369.

[32] Köckerling F, Alam NN, Narang SK, et al. Biological meshes for inguinal hernia repair—review of the literature [J]. Front Surg. 2015,15(2):48.

[33] 申英末,陈杰,杨硕,等. 脱细胞基质生物 材料补片在青少年(6~18 岁)患者腹股沟 疝修补术中的应用[J]. 中华疝和腹壁外 科杂志(电子版),2011,5(1):53 – 55.

[34] 刘飞德,李基业,姚胜,等. 脱细胞真皮基质修 补腹股沟疝[J]. 中国组织工程研究与临床康 复,2011,15(25):4743 – 4746.

[35] Cheng AW, Abbas MA, Tejirian T. Outcome of abdominal wall hernia repair with biologic mesh: Permacol™ versus Strattice™[J]. Am Surg,2014,80(10):999 – 1002.

[36] Fortelny RH, Hofmann A, May C, et al. Open and laparo endoscopic eepair of incarcerated abdominal wall hernias by the use of biological and biosynthetic meshes [J]. Front

Surg,2016,25,3:10.

[37] 刘力嘉,陈思梦. 无张力修补术后补片感染的临床分析(附16例报告)[J]. 南京医科大学学报,2007,27(11):1334-1336.

[38] Meghil MM, Rueggeberg F, El-Awady A, et al. Novel coating of surgical suture confers antimicrobial activity against porphyromonas gin-givalis and enterococcus faecalis [J]. J Periodontol,2015,86(6):788-794.

[39] Chatzimavroudis G, Kalaitzis S, Voloudakis N, et al. Evaluation of four mesh fixation methods in an experimental model of ventral hernia repair [J]. J Surg Res,2017,212:253-259.

第 7 章　腹股沟疝的流行病学及病因学

1　腹股沟疝的流行病学

腹股沟疝是外科常见疾病，但其流行病学尚缺乏准确的资料。从临床诊治情况看，一般规律是男性及女性发病率有明显的差异，男性以腹股沟斜疝及腹股沟直疝为主，明显高于女性；而女性以股疝为主，明显高于男性。我国对于腹股沟疝的流行病学尚缺乏完整的资料。1995 年邓朝晖等对湖南省土家族、苗族、侗族居民的调查显示[1]：调查的 43 330 人中，腹股沟疝发病率为 20.54/万；天津市 2005 年的成人腹股沟疝流行病学调查结果，患病率为 0.02%，发病率为 0.006%[2]；上海的研究显示，腹股沟疝的患病率约为 3.6‰，其中男性 4.8‰，女性 1.3‰，60 岁以下的患病率为 1.7‰，60 岁以上为 11.5‰，发病与职业、肥胖、吸烟等因素无关，但有较明显的家族倾向[3]。杭州市萧山区调查 51 691 人的结果[4]，成人腹股沟疝患病率为 5.5‰。发病与年龄因素相关，并且存在性别差异，男性明显高于女性，手术斜疝占 87.96%，直疝占 6.24%，双侧疝占 5.79%。美国的腹外疝 75% 发生在腹股沟区，其中 2/3 为斜疝，其余为直疝，3% 为股疝[5]，高发年龄段为 40 ~59 岁[6]。英国的统计显示，男性罹患腹股沟疝的终生概率为 27%，而女性为 3%[7]。坦桑尼亚的调查显示成人发病率为 5.36%[8]。青少年、儿童和新生儿的腹股沟疝与先天因素有关，新生儿的发病率约为 2% ~4%[9]，早产儿为 6%[10]，也有统计表明，新生儿腹股沟疝的发病率与妊娠期有关，早产婴儿发生率为 9% ~11%，而足月婴儿为 3.5% ~5%，并且男孩比女孩多见，右侧比左侧多见。目前的统计学缺乏 18 岁以内的青少年和儿童新发病例的报道（不包括新生儿时期发病的病例）。目前只能根据手术例数占总的腹股沟疝例数进行统计，美国统计 15 岁以下占手术例数的 8%，但这无法说明患者是在新生儿期发病还是新生儿期以后发病的，但可以推测儿童和青少年发病率甚低。青年时期发病率开始增加，中年以后发病率增加最明显，65 ~70 岁的人群中发病率高达 40%[11]。可见腹股沟疝的流行病学特征是患病率呈现两头大中间少的哑铃形规律，这两头各有特点，一头的病因是先天因素，另一头的病因主要是后天因素。

2　腹股沟疝的病因学

腹股沟疝（包括股疝）是一个不间断的病理过程[12]，是全身病理性因素的局部表现[13]，但确切原因目前仍无准确的答案，主要从人类直立行走的角度、发育因素和胶原代谢的角度考虑其病因。

2.1 腹股沟疝是进化的代价

2.1.1 直立行走引起的形态学改变

腹股沟区是哺乳动物的薄弱区，但这一薄弱区对四足行走的哺乳动物并没有带来明显的问题，唯独人类出现了腹股沟疝这种常见病。肌耻骨孔是哺乳动物血管和睾丸的通道，在四肢爬行的状态下，耻骨肌孔处于身体较高的位置，并且处于肢体的屈侧，因此耻骨肌孔的作用也就仅仅是个通道而已，无须承担其他功能。但是当人类进化出直立行走的能力后，一切都改变了，肌耻骨孔由处于身体的高位到处于身体的低位，需要承受腹腔器官的压力。在四肢爬行的动物中，腹腔的压力是向下向头端传导的，没有作用于腹股沟的压力；人类直立行走以后，压力向下传导，肌耻骨孔区的薄弱因素便暴露出来。由于直立行走的需要，骨盆发生了变化，使腹股沟管变长，变得相对于腹壁更加倾斜，形成了腹股沟管的保护机制之一，但是骨盆的变化也产生了"股管"，成为股疝的主要原因之一（直立行走的因素在第2章及第3章有详细论述）。

2.1.2 直立行走引起的持续性应力因素

直立行走带来的继发性因素是腹膜后脂肪下移学说。这一学说的主要观点是：腹腔内的所有器官在本质上都固定于后腹膜，由于直立行走的原因腹腔内的器官受重力因素的影响有逐渐向下移动的趋势，腹膜后脂肪也不例外，腹膜后脂肪的下移改变了内环的大小，进而改变了其相对位置和倾斜度，从而产生了腹股沟斜疝。这在手术中已得到证实，在很多腹股沟斜疝手术中都可见到精索脂肪瘤。精索脂肪瘤并不是真正的肿瘤，而是腹膜后脂肪通过内环口突出于腹股沟管。并且有部分所谓的"腹股沟疝"病例，手术中根本无法找到疝囊，只见到脂肪瘤而已，有学者称之为"脂肪疝"。

2.2 发育因素

2.2.1 鞘突未闭

睾丸在胚胎发育过程中，在生殖股神经及一系列激素的作用下，下降到阴囊，然后鞘突闭合，完成睾丸的发育过程。早产是腹股沟疝的一个病因[14]，如果鞘突未闭合，即产生斜疝，这属于先天性斜疝；如果鞘突部分闭合，未闭合的部位即产生精索鞘膜积液等。

既然睾丸的发育会出现这样的问题，人类为什么还要往这个方向进化？进化从来就充满着偶然性和必然性。精子的发育需要较低的体温被认为是睾丸发育的一个原始因素，但这一结论是不全面的，较低的体温可能是睾丸精子发育的适应结果而非原始的动力。例如，同是温血动物的鸟类，睾丸位于体内，同样可以正常地产生精子，可能的原因是鸟类是由爬行动物进化而来，睾丸进化与哺乳动物的进化方向不同，并且需要适应飞行平衡和气动外形的需要，因此进化方向是睾丸位于体内。所有物种的生命活动都与温度和水的分布有关，环境是所有物种生殖方式的决定因素，包括哺乳动物的有性生殖。因此动物的有性生殖是克服不利环境的繁衍行为，本质上是生态学的问题[15]。动物与环境相联系的性腺活动和生殖行为在一年内的特定时间发生，使其可以在合适的时间内发情并繁殖后代。哺乳动物是温血动物，睾丸如果在体内恒定的体温环境，很难体会周围环境的变化。如果睾丸在腹腔外，就可以受周围环境的影响，在不同的季节，由于气温等因素的影响，而驱动动物发情、繁殖等。这种规律符合季节的变化，如一般的小型哺乳类动物多在春天发情，因为他们的孕期很短，可以在夏季产子；大型哺乳类动物，比如鹿就是在秋天发情的，他们的孕期较长，会在来年的春季产子，只有这样才能保证后代有充足的食物并且提高成活率。有迁徙习惯的哺乳动物，冬季迁徙至南方，春节返回出生地生殖，这样对动物的生存最有利。因此睾丸位于体外可能是哺乳动物进化的结果，而哺乳动物的睾丸在相对低的体温下才能正常地产生精子，可能是适应体外睾丸进化的结果，而非原因。人类虽然有很强的进化能力，在很大程度上摆脱了这一规律，例如人类的生殖不受发情期的影响，但在本质上我们还属于哺乳动物，在全球范围各种不同文化类型的群体中，总体上都是年底结婚的比例最高，与大型哺乳动物的生殖周期一致。然而睾丸的这种进化方向，其代价我们当然也得承担。

睾丸发育导致腹腔内残留未闭的鞘膜，有人认为这是腹股沟斜疝的病因之一。但这一理论考虑的是静态的腹股沟解剖问题，实际上是不全面的。首先在解剖学上，鞘突是腹膜的一部分，而内环口是腹横筋膜形成的，两者不能等同，解剖学上的研究证明鞘突与疝囊并非完全等同的结构[16]，在临床工作中也发现，很多腹腔镜探查的患者发现鞘突未闭，但并没有腹股沟疝的发生。因此陈双教授指出，对于斜疝的发生与发展，除了

鞘突未闭之外，更为重要的是鞘状突 – 内环（开口位置、大小及形态）和腹股沟管的关闭机制[17]。因此该理论的另一个缺点是该理论未考虑腹股沟管的保护机制，Jiang 等指出成人的腹股沟斜疝更多是由后天性因素造成[18]，所以鞘突未闭只是部分先天性腹股沟斜疝的病因之一，是否为后天性腹股沟疝的病因至少目前没有充分的依据。

2.2.2　骨盆发育的差异

男性与女性在骨盆形态上的差异是男性和女性患腹股沟疝类型不同的原因之一，男性更容易患腹股沟斜疝和直疝，女性更容易患股疝。骨盆发育的差异在不同的人种之间有轻微的差别，耻骨弓的高度可能涉及腹股沟疝的种族因素。耻骨弓的高度是指从耻骨结节到两髂前上棘内侧之间连线的垂直距离。非洲男性的耻骨弓高度超过 7.5cm，而阿拉伯和欧洲地区男性为 5.0～7.5cm，这可能是非洲人腹股沟疝发病率高的原因之一。另外耻骨弓位置高，腹内斜肌起点相对狭窄，腹股沟管更短[7]，腹内斜肌腹横肌无法覆盖内环口，腹股沟管的保护机制无法完全发挥作用也是其原因之一。还有一种因素就是先天性的骨盆发育异常，主要是指男性骨盆的女性化，这部分患者除了具有男性较易患腹股沟斜疝及直疝外，也比一般男性具有较高的股疝发病率，在腹股沟斜疝或股疝手术时应考虑该问题，应该采用女性腹股沟疝修补的原则。更少见的是骨盆肌肉筋膜的发育异常，使肌耻骨孔产生较大的缺损。

2.3　胶原代谢因素

组织的强度主要由胶原蛋白提供，胶原是细胞外间质的主要成分，其中以

Ⅰ型和Ⅲ型纤维为主，占95%以上，其中Ⅰ型胶原的张力较强，Ⅲ型胶原的张力较低，因此Ⅰ型和Ⅲ型胶原纤维含量的变化可以反映组织强度的变化。目前无论国内[19]还是国外[20]都有研究表明，腹股沟疝患者腹横筋膜Ⅰ型胶原纤维含量减少而Ⅲ型胶原纤维含量增加，因此认为胶原蛋白异常[21]是腹股沟疝发病的原因之一。胶原蛋白随年龄的增长而变化，35岁以后腹横筋膜胶原含量随年龄的增长而减少[22]，与腹股沟疝随着年龄增长发病率增加的特点吻合，这对解释腹股沟疝主要发生于中老年有意义[23]。这一理论也得到其他临床病例的支持，如马方综合征患者存在胶原代谢的问题，同样也是腹股沟疝的高发人群；吸烟患者腹股沟疝相对高发，与吸烟对基质金属蛋白酶（matrix metalloproteinases，MMP）及组织抑制因子（tissue inhibitor of metalloproteinases，TIMP）的影响从而对胶原代谢产生的影响有关。但在高龄人群中，胶原代谢的问题普遍存在而未见腹股沟疝普遍发生，可见胶原代谢因素也不能被认为是必然的因素。研究也表明[24]，在腹股沟疝与非腹股沟疝患者中，弹性纤维、Ⅰ型胶原纤维和Ⅲ型胶原纤维及Ⅰ型胶原纤维与Ⅲ型胶原纤维的比例，没有统计学的差异。

2.4 其他因素

2.4.1 腹壁肌肉及筋膜松弛

多次妊娠的女性股疝高发，主要原因是多次妊娠后腹壁肌肉及筋膜松弛，其中当然也包括腹外斜肌腱膜及腹外斜肌腱膜衍生结构的松弛，如腹股沟韧带、陷凹韧带、耻骨梳韧带也不可避免地产生松弛，其直接的后果即由他们围成的

股环松弛扩张，从而产生股疝。当然高龄组织退化，同样也可引起以上组织的松弛而发生股疝。

2.4.2 外伤和手术因素

腹股沟外伤或手术引起腹股沟区的解剖成分缺损或薄弱均可引起腹股沟疝的发生，据说Bassini当年在一次战斗中由于腹股沟外伤，而产生粪瘘和腹股沟疝，从而激发他对腹股沟区解剖的研究，创造了经典的Bassini手术。

2.4.3 髂腹下神经损伤

由于阑尾切除术损伤髂腹下神经而引起腹股沟疝，其原因为腹内斜肌失神经支配而产生的肌肉萎缩，或收缩无力无法发挥"百叶窗"机制的结果，需要指出的是髂腹下神经传出腹内斜肌后走行于腹股沟管段的神经为皮支，切除或切断不会引起肌肉萎缩的问题。国内可以检索到很多这类神经损伤引起腹股沟疝的报道，笔者在临床工作中也诊治过类似的病例。

2.4.4 腹内压增高

吸烟除了引起胶原代谢的改变外，也可引起肺部的病变，进而引起慢性咳嗽，慢性咳嗽形成的腹内压增高被认为是腹股沟疝的病因之一。另外，便秘[25]、前列腺增生症等也可以导致腹内压增高从而引起腹股沟疝。

2.4.5 耻骨肌和髂腰肌萎缩

髂腰肌由髂肌和腰大肌组成，髂肌呈扇形，起自髂窝，腰大肌为长形，起自腰椎体侧面及横突，向下两肌相合，经腹股沟韧带深面，止于股骨小转子。耻骨肌起点为耻骨梳，止点为股骨小转子下方的耻骨肌线。髂腰肌与耻骨肌位于腹股沟韧带的深面，肌肉的萎缩可造

成股环下的空间扩大[26]，导致股疝的发生。

2.4.6 肝硬化腹水与腹膜透析

肝硬化腹水引起的腹股沟疝，与腹水引起的腹内压增高有关。长期腹膜透析的患者，腹股沟疝的发生率也相对较高，但是腹膜透析的患者并不引起明显的腹内压增高，或者只是暂时性的腹内压增高，具体的原因尚待研究。有一种观点认为，由于液体长期作用于较小的鞘突或疝囊，或者是重力的作用，或者是腹腔高压的作用，逐渐导致腹股沟疝的发生。

2.4.7 环境因素

环境因素往往与肿瘤和传染病等有关，环境因素与腹股沟疝发病率升高的因素较难引起重视，但是客观事实是近十年笔者发现小儿疝，主要是男性的小儿疝临床病例数量迅速增长，不少规模不大的医院都有大量的病例收治。美国的 Florence Williams 的科普著作《乳房：一段自然与非自然的历史》中指出：由于塑料等具有拟雌激素物质的污染，人们受到这些拟雌激素的影响越来越明显，男婴的阴囊根部与肛门之间的距离缩小，原来罕见的婴儿腹股沟疝发生率增高[27]。这个观点符合科学的原理，笔者认为正是这些环境因素，引起生活环境中普遍的拟雌激素增高，从而导致医院小儿腹股沟疝收治病例急剧增多。

（洪楚原 李 亮）

参考文献

[1] 邓朝晖,雷花香,黄定梅,等.腹股沟疝遗传流行病学调查[J].实用预防医学,1995,2：242 – 243.

[2] 王荫龙,姚伯元,田正刚,等.天津市成人腹股沟疝流行病学调查[J].中华疝和腹壁外科杂志(电子版),2007,1(1)：13 – 14.

[3] 唐建雄,华蕾,张狄,等.成人腹股沟疝患病情况多中心研究[J].外科理论与实践,2002,7(6)：421 – 422.

[4] 周义生,丁焱,朱承新,等.杭州萧山区成人腹股沟疝流行病学调查及对策[J].中华疝和腹壁外科杂志（电子版），2016, 10(5)：385 – 386.

[5] 彭吉润,王杉,叶颖江,等.克氏外科学[M].19 版.北京：人民卫生出版社,2015：1159 – 1186.

[6] Ruhl CE, Everhart JE. Risk factors for inguinal hernia among adults in the US population [J]. Am J Epidemiol,2007,165(10)：1154 – 1161.

[7] John T Jenkins, Patrick J O'Dwyer. Inguinal hernias[J]. BMJ. 2008, 336 (7638)：269 – 272.

[8] Beard JH, Oresanya LB, Akoko L, et al. An estimation of inguinal hernia epidemiology adjusted for population age structure in Tanzania [J]. Hernia,2014,18(2)：289 – 95.

[9] 陈双.腹股沟疝外科学[M].广州：中山大学出版社,2005：10 – 23.

[10] Galinier P, Bouali O, Juricic M, et al. Focusing of inguinal hernia in children[J]. Arch Pediatr,2007,14(4)：399 – 403.

[11] 张亚男,陈思梦,李俊生,等.疝与腹壁外科[M].西安：第四军医大学出版社,2008：28 – 29.

[12] Amato G, Agrusa A, Rodolico V, et al. Combined inguinal hernia in the elderly. Portraying the progression of hernia disease [J]. Int J Surg, 2016,33：20 – 29.

[13] Dzheng Sh, Dobrovol'ski SP. Connective tissue dysplasia as a reason of recurrent inguinal hernia [J]. Khirurgiia (Mosk), 2014, (9)：61 – 3.

[14] Ksia A, Braiki M, Ouaghnan W, et al. Male gender and prematurity are risk factors for in-

carceration in pediatric inguinal hernia：A study of 922 children［J］. J Indian Assoc Pediatr Surg,2017,22(3):139 – 143.

［15］谢平. 从生态学透视生命系统的设计、运作与演化——生态、遗传和进化通过生殖的融合［M］. 北京:科学出版社,2013:295.

［16］陈海芳,张剑凯,李雪鹏,等. 腹股沟斜疝层次显示及其应用解剖学研究［J］. 局解手术学杂志,2010,19(1):10 – 12.

［17］陈双. 腹股沟疝的病理生理［J］. 中华疝和腹壁外科杂志(电子版),2010,4(3):1 – 3.

［18］Jiang ZP, Yang B, Wen LQ, et al. The etiology of indirect inguinal hernia in adults：congenital or acquired?［J］. Hernia, 2015, 19(5):697 – 701.

［19］师阳,刘兵,陈强,等. 成人皮肤、腹直肌前鞘、腹横筋膜Ⅰ、Ⅲ胶原蛋白含量与腹股沟疝的发病关系［J］. 新疆医学,2009,39:7 – 12.

［20］Pans A. New prospects in the etiology of groin hernias［J］. Chirurgie, 1999, 124(3):288 – 297.

［21］Koruth S, Narayanaswamy Chetty YV. Hernias—Is it a primary defect or a systemic disorder? Role of collagen Ⅲ in all hernias—A case control study［J］. AnnMed Surg(Lond),2017,19:37 – 40.

［22］陈双,朱亮如,傅玉如. 成人腹股沟区腹横筋膜胶原含量变化与腹股沟疝发病及复发的关系［J］. 外科理论与实践,2002,7(6):423 – 425.

［23］de Goede B, Timmermans L, van Kempen BJ, et al. Risk factors for inguinal hernia in middle-aged and elderly men：results from the Rotterdam Study［J］. Surgery,2015,157(3):540 – 546.

［24］Gonçalves Rde O, de Moraes e Silva E, Lopes Filho Gde J. Immunohistochemical evaluation of fibrillar components of the extracellular matrix of transversalis fascia and anterior abdominal rectus sheath in men with inguinal hernia［J］. Rev Col Bras Cir, 2014, 41(1):23 – 29.

［25］Kartal A, Yalcin M, Citgez B, et al. The effect of chronic constipation on the development of inguinal herniation［J］. Hernia, 2017,21(4):531 – 535.

［26］李非,孙长怡. 普通外科和急诊外科的核心问题［M］. 3 版. 北京:北京大学医学出版社,2009:59 – 60.

［27］庄安琪. 乳房:一段自然与非自然的历史［M］. 上海:华东科技大学出版社,2017:122 – 123.

1 腹股沟疝的临床症状及体征

1.1 临床症状及体征

　　腹股沟疝是外科常见病，其临床表现为医生所熟悉，表现为腹股沟区的包块，包块的大小差别很大，从很小的不明显包块到巨大的包块不等（图 8 - 1），包块的特点与腹股沟疝的类型有关。包块一般在站立或用力时出现，平卧后逐渐回纳腹腔而消失，也有一部分患者疝内容物长期不能回纳，这部分患者疝囊内容物一般为大网膜，与疝囊粘连而无法回纳，但是一般无自觉症状。部分伴有症状，表现广泛[1]，主要为腹股沟区坠胀感、隐痛、消化不良，甚至部分患者有牵涉痛，表现为脐周隐痛，这是中

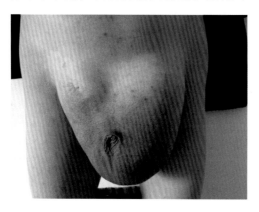

图 8 - 1　双侧巨大腹股沟斜疝，疝囊皮肤包埋阴茎

肠疾病的特征性表现，可能与小肠进入疝囊有关。

　　当疝囊巨大，尤其是出现双侧腹股沟疝时，疝囊的皮肤包埋阴茎，从而影响排尿。如果护理不当，尿液长期对阴囊和阴茎皮肤造成腐蚀，形成皮肤溃疡或溃烂，或者并发感染，可伴有明显的尿臊味。

　　当腹股沟疝发生嵌顿时，出现疝块突然增大，疝块或阴囊明显疼痛。这种情况一般有突然用力的病史，疝块发紧，触痛，拒按，但是根据嵌顿的内容物不同，症状差别较大。如为大网膜嵌顿症状轻微；肠管嵌顿症状较重。根据嵌顿的程度及肠管缺血的程度差异较大，还可能伴有肠梗阻的症状，如腹痛、恶心、呕吐等。如果嵌顿发展为肠坏死，可伴有腹膜刺激症状。特殊情况，如阑尾成为疝囊壁的一部分，并且并发急性阑尾炎时表现为腹壁脓肿[2]。

1.2 腹股沟疝的特殊体格检查

　　第一步是视诊。视诊需取站立位，观察疝块的外形。腹股沟疝表现为腹股沟区包块，但是不同类型的腹股沟疝包块位置及形状差异较大，如腹股沟斜疝表现为梨形包块，腹股沟直疝表现为直疝三角的半球形包块，股疝表现为腹股沟韧带下半球形包块。另外一个特点是

腹股沟斜疝可逐渐向阴囊进展，而导致疝内容物进入阴囊；但是直疝也有"进入阴囊"的病例，直疝同时伴有外环口扩张，就可形成与进入阴囊相似的外观特征。注意包块的位置，特别是起始部位的位置，包块的位置是根据腹壁下动脉在体表的投影及腹股沟韧带的位置决定。腹壁下动脉在体表的投影为腹股沟韧带中点稍内侧与脐的连线。如果包块位于腹股沟韧带以上，在腹壁下动脉体表投影的内侧，腹股沟直疝的可能性最大；如果包块呈明显的梨形，当然很容易诊断为腹股沟斜疝，但早期的斜疝在外形上与典型的梨形差别较大。这时候可利用腹壁下动脉的体表投影诊断，如果细心观察，它呈现椭圆形，与直疝的球形有一定的差别，并且呈现外侧高内侧低的状态，其外侧根部边缘在腹壁下动脉的外侧，内侧可以在腹壁下动脉内侧；如果包块位于腹股沟韧带的下面，那就是股疝了。当然巨大的腹股沟疝已经掩盖了以上的解剖关系，因此就无法利用这些解剖标志了。同时注意观察外生殖器的情况，注意有无外生殖器畸形，并观察骨盆的形态，注意有无男性骨盆女性化的体征。

第二步是进行透光试验。嘱患者平卧，试验可以使用不透光的圆筒，一端放于包块，另一端放置手电筒，观察者在对侧观察，必要时可以关闭灯光。一般而言，透光试验阳性提示睾丸或精索鞘膜积液；透光试验阴性，提示为腹股沟疝。但在实际临床工作中，很多临床医生对其实用性提出质疑。主要的原因是，如是成年患者皮肤组织透光性差，无论是鞘膜积液或腹股沟疝，都无法透光，如是小儿患者，皮肤较薄并且娇嫩，

就算是腹股沟疝也会出现透光试验阳性的情况。

第三步是触诊。注意包块的大小、质地、张力、有无压痛，同时触诊阴囊和睾丸，注意有无包块及睾丸的大小。然后尝试将包块回纳腹腔，观察是否可以回纳腹腔，是完全恢复还是部分回纳。包块回纳腹腔后，用食指在阴囊根部开始，沿精索斜向上行，可触及外环口，估计外环口有无扩大及扩大的程度。如果食指能够继续前进，可以伸入腹股沟管，这时可嘱患者咳嗽。理论上如果是斜疝，咳嗽时食指尖有冲击感，这一动作被称为咳嗽冲击试验；如果是直疝，即食指尖无法感受冲击。然后压迫内环口，嘱患者咳嗽或站立，如果包块不再出现，即为腹股沟斜疝，如果包块再次出现即为腹股沟直疝，称为压迫内环试验。咳嗽冲击试验及压迫内环试验的理论基础是包块是否经过腹股沟管进出，理论上具有可行性，但笔者在临床实际诊疗中发现少数病例也有不相符的情况，腹股沟直疝可出现咳嗽冲击试验和压迫内环试验的阳性结果。手术中发现，直疝的疝囊颈偏向直疝三角的外侧，接近内环口，并形成明显的圆形薄弱区，而直疝三角的内侧腹横筋膜薄弱不明显；还有一种情况是明显的直疝同时合并隐匿的斜疝，体检时也可以出现以上情况。

对于嵌顿疝，如估计疝内容物没有坏死，可以同时进行手法回纳。如果估计疝内容物已经坏死，即不适合进行回纳。将坏死的肠管回纳腹腔，将会造成更严重的后果。

对于股疝的触诊，由于股疝的特殊性，如股疝疝环小，一般不容易回纳，因此触诊疝环困难，并且对于肥胖患

者而言，在平卧后或手法复位导致的部分回纳在外观上无法观察，因此以上步骤并不完全适用。此外，体积较大的股疝，容易误诊为腹股沟直疝或斜疝。笔者的经验是，根据疝块的主体位于腹股沟韧带的哪一侧来判断，如果主体位于腹股沟韧带的下方，即为股疝，当然这属于个人经验，读者应该批判地理解。

以上体检步骤的优点是无须频繁的体位变动，患者"站立—平卧—站立"的体位变动即可完成检查。当然体格检查也包括其他部位的检查，本章不再赘述。

2 诊断及鉴别诊断

诊断腹股沟疝并不困难，根据临床症状及查体，可以得出初步的诊断。诊断主要包括三方面的问题：①是否为腹股沟疝，并初步判断是斜疝、直疝或股疝；②是否存在急诊情况；③排除其他疾病。有时腹股沟疝表现不典型，即需要考虑选择辅助检查以辅助诊断，如超声及 CT 等。对于斜疝、直疝的鉴别，教科书上有个经典的表格被各个版本的教科书或专业书籍反复引用（表 8 - 1），但实际中不应为这些因素所制约，鉴别诊断需要根据具体的临床情况。

2.1 腹股沟疝主要与下列疾病鉴别

2.1.1 耻骨上疝

耻骨上疝，又名耻骨旁疝，是一种少见的疝，又是一个比较笼统的概念。2008 年欧洲疝学会的定义是：距耻骨 3cm 以内中线区域的切口疝，实际上部分非切口疝也包括在耻骨上疝范围内。由于年龄的增大，腹直肌及耻骨后的脂肪开始减少，并且由于腹直肌的萎缩，脐正中韧带和脐内侧韧带之间的腹膜凹陷逐渐加深，这种腹膜凹陷在加深的同时，腹腔内容物有可能从腹直肌旁的直疝三角疝出，类似于腹股沟直疝。由于少见，并类似于腹股沟直疝，容易造成误诊，但仔细观察，疝囊更接近于腹直肌[3]，这个特点有助于鉴别。

2.1.2 低位半月线疝

半月线又称腹直肌线或 Spiegel 线，为沿腹直肌外侧缘的弧形线，发生在半月线的腹壁疝为半月线疝。有时半月线疝发生部位距离腹股沟区的直疝三角很近，称为低位半月线疝，多见于女性，与腹股沟直疝的分界线为腹壁下血管[4]。在外观上，如果包块的主体位于腹壁下动脉投影以上的区域，考虑为低位半月线疝。

表 8 - 1　腹股沟斜疝和直疝的鉴别

	斜　疝	直　疝
发病年龄段	多见于儿童及青壮年	多见于老年
突出途径	经腹股沟管突出，可进入阴囊	由直疝三角突出，不进入阴囊
疝块外形	椭圆形或梨形，上部呈带蒂柄状	半球形，基底部较宽
回纳疝块后压住深环	疝块不再突出	疝块仍可突出
精索与疝囊的关系	精索在疝囊后方	精索在疝囊前外侧
疝囊颈部与腹壁下动脉的关系	疝囊颈部在腹壁下动脉的外侧	疝囊颈部在腹壁下动脉的内侧
嵌顿机会	较多	较少

2.1.3 睾丸、精索鞘膜积液或交通性鞘膜积液，女性子宫圆韧带囊肿或肿瘤

鞘膜积液是鞘膜闭锁不全的遗留问题，包括睾丸鞘膜积液和精索鞘膜积液。睾丸鞘膜积液完全在阴囊内，触诊时可触及包块的上缘，并且不能像腹股沟疝那样回纳腹腔。精索鞘膜积液位于腹股沟管，也可完整触及，无法回纳腹腔。鞘膜积液触诊为囊性感，并且由于是包裹性的积液，可有像气球一样的弹性感。交通性鞘膜积液挤压后包块缩小，其特点是包块在站立后由于液体缓慢进入而逐渐增大，平卧后液体流入腹腔，包块逐渐缩小。理论上鞘膜积液透光试验阳性，但正如前文所述，其科学性应该批判地看待。女性子宫圆韧带囊肿具有与精索鞘膜积液同样的特点，子宫圆韧带也可出现平滑肌瘤，或者平滑肌瘤合并腹股沟疝。

2.1.4 腹股沟管隐睾症

腹股沟管隐睾症是睾丸下降不全的一种。表现为腹股沟管包块，包块为实质性包块，边界清晰，但如发生恶变时边界可能模糊。挤压包块有特殊的睾丸胀痛感，同侧阴囊无睾丸可触及。

2.1.5 腹股沟淋巴结肿大

腹股沟淋巴结肿大的病因较多，如慢性淋巴结炎、腹股沟淋巴结的转移癌等。一般慢性淋巴结炎有炎症的病史。转移癌有直肠或肛管癌的病史。触诊时炎症的淋巴结肿大边界清，质地中等，而转移癌边界可以是清晰的也可以是粗糙的，质地硬。如无癌症病史，触及腹股沟管质地较硬的淋巴结，应注意直肠癌或子宫及附件恶性肿瘤的可能。

2.1.6 腹股沟区肿瘤

淋巴瘤虽然是少见病，但腹股沟是原发性淋巴瘤的常见发病部位，特别是间变性淋巴瘤激酶（ALK）阳性的间变性大细胞淋巴瘤。肿物的质地较硬，但边界清晰，比一般肿大的淋巴结体积大，同时有淋巴瘤的症状。此外，腹股沟区的脂肪瘤[5]（不是精索脂肪瘤），也可能误诊为腹股沟疝。膀胱憩室内的结石形成的肿物，也可能误诊为腹股沟疝[6]。

2.1.7 寒性脓肿

腰椎结核形成的寒性脓肿常沿髂腰肌向下扩张至腹股沟区大腿根部，但这类患者一般有结核或腰部症状，并且肿物往往较大，较腹股沟斜疝更偏外侧。仔细询问病史和体格检查，或借助影像学检查可以鉴别。

2.1.8 大隐静脉结节

大隐静脉在卵圆窝处注入股静脉，如在该部位出现大隐静脉结节时易与股疝混淆，但大隐静脉曲张平卧或挤压时可以消失。鉴别的要点是注意下肢其他部位同样有大隐静脉曲张的表现，并且挤压股静脉近端时可使结节增大。

2.1.9 睾丸扭转

睾丸扭转易与嵌顿疝混淆，患者突然感到睾丸剧烈疼痛，并有腹股沟局部疼痛、腹痛、恶心、呕吐等，与嵌顿疝相似，少数患者甚至有休克表现。但这类患者睾丸肿大，阴囊水肿，睾丸与附睾分界不清，压痛明显。

2.1.10 急性化脓性（或坏疽性）阑尾炎

腹股沟疝以右侧多见，急性化脓性或坏疽性阑尾炎中，脓液或坏死物质容易进入疝囊，疝囊疼痛及压痛明显，并

且由于腹膜炎，腹肌收缩，疝囊容易鼓起[7]，有时甚至出现疝囊疼痛明显而腹痛不明显的病例，易误诊为嵌顿疝或绞窄性疝。

3 辅助检查

腹股沟疝的诊断主要依据临床症状和体征，典型的病例不需要进行辅助检查，辅助检查主要应用于不典型病例的鉴别诊断，以及复杂疝或复发疝的病情评估。

3.1 影像学检查

3.1.1 腹部站立位平片检查

腹部站立位平片对普通的腹股沟疝诊断意义有限，但对嵌顿疝的诊断有一定的意义，影像学表现与肠梗阻相似，表现为肠胀气、肠壁增厚和阶梯状气液平面，典型患者可出现疝囊内固定不变的肠积气或气液平面，从嵌顿部位开始有逐级升高的气液平面，并发肠坏死穿孔，可见膈下游离气体。Harissis 等认为[8]：用 X 线检查测量骨盆的解剖形态，有利于对腹股沟疝病因的了解，从而对手术的选择和结果有利。

3.1.2 疝囊造影

疝囊造影主要用于诊断困难的情况，如怀疑隐匿疝或不明原因的腹股沟疼痛，但 Fitzgibbons 等研究显示疝囊造影往往会延长住院时间并且可出现假阴性[9]。主要的操作步骤是：用穿刺针在脐下正中处穿刺，注射造影剂 50～80ml，然后仰卧或左右翻身使造影剂聚积于腹股沟区，然后检查。但是影像判读存在较大的困难。有以下几种观点。

·斜疝来自腹股沟外侧窝，诊断主要的困难是判断鞘膜未闭合、是否为真

正的疝囊、2cm 以下的三角形突起意义很难确定。

·根据腹膜脂肪下移学说，精索脂肪瘤带动腹膜下移，因此疝囊在最初形成时应该呈锥形，而鞘膜未闭形成的鞘膜应该是个球面，因此如果是三角形的影像，可能是疝囊，如果是钝圆的影像，可能是鞘膜。这个特征可以得到病理解剖学的支持，但是其准确性有待临床检验。

·根据疝囊的指向判断，典型的斜疝疝囊的侧面指向中下方，连续而无切迹，明显偏离腹壁。

·交通性鞘膜积液，造影剂可以进入未闭的鞘膜，但是一般无法看到造影剂进入的通道，需要 12h 后行延迟阴囊显影。

·直疝疝囊位于腹股沟中窝，直疝的造影表现为腹股沟中窝憩室样突起，但是正常的隐窝和隐匿的疝囊之间的标准很难判定。同样股疝与股窝之间的界限也难判定。

疝囊造影目前在国内开展很少，因此经验有限，主要的问题是隐匿疝和正常隐窝之间很难区别，鞘膜与腹股沟隐匿性斜疝也难以鉴别，并且造影检查有一定的并发症。

3.1.3 电子计算机 X 线断层扫描(CT)

目前的 CT 技术发展迅速，采用薄层扫描和多平面重建技术，采集信息量大，图像清晰，因此学者认为对临床无症状和无体征的隐匿疝能做出准确的诊断。在 CT 上可以清楚显示疝囊的边缘、测量疝环的大小并可显示疝内容物(图 8-2)。目前的多排螺旋 CT 对解剖细节显示清晰，可以清晰显示腹壁下动脉、内环、腹股沟韧带、精索、子宫圆韧带，并可

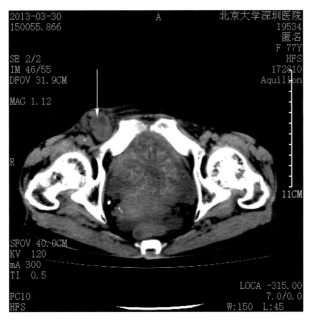

图 8-2 白箭头所指为腹股沟斜疝疝囊内的肠管

多平面重建显示腹股沟管、股三角、直疝三角，提供精细和实时的解剖信息[10]，因此可为临床基础解剖研究提供一种新途径。对于股疝，有学者提出根据疝囊与耻骨结节的位置关系及股静脉是否受压[11]来鉴别。

3.2 磁共振成像(MRI)

MRI 可以做冠状面及矢状面的成像，也可以进行多平面重建，可以清晰显示疝囊和疝环，在 T1WI 和 T2WI 上均呈低信号。肠内容物也可以清晰显示，可显示连续光整的肠壁及肠黏膜皱襞，肠内容物为混杂信号，液体呈 T1 低 T2 高的信号特征，气体在 T1 和 T2 均为低信号。肠系膜和大网膜因以脂肪组织为主，T1 和 T2 均为高信号，脂肪抑制像可见脂肪为低信号，血管为高信号。当发生嵌顿时，疝囊内液体增多，疝囊以上腹腔出现肠梗阻影像。当出现绞窄性肠梗阻时，增强成像时疝内容物无强化。

MRI 的优点是软组织分辨率高，可以作为活体解剖研究的理想工具，对研究腹股沟管的保护机制有重要的意义。

3.3 超声检查

20 世纪开始，超声检查在医学中广泛应用，它可能起诊断作用，也可能在治疗过程中起引导作用。超声检查是临床上用于腹股沟疝最多的检查，其优势在于实时、无创、可重复及经济，采用彩色多普勒血流显像可以提供动静脉血流信息，可以显示腹壁下动脉及疝内容物的血流灌注情况。对于超声成像的原理，读者可以参考相关的专著，本文主要介绍其在腹股沟疝中的应用。

3.3.1 诊 断

超声可以清楚显示腹壁的层次，采用高频探头可以显示浅筋膜和肌肉的走行。肌纤维为低回声或中等回声，包绕肌纤维的肌束膜、肌外膜、筋膜、脂肪和结缔组织等显示为有序的线状或条状回声[12]。在腹股沟区疾病的诊断中，主要的标志是髂前上棘、耻骨结节、腹直肌、髂外动静脉、股动静脉、腹壁下血管。根据疝囊与这些解剖标志的关系判断疝的类型。文献报道，其对于腹股沟斜疝与直疝的分型准确率为86%[13]。超声对于临床医生的意义：①对于难复性疝，临床医生较难判断内容物的性质，超声可以方便临床医生做出判断；②当腹股沟嵌顿疝与睾丸扭转无法鉴别时，超声可以判断包块的性质，便于诊断；③判断腹股沟嵌顿物的性质，如肠管有气体影，多普勒超声无血流信号，肠管可能已经坏死，如果是大网膜的影像可以不急于处理，因此对嵌顿物性质的判断有利于临床决策；④与隐睾、肿瘤、睾丸鞘膜积液、淋巴结肿大等的鉴别。

3.3.2 超声引导下的神经阻滞

超声可以清楚区别腹部的层次，利用髂腹下神经与髂腹股沟神经在腹部各层次的走行关系，可以对腹壁及腹股沟的神经进行阻滞，在临床上可用于手术的麻醉及腹股沟神经痛的治疗。

（李　亮　洪楚原）

参考文献

［1］Pérez Lara FJ, Del Rey Moreno A, Oliva Muñoz H. Do we really know the symptoms of inguinal hernia? ［J］. Hernia,2015,19(5):703 – 712.

［2］Ahmed K, Hakim S, Suliman AM, et al. Acute appendicitis presenting as an abdominal wall abscess：A case report［J］. Int J Surg Case Rep, 2017,35:37 – 40.

［3］张小桥. 耻骨上疝的诊断和手术治疗［J］.国际外科杂志,2014,41(9):644 – 646.

［4］李粤,李亮,隋梁. 右侧半月疝合并左侧腹股沟疝一例［J］. 海南医学, 2012, 23(13):137.

［5］Gerych I, Ivankiv T, Ogurtsov O, et al. Giant right groin lipoma mimicking inguinal hernia ［J］. Int J Surg Case Rep,2015,12:106 – 107.

［6］Kushwaha R, Goel P, Kureel SN. Giant anterior urethral diverticulum with a calculus masquerading as left inguinal hernia：A missed diagnosis, a lesson to learn［J］. J Indian Assoc Pediatr Surg,2013,18(3):112 – 114.

［7］李亮,隋梁,吕国庆,等. 经下腹部正中切口后入路在腹股沟疝急诊手术中的应用［J］. 海南医学,2010,21(19):37 – 45.

［8］Harissis HV, Georgiou GK. The role of pelvic bone anatomy in the pathogenesis of inguinal hernia［J］. Chirurgia（Bucur）,2014,109(6):783 – 787.

［9］Fitzgibbons RJJR,Giobbie-hurder A,Gibbs JO, et al. Watchful waiting vs repair of Inguinalhernia minimally symptomatic men：a randomized clinical trial ［J］. JAMA, 2006, 295(3):285 – 292.

［10］徐列印,何敏丽,陈乾. 成人腹股沟区多排螺旋CT解剖［J］. 华夏医学,2012,25(1):42 – 45.

［11］Shigeru Suzuki, Shigeru Furui, Kota Okinaga, et al. Differentiation of femoral versus inguinal hernia：CT finding［J］. AJR, 2007, 189(2):78 – 83.

［12］陈双. 腹股沟疝外科学［M］. 广州：中山大学出版社,2005:43 – 66.

［13］Korenkov M, Paul A, Troidl H. Color duplex sonography：diagnostic tool in the differentiation of inguinal hernias ［J］. J Ultrasound Med,1999,18(8):565 – 568.

第9章　腹股沟疝的分类分型系统及临床意义

1　腹股沟疝的分类

腹股沟疝有很多分类方法，根据在肌耻骨孔的解剖部位中的差异，可以分为腹股沟斜疝、腹股沟直疝、股疝及血管前疝。

常见的是根据疝内容物的情况和特点分类：

·易复性疝（reducible hernia）：疝内容物很容易回纳腹腔，称为易复性疝。

·难复性疝（irreducible hernia）：疝内容物不能回纳或不能完全回纳腹腔，但并不引起严重的症状，称为难复性疝。这种疝的形成有两种原因，一是疝内容物与疝囊粘连而不能回纳，常见的是大网膜与疝囊粘连；二是腹股沟缺损巨大，腹股沟管的保护机制已完全失去，疝内容物巨大，也常常无法回纳。

·滑动疝（sliding hernia）：属于难复性疝的一种，疝内容物不断进入疝囊时产生的下坠力量将疝囊颈部上方的腹膜逐渐拉向疝囊，而髂窝区后腹膜与后腹壁结合松弛，因此易于推移，以致相应的器官成为疝囊的一部分，如盲肠、乙状结肠、膀胱等。

·嵌顿性疝（incarerated hernia）：在疝环较小的情况下，腹内压突然增高时，疝内容物强行扩张疝环，进入疝囊，而

随后疝囊颈部弹性回缩卡压疝内容物而不能回纳称为嵌顿性疝，也称钳闭性疝。这种情况首先影响的是静脉回流，导致肠壁淤血水肿，疝囊内肠壁及其系膜逐渐增厚，颜色逐渐变深，由淡红色逐渐变为红色或深红色，疝囊内有淡黄色液体积聚。此时动脉一般未受影响，或影响轻微。

·绞窄性疝（strangulatted hernia）：如果嵌顿性疝不能及时解除，肠管及肠系膜受压情况不断加重，使动脉血流减少，最后完全阻断，而使肠壁坏死，成为绞窄性疝。此时疝内积液为血性、暗红色或黑色，继发感染可产生脓液，如疝囊自行破溃即形成粪瘘。

·肠管壁疝（Richter hernia）：肠壁部分嵌顿，但肠管的系膜侧及肠系膜无嵌顿，肠腔无梗阻或部分梗阻，称为肠管壁疝。

·Littre疝：指小肠Meckel憩室嵌顿于疝囊内。

·逆行性嵌顿疝（retrograde incarerated hernia）：嵌顿疝内的肠管包括几个肠段，呈"W"形，疝囊内各嵌顿肠段之间的肠管在腹腔内也称为Maydl疝。这种疝在手术时应该注意肠管发生绞窄的情况下，不仅疝囊内的肠管可能坏死，腹腔内的肠管也可能坏死；即使疝囊内的肠

管无坏死，而腹腔内的肠管已经坏死。

· Cloquet疝：疝囊横跨耻骨腱膜的股疝。

· Laugier疝和Velpeau疝：疝囊经腔隙韧带向外突出的股疝。

· Teale疝：血管前疝，疝囊经股血管前疝出的股疝。

· Serafini疝：血管后疝，在股血管后方疝出的股疝。

· Hesselbach疝：股外侧疝，疝囊在股血管外侧疝出的股疝。

· Cooper疝：生殖股疝，疝囊进入阴囊或大阴唇。

· Amyand疝（图9-1）：疝内容物为阑尾，平时无症状[1]，阑尾常伴有感染、脓肿出现而影响修补。1736年，Amyand在给一名腹股沟疝合并肠外瘘的男孩进行手术时，在疝囊内发现阑尾，阑尾穿孔导致很小的粪瘘，并首次进行了报道。由于Amyand最早报道，所以疝囊内含有阑尾的腹股沟疝都命名为Amyand疝[2]。

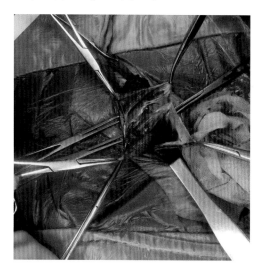

图9-1 Amyand疝，可见阑尾与疝囊粘连紧密，成为疝囊的一部分。本图片由海门市肿瘤医院黄斌医生提供

· De Garengeot疝[3]：疝囊内为阑尾的女性腹股沟疝，最先描述于1731年[4]，手术前通常难以确诊。

2 腹股沟疝的分型系统

前文中提到腹股沟疝的分类是在外科实践中总结出来的，长期以来为外科医生普遍接受并使用，但是不能对腹股沟疝进行详细描述，因此对腹股沟疝的种类、病理生理进行准确描述，进而对腹股沟疝进行准确分型是学科发展的需要，就像肿瘤的TNM分期一样，对于不同分期的患者比较疗效是没有意义的。从20世纪40年代就开始在开发各种疝的分型系统，但目前仍没有一种普遍使用的系统，只是某些系统使用频率高，因而接受程度也就较高。

2.1 目前国内文献出现频率较高的分型系统

2.1.1 Nyhus分类分型系统

该系统是美国Nyhus于1993年提出的，主要分为四型，以罗马数字表示。Ⅰ型为内环大小正常的斜疝，常发生于婴儿、儿童、青少年或青年；在Ⅰ型的基础上出现内环扩大即为Ⅱ型；Ⅲ型为腹股沟管后壁有缺陷，其中直疝为ⅢA型，斜疝为ⅢB型，股疝为ⅢC型；Ⅳ型为复发疝，与Ⅲ型一样，直疝为ⅣA型，斜疝为ⅣB型，股疝为ⅣC型（表9-1）。

该分型的特点是简单易记，它是基于有无筋膜缺损及腹股沟管后壁的强度而制定的。该分型可以区分病情的轻重，如Ⅰ～Ⅳ型，病情逐渐加重；并且腹股沟疝的传统分型也很清晰，如A型代表直疝，直疝和斜疝虽然有共同的发病因素，但也不是完全等同的，因此区分是有

表9-1 Nyhus腹股沟疝分型系统

分型	特征
Ⅰ型	内环口正常的腹股沟斜疝
Ⅱ型	内环口扩张，腹股沟管后壁完整
Ⅲ型	腹股沟管后壁有缺陷（ⅢA型：腹股沟直疝；ⅢB型：腹股沟斜疝；ⅢC型：股疝）
Ⅳ型	复发性疝（ⅣA型：腹股沟直疝；ⅣB型：腹股沟斜疝；ⅣC型：股疝；ⅣD型：复合疝复发）

意义的。Ⅰ型和Ⅱ型以先天性因素为主，而Ⅲ型和Ⅳ型以后天性因素为主。但腹股沟管后壁有无缺陷很难量化，存在一定的主观性。

2.1.2 Gilbert分型系统

该系统是Gilbert于1980年设计的一套分型系统，在北美使用较为普遍，在国内文献中，该分型系统使用的频率也很高，主要将腹股沟疝分为五型。Ⅰ、Ⅱ、Ⅲ型为斜疝，其中内环口基本正常为Ⅰ型，内环口扩张但小于两指尖的为Ⅱ型，内环口扩张大于两指尖的为Ⅲ型，Ⅳ、Ⅴ型为直疝，直疝的底部被破坏但疝环完整，即所谓的全底形疝，为Ⅳ型，直疝的底部不大于一指宽的憩室样缺损，疝环完整，即所谓的憩室形，为Ⅴ型。1986年Rutkow和Robbins在Gilbert分型的基础上增加了Ⅵ型和Ⅶ型，因此该分型又称Gilbert、Rutkow和Robbins分型系统。Ⅵ型指裤形疝，即斜疝合并直疝的复合疝，Ⅶ型指股疝（表9-2）。

该腹股沟疝分型系统能够得到广泛的应用，说明有其内在的优点，在Gilbert制定的前五型分型中主要根据疝环的大小进行分类，如斜疝根据内环口的大小、直疝根据疝环的大小进行分类，但没有提到腹股沟管后壁的情况，也就是腹横筋膜有无缺陷。虽然如此，但斜疝的内环口大小可以在一定程度上反映腹横筋膜的缺陷程度，直疝的疝环大小也有同样的意义，并且结合疝囊的形态，可以反映直疝的病情，Ⅵ型和Ⅶ型是为了该系统的完整而增加的分型，所以该分型的特点是可以对腹股沟疝的病情进行一定程度的量化。

2.1.3 中华医学会外科学分会疝和腹壁外科学组分型

中华医学会的分型于2001年制定并公布，根据疝环缺损的大小、疝环周围组织完整性、腹股沟管后壁的坚实程度分型（表9-3）。

表9-2 Gilbert分型系统

分型	类型	特征
Ⅰ型	斜疝	内环口基本正常
Ⅱ型	斜疝	内环口小于两指尖
Ⅲ型	斜疝	内环口大于两指尖
Ⅵ型	直疝	全底形疝，疝环大于一指宽
Ⅴ型	直疝	憩室形疝，疝环小于一指宽
Ⅵ型	斜疝+直疝	复合疝
Ⅶ型	股疝	单纯指股疝，没有细分

表 9 – 3　中华医学会外科学分会疝和腹壁外科学组腹股沟疝分型

分型	疝环缺损直径	疝环周围腹横筋膜情况	腹股沟管后壁情况
Ⅰ型	≤1.5cm	有张力	完整
Ⅱ型	1.5~3.0cm	薄且张力降低	不完整
Ⅲ型	≥3.0cm	薄而无张力或已萎缩	缺损
Ⅳ型	指复发疝、滑疝		

注：腹横肌弓状下缘和腹股沟韧带上缘的间隙，即耻骨肌孔的上半部内无腱膜和肌肉组织时，则视为腹股沟管后壁结构缺损

诊断的记录格式为：腹股沟斜疝（左侧或右侧）Ⅰ型。

据说中华医学会的分型是考虑了我国的国情而制定的，但这种分型比较粗糙，并且存在一定的主观性。

2.2　其他分型系统

2.2.1　Harkins 分级

由 Harkins 于 20 世纪 50 年代提出，分为四级，内容如下（表 9 – 4）。

表 9 – 4　Harkins 分级

分级	特点
Ⅰ级	婴儿斜疝
Ⅱ级	较大的儿童、健康的年轻成年人的简单斜疝
Ⅲ级	中间状态的疝包括成年人的大斜疝、有坚强组织的老年人较小的疝、少数有疝囊颈部较狭窄的直疝
Ⅳ级	进展型疝，指复发疝、股疝以及那些不能归类为Ⅱ、Ⅲ级的直疝或斜疝

2.2.2　Casten 分期系统

该分期系统 1967 年由 Casten 提出，以其姓名命名（表 9 – 5）。

表 9 – 5　Casten 分期系统

分期	特点
Ⅰ期	有正常内环功能的婴儿和儿童的斜疝，是小的斜疝
Ⅱ期	内环功能不正常，一般是大的斜疝
Ⅲ期	所有的直疝、股疝

2.2.3　Halversong 和 McVay 分类

Halversong 和 McVay 都是著名的疝和腹壁外科学专家，该分类由他们修改后于 1970 年提出，共分为五类（表 9 – 6）。

表 9 – 6　Halversong 和 McVay 分类

种类	特点
1 类	小的斜疝
2 类	中等斜疝
3 类	大的斜疝和直疝
4 类	股疝
5 类	复合疝

2.2.4　Bendavid 分型系统

该分型系统于 1994 年由 Bendavid 设计，为著名的加拿大 Shouldice 医院所采用，被认为是最为详细和复杂的分型系统。该系统从二个方面进行分型："T"代

表类型；"S"代表分期；"D"代表腹壁缺损，以厘米（cm）为单位表示，当缺损不是规则的圆形而是卵圆形或椭圆形时，测量最宽的距离。在第Ⅱ期中根据疝囊底部（直疝）在腹股沟管中的位置，分为一些亚型，分别为"m"表示位于内侧，"l"表示位于外侧，"c"表示位于中心，"e"表示整个腹股沟管后壁。另外"R"表示复发，"S"代表滑疝，"L"表示脂肪瘤，"I"表示嵌顿疝，"N"表示坏死。

该系统分为五型三期，T分别是：Ⅰ型为前外侧型（斜疝），Ⅱ型为前中侧型（直疝），Ⅲ型后中侧型（股疝），Ⅳ型为后外侧型（血管前疝），Ⅴ型为前后侧型（腹股沟股部疝）；S分别是：1期为疝囊在腹股沟管内，2期为疝囊在皮下环外，3期为疝囊进入阴囊。具体分型如下。

Ⅰ型

1期：疝囊从深环出延伸至浅环。

2期：疝块超过浅环，但没有进入阴囊。

3期：疝块进入阴囊。

Ⅱ型

1期：疝块在腹股沟管的界限内。

2期：疝块超出皮下环，但未进入阴囊。

3期：疝块进入阴囊。

Ⅲ型

1期：疝块占据股静脉和陷窝韧带之间的一部分。

2期：疝块占据整个股静脉和陷窝韧带之间的位置。

3期：疝块从股静脉延伸至耻骨结节（即陷窝韧带失去保护作用，如陷窝韧带被破坏或复发）。

Ⅳ型

1期：疝块局限在股静脉的内侧，如

Cloquet疝和Laugier疝。

2期：疝块局限在股静脉水平，如Velpeau疝和Serafini疝。

3期：疝块局限在股静脉的外侧，如Hesselbach疝和Partrdge疝。

Ⅴ型

1期：顶起或破坏耻骨嵴和股静脉间腹股沟韧带的一部分。

2期：顶起或破坏耻骨嵴和股静脉间腹股沟韧带。

3期：破坏耻骨嵴到股静脉外侧的腹股沟韧带。

这种分型系统类似于肿瘤的TNM分期，其记录格式也类似，如$T_2S_2（m）D_2$表示：Ⅱ型疝即直疝，2期即疝块超出皮下环，但未进入阴囊，疝环位于腹股沟管内侧，直径2cm。

2.2.5 Sehumpeliek分型

Sehumpeliek和Arit于1994年提出了一种腹股沟疝分型系统，又称Aachen腹股沟疝分型或Sehumpeliek-Aachen腹股沟疝分型（表9－7），该分型系统既适用于腹股沟疝的腹腔镜手术，又适用于开放性手术，可以使用食指尖的直径和标准内镜剪叶的长度（1.5cm）作为测量参考。

表9－7 Sehumpeliek和Aachen分型系统

缺损位置	缺损尺寸
L－外侧/斜疝	Ⅰ级 <1.5cm
M－内侧/直疝	Ⅱ级 1.5~3.0cm
Mc－内侧复合	Ⅲ级 >3.0cm
F－股疝	

2.2.6 统一分类法

1999年R. M. Zollinger Jr总结了以往各种分型系统的特点，提出了一个新的分型系统，称为统一（unified）分类法（表9－

8）。分为八级，分类的依据是传统的斜疝、直疝、股疝的解剖位置，内环和直疝底部的完整性，缺损的精确大小和疝囊的长度。

表9-8　统一分类法

级别	特点
Ⅰ级	小的斜疝，有完整的内环和小疝囊，常见于婴儿或儿童
Ⅱ级	中等斜疝，有一个较大的内环，可大到两横指的直径，疝囊仍在腹股沟管内
Ⅲ级	大的斜疝，内环被破坏，疝囊伸入阴囊内
Ⅳ级	小的直疝，直疝底部有一个如小拇指大小的裂隙孔
Ⅴ级	中等大小的直疝，有大拇指大小的缺损，在其周围可有腹横筋膜底的结构
Ⅵ级	大的直疝，整个疝囊底部向外膨出
Ⅶ级	裤形疝，或复合疝，直疝和斜疝两个疝囊并存
Ⅷ级	股疝
0级	包括上面分级中未提到的复杂疝，巨大的腹股沟疝或异常血管前疝

这个分型系统与 Gilbert 分型系统类似，笔者认为其优缺点与 Gilbert 分型相差无几，不同的是 Gilbert 分型更为简洁。

3　腹股沟疝分型系统的意义

笔者在深圳这个移民城市工作，深刻体会到语言标准在交流中的重要性，一个科室的医生来自全国不同地区，由于语言表达的差异，有时连明显的方位都会出现误解，如"前后"和"内外"等，新的同事需要一段时间去适应不同的语言习惯。因此一个学科必须发展有一套共同的交流语言，如恶性肿瘤的 TNM 分期就是肿瘤交流的标准语言，而腹股沟疝的分型系统即为腹股沟疝外科的标准交流语言，是评价不同手术方法的疗效依据[5]。但目前尚无公认的标准分型系统，目前的分型系统多数是根据解剖缺损的静态因素进行分型的，未全面考虑动态的因素，如腹股沟管保护机制的缺陷，也没有考虑机体的代谢因素，如胶原代谢在腹股沟疝中的作用。虽然如此，在目前的学科发展阶段，这些分型系统仍有现实的临床实践意义。

（洪楚原　李　亮）

参考文献

[1] Shekhani HN, Rohatgi S, Hanna T, et al. Amyand's hernia: A case report [J]. J Radiol Case Rep,2016,10(12):7-11.

[2] 王西墨,金钟奎. Maingot 腹部手术学[M]. 12版. 北京:北京大学医学出版社,2017:581-619.

[2] Sharma H, Jha PK, Shekhawat NS, et al. De garengeot hernia: an analysis of our experience [J]. Hernia,2007,11(3):235-238.

[3] Sinraj AP, Anekal N, Rathnakar SK. De garengeot's hernia—A diagnostic and therapeutic challenge [J]. J Clin Diagn Res,2016,10(11):PD19-PD20

[4] 陈杰. 腹股沟疝的分型[J]. 中华疝和腹壁外科杂志(电子版),2008,2(1):3.

第10章 腹股沟疝手术的麻醉

1 麻醉前的评估

腹股沟疝外科有其独特的特点，相对其他开腹或开胸等手术，腹股沟疝手术创伤较小，因此手术本身对机体造成的直接影响不大，腹股沟疝手术患者具有年龄跨度广，及并存不同疾病等特点，故对麻醉方法与麻醉药物的选择，需根据患者全身状况、麻醉设备条件以及麻醉医生技术的熟练程度做综合考虑。

1.1 麻醉前的准备

麻醉医生在术前一定要访视患者，切不能因为腹股沟疝是"小手术"而忽略麻醉前的准备。术前访视目的包括熟悉患者的全身状况、建立良好的医患关系及制定麻醉方案。

·查阅病历资料和相关辅助检查结果，如果属于急诊情况，如嵌顿疝，还要了解水电解质平衡的情况，补充询问与麻醉有关的病史，特别是重要器官的疾病史、用药史及药物过敏情况等。

·与手术医生交流，了解诊断的详细情况，如腹股沟疝的类型、拟选择的手术方式等。

·对患者进行体格检查，重点是与麻醉有关的情况，如心血管和肺部情况，检查口腔及呼吸道的解剖，评估插管的难易程度。检查腰椎情况，评估是否存在椎管内麻醉禁忌证。

1.2 麻醉评估的标准

一般使用美国麻醉协会的 ASA 评估标准（表 10-1），但即使是 I、II 级患者和简单的手术，仍然有一定的病死率，麻醉医生和手术医生都应该认真对待。临床上有时可以遇到的特殊问题是，因为高龄患者腹股沟疝发病率高，并存疾病多，并且腹股沟疝对患者生活质量可产生较大影响，家属照顾困难，往往积极要求手术。这时需要临床医生和麻醉医生客观全面评判，避免根据经验做一般性的评估后就进行麻醉和手术。

表 10-1 ASA 病情分级和围手术期病死率[1]

分级	标准	死亡率
I	身体健康，行一般手术	0.06%～0.08%
II	除外科疾病外，有轻度的并存病，功能代偿健全	0.27%～0.40%
III	并存病较重，体力活动受限，但尚能应付日常工作	1.82%～4.30%
IV	并存病严重，丧失日常工作能力，经常面临生命危险	7.80%～23.0%
V	无论是否手术，生命难以维持24h的濒死患者	9.40%～50.7%

2 常用麻醉药物介绍

一般认为，局麻药可与神经膜上的受体相结合，抑制膜上钠通道的作用，阻断了钠离子的流入，使其去极化速度减慢而起作用。临床常用的局麻药有一个基本的化学结构，即芳香基－中间链－胺基。芳香基为亲脂性，亲脂性有利于药物穿透神经膜，影响药物的作用强度；胺基为亲水性，亲水性有利于药物输送到神经纤维及轴索浆；中间链为酯或酰胺结构，因此在化学结构上局麻药分为酯类和酰胺类。常见的酯类局麻药有可卡因、普鲁卡因、丁卡因等，常见的酰酯类局麻药有利多卡因、丁哌卡因、罗哌卡因等。因为胺基是一种弱碱，性质不稳定并且难溶于水，因此常与酸结合，如盐酸或碳酸，形成相应的盐，从而易溶于水，性质稳定。局麻药的非离子成分与该药穿透神经膜的强度有关，是局麻药起效强度的决定因素，我们知道药物的解离常数 PKa，越接近于人体的 pH 值其离解度越低，因此更多的呈非离子状态，起效就越快。反之身体局部的 pH 值，也会影响药物的起效时间。药物作用强度另外的一个影响因素是其与血浆蛋白的结合强度，结合强度越大，作用时间就越长。

2.1 常用的局麻药物

2.1.1 普鲁卡因

普鲁卡因是临床应用的一种合成局麻药，为酯类局麻药，主要应用于皮下浸润，PKa 8.9，起效时间慢，时效约 1h，能被血浆中的胆碱酯酶迅速代谢，半衰期小于 8min，因此全身毒性低，最大剂量 1000mg。

2.1.2 丁卡因

丁卡因是最早的医用局麻药之一，为酯类局麻药，目前主要应用于气道的局部麻醉，PKa 8.5，时效 3～4h，麻醉效能和毒性均较普鲁卡因强 10 倍。由于毒性大，一般不作浸润麻醉，即使用作表面麻醉，亦应注意剂量，最大剂量不超过 100mg。

2.1.3 利多卡因

利多卡因属于氨酰基酰胺类中效局麻药。具有起效快、弥散广、穿透性强、无明显扩张血管作用的特点。PKa 7.9，时效 2h，成人一次最大剂量 400mg。

2.1.4 丁哌卡因

丁哌卡因是长效酰胺类局麻药，起效慢，但持续时间长，在外周神经阻滞中，感觉阻滞时间为 4～12h。然而，丁哌卡因心血管毒性大，有心搏骤停的报道，且不易复苏。PKa 8.1，最大剂量 200mg。

2.1.5 罗哌卡因

罗哌卡因在效能上与丁哌卡因相似，不同的是心血管毒性明显减少。利多卡因、丁哌卡因和罗哌卡因致惊厥量之比，相当于 5:1:2；致死量之比约为 9:1:2。罗哌卡因有血管收缩的作用。PKa 8.1，最大剂量 200mg。

2.2 血管收缩剂和缓冲剂

在临床实践中，部分医生习惯在局麻药中加入血管收缩剂，目的是延长麻醉作用时间，同时降低血管内吸收速率，从而减少全身毒性，而且能收缩局部血管，减少术野出血，另外可能与其 α 肾上腺能的抗感受作用相关[2]。常用的有肾上腺素和去甲肾上腺素。Ball EL 的研究认为[3]，使用碳酸氢盐作为缓冲剂，可以取得更好的麻醉效果。

3 麻醉方法

麻醉的效果和安全是决定麻醉方式的主要因素，麻醉的选择根据手术和病情的需要、当地的医疗条件，以及卫生经济学的原则、对术后护理的影响等进行选择。腹股沟疝手术的麻醉选择多样，这个特点并不是所有的外科手术都具有。腹股沟疝手术因为手术范围较为局限，一般情况下手术对重要的生命器官影响甚小，因此可在局部麻醉下进行。但在同时，腹股沟疝的发病年龄跨度很大，是年龄跨度最大的病种之一，并且发病率高，在不同的人群中皆有发病，因此其性格及心理背景也有很大的差异，对选择麻醉方式也有一定的影响。

3.1 局部麻醉

局部麻醉的优点是简单易行，效果较好[4]，附加适当的镇静剂有更好的麻醉效果[5]。卫生经济学价值高，不仅麻醉本身的收费低，而且可以实现"一日住院"，总体社会医疗开支降低，术后无须特殊护理，可以即刻恢复正常的生活，而术后提倡早期下床活动正是外科医生所提倡的，禁忌证少。与椎管内麻醉及静脉麻醉相比，局部麻醉更优[6]。然而，局部麻醉在部分患者中仍然会出现疼痛或其他不适感，不适合婴儿或儿童手术，对精神高度紧张者也不适用。局部麻醉包括一般的局部麻醉和腹壁神经的阻滞麻醉，后者具体的操作过程将在下文讲述。

3.2 椎管内麻醉

椎管内麻醉包括硬膜外阻滞麻醉和蛛网膜下腔阻滞麻醉，这两种方法均需由麻醉医生进行操作。

·硬膜外阻滞麻醉的特点：麻醉效果好，对循环呼吸影响小，麻醉和术后管理方便，术后并发症少，尿潴留发生率低，但临床上仍有部分患者术后发生尿潴留，可能与麻醉有关，也可能与术后卧床有关。根据术中临床医生反映，部分患者牵拉精索有不适感[7]，可以在术中追加局部麻醉阻断。硬膜外阻滞麻醉是腹股沟疝手术麻醉的较好选择之一。

·蛛网膜下腔阻滞麻醉的特点：操作较硬膜外麻醉简单，但是并发症发生率比硬膜外高，麻醉效果好，肌松满意。蛛网膜下腔阻滞麻醉也是腹股沟疝手术较为理想的麻醉选择之一。

·硬膜外联合蛛网膜下腔阻滞麻醉，综合了前面两种麻醉方法的优缺点，可用于手术时间较长的手术，如复杂的腹股沟疝手术、复发疝的手术等。

以上麻醉方法的禁忌证：凝血功能障碍，穿刺部位或附近皮肤有感染，神经系统疾患，低血压，腰椎畸形，生命体征不平稳的嵌顿疝或绞窄疝等。

3.3 全身麻醉

全身麻醉也是腹股沟疝的麻醉选择之一，并且有些情况下为首选的麻醉方式，如小儿外科患者、精神高度紧张的患者、急诊手术估计有开腹可能的嵌顿疝或绞窄性疝的患者、特殊文化需要的患者。但由于全身麻醉对身体影响较大，因此并不是常见的腹股沟疝麻醉方式。

3.3.1 静脉麻醉

静脉麻醉主要用于一些时间较短的体表手术，如小儿患者的腹股沟疝内环结扎术，或者在局麻手术时的辅助麻醉。

3.3.2 静吸复合全麻

静吸复合全麻是气管插管与静脉麻

醉的复合麻醉，对循环干扰较大，在普外科一般用于开腹等中大型手术。在腹股沟疝手术中较少应用，主要用于特殊的情况，如腹股沟嵌顿疝或绞窄性疝估计需要开腹手术时。

4 局部麻醉的方法

局部麻醉是腹股沟疝的主要麻醉方法之一，是用局麻药物暂时性阻断相应区域神经冲动的传导，使这些神经支配的区域产生麻醉作用。如果从正规的医学分类来说，局麻方法有七种，即表面麻醉、局部浸润麻醉、区域阻滞麻醉、神经干和神经丛阻滞、蛛网膜下腔阻滞、硬膜外阻滞及静脉局部麻醉。但由于椎管内麻醉有其特殊性，习惯上局部麻醉通常只包括前四种，在腹股沟疝手术中常用的是局部浸润麻醉、区域阻滞麻醉及神经干阻滞麻醉。

4.1 局部浸润麻醉

将局麻药物逐层注射于手术区域的组织内，阻滞神经末梢而达到麻醉作用，称为局部浸润麻醉。在腹股沟疝手术中，是最简单的局部麻醉方法。

操作方法：

·在手术切口的一端进针，针面斜向下，注射形成皮丘，然后将针拔出；在第一个皮丘的边缘进针形成第二个皮丘，同法在切口上形成皮丘带，麻醉起效后切开皮肤和皮下组织。

·然后逐层麻醉，边麻醉边手术，根据术中患者的疼痛情况追加局麻药物，逐层进行，直至手术完成。

·切开皮肤和浅筋膜后，可以将局麻药物注射到腹外斜肌腱膜下，对髂腹下神经及髂腹股沟神经有较好的阻滞作用，但生殖股神经由于包裹在精索内，

麻醉效果较差，需要再次追加生殖股神经的阻滞。

该麻醉对加强腹股沟管后壁的无张力修补术或传统的有张力修补术可达到理想的麻醉效果，但是分离腹膜前间隙时麻醉效果差。另外局部浸润麻醉药液直接位于手术切口，会产生术野"湿漉漉"的感觉，但对手术无实质性影响。

4.2 区域阻滞麻醉

在手术区域的四周及其底部注射局麻药，阻滞通入手术区的神经纤维，称为区域阻滞麻醉。

主要操作步骤：

·皮下浸润，沿切口皮下注射局麻药，与局部浸润麻醉的皮丘注射相同，浸润切口全长。

·皮内注射，针尖穿刺至皮内，在此层沿切口注入局麻药，一般为3ml。

·深部皮下注射，在与皮肤垂直的方向进针至深部皮下脂肪组织内，注射局麻药，一般深度为10cm。

·腱膜下注射，在切口的外侧角经皮下脂肪穿刺，突破腹外斜肌腱膜，此时有突破感，注射药物10ml。这一步骤对髂腹下神经及髂腹股沟神经有较好的阻滞作用，但生殖股神经由于包裹在精索内，麻醉效果较差，游离疝囊时有疼痛感，需要再次追加生殖股神经的阻滞。

·也有学者在内侧耻骨结节上皮肤穿刺至耻骨结节后注射局麻药。

这种麻醉方法的效果与局部浸润麻醉基本相同或稍好，但也存在同样的问题，就是腹膜前间隙的游离存在疼痛等不适。有人建议在腹膜前间隙注射药物，但腹膜前间隙分离范围大，并且充满腹膜外脂肪，直接的局麻效果差。

4.3 神经阻滞麻醉

在神经干、丛、节的周围注射局麻药，阻滞其冲动传导，使受其支配的区域产生麻醉作用，称为神经干和神经丛或神经节阻滞麻醉。在腹股沟区的神经支配中，主要有三组神经，即髂腹下神经、髂腹股沟神经及生殖股神经。因此麻醉主要针对这三组神经进行，通常情况下是进行髂腹下及髂腹股沟神经的阻滞麻醉。成功操作的关键是熟悉这些神经的解剖，有徒手进行的解剖定位法的神经阻滞和超声引导下的神经阻滞两种麻醉方法。

4.3.1 解剖定位法的髂腹下神经及髂腹股沟神经阻滞麻醉

方法一： 在髂前上棘作第一个标记，在髂前上棘向内、向下 3cm 处作第二个标记，消毒，作皮丘，在第二个标记的位置进针，针头向头侧及外侧，碰到髂骨的内侧后，注射局麻药 10ml，然后于稍陡一点的位置在同一部位进针，认真体会穿刺针通过腹壁的三个肌层，在退针的过程中再次注射局麻药，重要的是使药物注射到腹壁的各个层次，如果患者腹壁肌较发达或肥胖，可以在更陡的角度再次进针，然后从第一个标记部位向脐作皮下的局部浸润麻醉，再从脐到耻骨结节部位作皮下浸润麻醉。

方法二： 从髂前上棘内侧 2cm 处垂直进针，能感觉到腹外斜肌、腹内斜肌、腹横肌筋膜面的突破感，退针至腹横肌水平，即腹横肌与腹内斜肌之间的间隙，注射局麻药 5ml，最好能作扇状注射，形成阻断面。

方法一可以多次进针行药物注射，因此可以在较大的范围内阻滞，适合于

体形较大的患者；方法二操作简单，但是主要范围较为局限，适合于体形较小或儿童患者，这两种方法的风险都是麻醉药进入腹腔或误穿刺入血管等，引起肠穿孔及血管损伤等问题[8]。

4.3.2 超声引导下的髂腹下神经、髂腹股沟神经阻滞麻醉

解剖定位法的缺点是对技术依赖性高，掌握起来较困难，因此并发症发生率稍高，有时不能准确麻醉神经，因此采用超声引导技术。超声的引导下，在准确的腹壁层面进行阻滞，效果更加确切，在儿童腹股沟疝的研究中证明具有神经内分泌效应[9]。其优点是在超声引导下，可以进行更精确的阻滞（具体操作见下一章），可以留置导管进行持续的阻滞，并且可减少药物的使用量。其缺点是无法达到椎管内麻醉的阻断效果，少数患者术中仍有牵拉不适感，这时可以进行镇静或附加少量静脉麻醉，但与椎管内麻醉相比，没有腰椎穿刺的风险及尿潴留的问题。

4.3.3 局部麻醉的认识误区

研究支持在开放的腹股沟疝手术中采用局部麻醉[10]，但无论是医生还是患者都存在局麻的止痛是不完善的观点，对局部麻醉存在一定的担忧。局部麻醉并非单纯在局部注射一点局麻药物，而是需要对解剖知识有深刻的认识和充分的训练[11]，掌握必要的技巧。对于巨大的腹股沟疝，局麻下手术也可取得与椎管麻醉类似的效果[12]。瑞典的一项研究表明[13]：急诊手术、复发性腹股沟疝手术、缝合修补手术、全麻手术是术后患者索赔的危险因素，而局部麻醉可以减少术后的索赔风险。只要操作准确，一般会获得理想的麻醉效果，但局部麻醉

客观上存在个体差异，会存在麻醉效果不理想的情况，这种情况一般附加静脉麻醉或镇静就可达到理想的效果。如果手术前，患者实在担心麻醉的效果，即可改用其他麻醉方法。局部麻醉不仅是手术的麻醉手段，也是腹股沟疝术后慢性疼痛的有效治疗手段。

（李　亮　郝腾飞）

参考文献

［1］ 吴孟超，吴在德. 黄家驷外科学［M］. 北京：人民卫生出版社，2008：430 － 469.

［2］ 范志毅. 局部麻醉图谱［M］. 北京：科学出版社，2008：1 － 8.

［3］ Ball EL，Sanjay P，Woodward A. Comparison of buffered and unbuffered local anaesthesia for inguinal hernia repair：a prospective study ［J］. Hernia，2006，10（2）：175 － 178.

［4］ Rafiq MK，Sultan B，Malik MA，et al. Efficacy of local anaesthesia in repair of inguinal hernia ［J］. J Ayub Med Coll Abbottabad，2016，28（4）：755 － 757.

［5］ Leake PA，Toppin PJ，Reid M，et al. Local anesthesia versus local anesthesia and conscious sedation for inguinal hernioplasty：protocol of a randomized controlledTrial ［J］. JMIR Res Protoc，2017，6（2）：e20.

［6］ Pere P，Harju J，Kairaluoma P，et al. Randomized comparison of the feasibility of three anesthetic techniques for day-case open ingui-nal hernia repair ［J］. J Clin Anesth，2016，34：166 － 75.

［7］ 陈双. 腹股沟疝外科学［M］. 广州：中山大学出版社，2005：74 － 83.

［8］ Marhofer P，Greher M，Kaprals L. Ultrasound guidance in regional Anaesthesia［J］. Br J Anaesth，2005，94（1）：7 － 17.

［9］ Abu Elyazed MM，Mostafa SF，Abdullah MA，et al. The effect of ultrasound-guided transversus abdominis plane（TAP）block on postoperative analgesia and neuroendocrine stress response in pediatric patients undergoing elective open inguinal hernia repair ［J］. Paediatr Anaesth，2016，26（12）：1165 － 1171.

［10］ Prakash D，Heskin L，Doherty S，et al. Local anaesthesia versus spinal anaesthesia in inguinal hernia repair：A systematic review and meta-analysis ［J］. Surgeon，2017，15（1）：47 － 57.

［11］ Campanelli G，Bruni PG，Morlacchi A，et al. Primary inguinal hernia：The open repair today pros and cons ［J］. Asian J Endosc Surg，2017，10（3）：236 － 243.

［12］ Osifo O，Amusan TI. Outcomes of giant inguinoscrotal hernia repair with local lidocaine anesthesia ［J］. Saudi Med J，2010，31（1）：53 － 58.

［13］ Nordin P，Ahlberg J，Johansson H，et al. Risk factors for injuries associated with damage claims following groin herniarepair ［J］. Hernia，2017，21（2）：215 － 221.

第 11 章　超声引导下髂腹下神经及髂腹股沟神经阻滞麻醉

髂腹股沟神经和髂腹下神经阻滞是腹股沟区域手术应用最多的区域阻滞麻醉方式。但解剖定位法的穿刺阻滞技术不能准确地把药物注射到神经周围，文献报道成功率不到20%[1]。超声引导下的神经阻滞使这一技术可视化，提高了准确率和麻醉效果，正在改变区域阻滞麻醉的潮流[2]。超声引导下神经阻滞麻醉于20世纪80年代首先用于臂丛神经阻滞，此后应用越来越多，并在临床实践上证明其在某些手术中的优越性，特别是在一些手术范围局限的手术中效果更明显。

1　相关超声知识介绍

超声检查是临床诊断和治疗最常见的影像学方法之一，理解超声设备和超声学的基本概念，对实际操作有重要的意义。

1.1　探头选择

不同的超声探头在频率范围、外形、超声波入射方式上有很大的差别，按波束的几何形状分为线性探头、凸形探头、扇形探头等。探头的选择是根据穿刺部位的组织结构特点来决定的，高频线性探头用于浅表组织的结构成像，低频的凸形探头用于深部组织的结构成像，因此本操作一般选用高频的线性探头，笔者的操作习惯是选用8~13MHz高频线性探头。

1.2　穿刺针的选择

一般的神经穿刺针为30°或15°斜面，也有专门用于超声定位的神经穿刺针，优点是易于辨认。专门设计的置管持续神经阻滞套件是理想的选择，如果没有条件可用普通的注射器代替。

1.3　神经阻滞针超声下的成像

1.3.1　扫描轴

探头长轴与四肢或躯干长轴垂直为短轴切面，探头长轴与躯干或四肢长轴一致为长轴切面。探头与躯干长轴在斜位上分为左右斜位，在腹侧和背侧分为前后斜位。探头长轴在躯体侧面并与躯干的长轴方向一致，反映的是管状面的投影，称为冠状位。

1.3.2　介入轴

介入轴是指超声定位神经阻滞的两种基本入路，包括平面内技术和平面外技术。平面内技术是指穿刺针与声波扫面在同一平面，整个针体及针尖均可显示，比较直观，与我们的习惯性思维相符，适合于初学者，缺点是穿刺路径较长，通过的组织结构较多。平面外技术是指针体与超声扫描面垂直，只能显示穿刺针的横断面，但是穿刺路径短，可沿神经长轴置管，缺点是针尖难以辨认。

1.3.3　穿刺角度与针的斜面方向

当穿刺角度陡直时，由于穿刺针的侧面反射丢失部分声波，因此穿刺针看起来比较微弱；而当穿刺角度表浅时，穿刺针与声波呈直角相交，形成良好的反射截面，成像效果较好。针尖的斜面也是影响成像的重要因素，斜面朝向探头可以获得清晰的成像。

1.3.4　穿刺针的直径及表面

粗针的成像效果好，对结构的辨认清晰，大于17G的穿刺针超声成像明显提高，细针则反之。粗针的另一面是穿刺不适感增加、回弹感明显，细针则反之。采用细针时手的移动与针的移动一致性高，更容易将局麻药注射到准确的筋膜平面。专业穿刺针表面经过特殊的处理，成像更为清晰。

1.3.5　增益调节

如果成像质量不符合操作者要求，可请助手帮忙调节增益。减少增益可以提高穿刺针的可见度，待准确辨认针尖后再将增益调节到可辨认其他结构的范围。

2　神经阻滞的实施

2.1　准备工作

· 实施神经阻滞麻醉前需要行术前访视。

· 实施神经阻滞麻醉时，需要明确以下问题：实施哪种类型的阻滞，是否留置导管及留置导管的时间，替代方案

（麻醉效果不佳时的补救措施）。

· 物品准备，包括药物、超声设备、监护设备、穿刺针套件、急救药物、器械，建议常规准备20%脂肪乳以备抢救局麻药中毒。

2.2　操作步骤

2.2.1　患者的准备

患者取平卧位，操作者站于拟阻滞的同侧，超声设备在操作者容易观察的范围，常规监护吸氧，根据情况可以给予相应的镇静，标记体表标志，主要是髂前上棘和肚脐连线。

2.2.2　无菌术

操作者需要洗手消毒，戴无菌手套，穿无菌手术衣。无菌手术衣为非必需措施，但是如果留置导管，无菌要求高，建议使用，以免导管末端触及有菌区域，不留置导管的单纯神经阻滞麻醉，可以不穿无菌手术衣。消毒皮肤至少两次，超声探头套无菌膜或无菌塑料套，使用无菌超声耦合剂。

2.2.3　扫描和穿刺

扫描神经，一般采用短轴切面扫描神经，注意将外侧髂嵴保留在视野内，注意辨认腹壁的各层结构（图11-1），特别是三层腹肌的结构，这时将穿刺针穿刺到腹内斜肌与腹横肌的平面，可采用由内向外（指患者的内侧向外侧）的平面内技术或平面外技术。如果看到神经，可将药液注射于两根神经之间，可采用多点注射技术，注射后可见腹内斜肌与腹横肌被局麻药分离，呈囊带状。由于神经直径小，有时不能看到，部分患者肌层之间的间隙也不容易辨认，这时可采用多普勒技术，辨认旋髂深动脉。旋髂深动脉与髂腹下神经及髂腹股沟神经

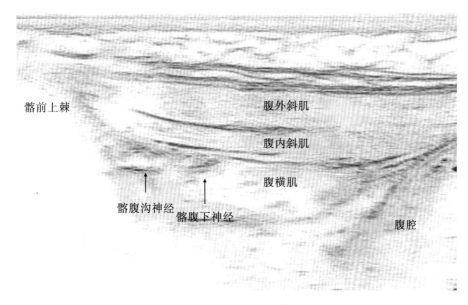

髂前上棘

腹外斜肌

腹内斜肌

腹横肌

髂腹沟神经 髂腹下神经

腹腔

图 11-1　穿刺时的超声影像

同在腹内斜肌与腹横肌之间的间隙，可作为其解剖标志，见到旋髂深动脉信号的同一平面即为腹内斜肌与腹横肌的间隙，可注射药物。在注射药物之前一定要回抽，确保药物不会进入血管内。也可以同时采用神经刺激仪，使阻滞的神经和神经支配区域得到精确的定位。

2.2.4　留置导管

如估计手术时间长及便于追加药物或需要术后持续镇痛等，可以留置导管。一般需要助手配合，可以根据注射药物后局麻药的扩散或通过注射少量气体确定，气泡在超声上为高回声的亮泡。

2.2.5　评估麻醉效果

2.3　阻滞成功的超声影像学特征

注射成功后需要使用探头进行扫描，以评估阻滞的效果，一般使用短轴切面扫描。阻滞成功的金标准是"环月征"，其原理是局麻药成功地将神经完全包绕。但这种典型的情况不一定都出现，如果扫描发现药液将神经大部分包绕或沿神

经长轴扩散良好，也可达到麻醉的要求。如果发现药液位于神经的一侧，则需要调整穿刺方向，继续注射药物。

2.4　辅助用药或补救措施

髂腹下神经及髂腹股沟神经阻滞麻醉，对于大部分情况下的腹股沟疝手术来说可以达到理想的麻醉要求。但由于周围神经阻滞麻醉无法达到硬膜外阻滞的效果，这时可通过静脉进行镇静镇痛，也可由手术医生辅以局部浸润麻醉。

3　应用体会

徒手的髂腹下神经与髂腹股沟神经阻滞是传统的技术，而超声引导下的穿刺在临床上应用的时间并不长，目前主要的应用是在腹股沟疝手术、精索静脉曲张和隐睾的手术中，也有应用于术后镇痛和腹股沟疼痛的诊断治疗。

3.1　优　点

就麻醉技术而言，外周神经阻滞麻醉对呼吸循环影响较小，因此有学者认

为对特殊人群特别适合,如老人、儿童[3]和心肺功能较差的患者,甚至可以应用于新生儿[4]。超声引导下的髂腹下神经及髂腹股沟神经阻滞麻醉,由于操作的可视化、精确地行周围神经阻滞,麻醉效果确切,安全、可靠,副作用少,可以见到减少麻醉药的用量、减少毒副作用的可能[5],并且术后的疼痛也更轻[6-7]。另外,超声引导下穿刺迅速准确,减少了穿刺的次数,患者更加满意[8],对于解剖上有畸形或定位困难的患者及幼儿,超声技术的辅助作用是显著的[9]。

3.2 存在问题

髂腹下神经和髂腹股沟神经阻滞麻醉下的手术,在手术中引起疼痛和不适最常见的主要有两个部位。第一是皮肤,其原因是皮肤的神经交叉支配多,单纯阻滞髂腹下神经与髂腹股沟神经不能完全阻断其他节段的神经支配。一般而言只有三个节段以上的脊髓受损,才会产生一个节段的皮肤感觉异常[10];另一原因可能是手术接台的时间紧凑,为了当日工作的进度,过早地开始手术,麻醉没有完全起效就开始手术。第二是在分离疝囊时,可能的原因是疝囊属于腹膜而且精索也受自主神经的支配,髂腹下神经和髂腹股沟神经阻滞难以达到针对这些结构的麻醉作用。对手术医生而言,这两个问题很容易解决,术中加用少许局部浸润麻醉。另一问题就是超声引导下的神经阻滞技术虽然精确但仍有并发症发生,如血管、神经损伤,感染或局麻药毒性反应等并发症;此外,由于生殖股神经未被阻滞,手术中需要在内环口位置阻滞生殖股神经,也可以术前在超声引导下阻滞生殖股神经。

3.3 在腹股沟疼痛治疗中的应用

腹股沟疼痛是外科的疑难问题,腹股沟疝术后神经损伤或神经卡压是重要的原因之一,髂腹下神经及髂腹股沟神经阻滞麻醉可以起诊断及治疗的作用。可以选择性阻断某些神经,如髂腹下神经及髂腹股沟神经、生殖股神经,甚至腰椎旁神经的阻滞,根据阻滞后疼痛消失的结果,就可以明确是哪些神经引起的疼痛,进行针对性的治疗。神经阻滞的麻醉作用可以缓解腹股沟疝术后的疼痛[11],也有治疗的作用,也可以通过穿刺局部注射糖皮质激素类药物,可以消除组织水肿,减少渗出,抑制组织增生,松解粘连,减少对神经的压迫,缓解症状,也可以使瘢痕软化,减轻对神经的压迫,在疼痛的治疗上可发挥重要的作用[12]。

(洪飚 李亮)

参考文献

[1] Marion Weintraud, Peter Marhofer, Adran Brsenberg, et al. Ilioinguinal/Iliohypogastric blocks in children:where do we administer the local anesthetic without direct visualization [J]. Anesth Analg, 2008, 106: 89 - 93.

[2] Chakraborty A, Khemka R, Datta T. Ultrasound-guided truncal blocks:A new frontier in regional anaesthesia [J]. Indian J Anaesth, 2016,60(10):703 - 711.

[3] 黄飞,李小玲,万帆,等. 髂腹下/髂腹股沟神经阻滞在小儿腹股沟区手术中的临床应用[J]. 中国妇幼保健,2007,28(30):4290 - 4292.

[4] Ramachandran R, Bansal S, Yadav P, et al. Transversus abdominis plane block for inguinal

hernia repair in a premature infant：A case report［J］. A A Case Rep,2017,8(2)：31 – 32.

［5］洪飚,郑利民 . 超声引导髂腹股沟/髂腹下神经阻滞麻醉在斜疝手术的应用［J］. 罕少病杂志, 2012,19(2)：5 – 7.

［6］Frassanito L, Pitoni S, Gonnella G, et al. Utility of ultrasound-guided transversus abdominis plane block for day-case inguinal hernia repair［J］. Korean J Anesthesiol, 2017,70(1)：46 – 51.

［7］Kartalov A, Jankulovski N, Kuzmanovska B, et al. Effect of adding dexamethasone as a ropivacaine adjuvant in ultrasound-guided transversus abdominis plane block for inguinal hernia repair［J］. Pril（Makedon Akad Nauk Umet Odd Med Nauki）,2015,36(3)：35 – 41.

［8］Borgeat A, Capdevila X. Neurostimulation/ultra-sonography：the Trojan war will not take place［J］. Anesthesiology,2007,107(5)：896 – 898.

［9］王立平,钱超文 . 超声引导在局麻中的作用［J］. 医学影像学杂志, 2008, 18(12)：1454 – 1457.

［10］李福年,周荣祥,李杨 . 腹壁与疝外科学［M］. 北京：人民卫生出版社,2004:16.

［11］Wijayasinghe N, Ringsted TK, Bischoff JM, et al. The role of peripheral afferents in persistent inguinal postherniorrhaphy pain：a randomized, double-blind, placebo-controlled, crossover trial of ultrasound-guided tender point blockade［J］. Br J Anaesth, 2016,116(6)：829 – 837.

［12］贺柏林,穆娅玲,张宏 . 神经阻滞疗法［J］. 药物与临床,2003,18(4)：28 – 32.

第12章 腹股沟疝手术的围手术期处理与术式选择

1 术前准备

在腹股沟疝的手术问题上，一般医生和患者都认为是个小手术，这种观念是长期形成的。然而正是由于腹股沟疝手术相对安全并形成这种观念，一旦发生重大的并发症是很难让患者家属接受的，因此术前充分的准备就显得尤为重要。目前疝和腹壁外科已经成为一个独立的专科，与胃肠外科及肝胆外科等一样，是普外科的重要亚专科。客观而言，多数腹股沟疝手术无须特殊的术前准备，但也存在严重围手术期并发症的情况，特别是当前腹腔镜手术逐渐增多的情况下，应该重视腹股沟疝的围手术期处理问题。

1.1 治疗对腹股沟疝发生和复发有直接影响的疾病

1.1.1 肺部疾病

慢性咳嗽是腹股沟疝的病因之一[1]，长期慢性咳嗽可以导致腹股沟疝的发生，也是腹股沟疝术后复发的原因之一，因此术前最好治愈慢性咳嗽，但有些特殊病因的咳嗽治疗困难，难以完全治愈，术前应尽量达到慢性咳嗽可控制的水平。

吸烟是慢性咳嗽的重要原因，并且吸烟影响胶原代谢，也是腹股沟疝的病因之一，因此术前需要劝说患者戒烟。

1.1.2 便秘的治疗

便秘可引起腹内压的增高，可导致术后腹股沟疝的复发，并且便秘随着年龄增长而逐渐增加，与腹股沟疝的发病规律相似。便秘的治疗也是普外科和消化内科的疑难问题，病因在很多情况下是不清楚的，治疗困难，甚至终生无法治愈，因此便秘的治疗虽然对腹股沟疝的治疗非常重要，但部分便秘病例经过众多努力和系统的治疗也无法治愈，只能通过药物治疗暂时缓解便秘的症状。因此在腹股沟疝合并便秘的围手术期治疗中，如果要求完全彻底治愈便秘，在实际的医疗上很难达到，但在手术前，便秘的症状经药物治疗等手段可以得到缓解。

1.1.3 前列腺增生症

前列腺增生症使患者排尿困难，也会导致腹内压增高和导致腹股沟疝术后的复发，另外如果前列腺增生症没有得到控制，手术后尿潴留发生率也会增加。然而，与便秘不同，前列腺增生症有多种治疗手段，包括药物和手术治疗，术前治疗并不困难，因此建议在尽量控制病情后再进行手术。

1.1.4　腹水的控制

腹水导致的持续腹内压增高容易导致腹股沟疝复发。常见的原因是肝硬化引起的腹水，术前可通过输注白蛋白、利尿等措施控制腹水。肝硬化导致腹水的另外一个问题是腹股沟疝手术后其病情仍然在发展，最后不免再次产生腹水，导致腹股沟疝复发和（或）其他类型腹外疝的发生。对于肝硬化顽固性腹水的情况，手术后不免很快复发，一般不主张手术，如果出现特殊情况，如疝囊有破裂的风险等必须进行手术的情况，手术前需要行经颈静脉肝内门体分流术[2]，控制腹水后再行治疗。但如果腹水是由于恶性肿瘤导致，一般已经是癌症的终末期，进行腹股沟疝的择期手术意义不大，建议放弃择期手术。Child 评分为 C 级时，应该避免手术[3]，对于肝硬化腹水合并腹股沟疝的急诊手术报道不多，但是在肝硬化腹水合并腹壁疝的急诊手术中，复发率和死亡率较高[4]。

1.2　基础疾病的治疗

1.2.1　心血管疾病

对于高血压病，如果血压在 160/100mmHg 以下，无须特殊处理；血压过高时，麻醉和手术应激影响增大，因此需要将血压控制在理想的水平。心肌梗死是围手术期死亡的重要原因之一，应该在病情稳定，无发作 6 个月以上进行手术，特殊情况应在无发作 3 个月以上进行手术。对于有心力衰竭的情况，应在心力衰竭完全控制 3～4 周后再实施手术。其他的心血管问题也应按照常规进行相应处理。

1.2.2　呼吸功能的障碍

对于一般的腹股沟疝患者，呼吸功能影响不大，可以不做特殊准备，但对于巨大的腹股沟疝或双侧较大的腹股沟疝，疝囊内容物回纳后，可能导致腹内压的增高而影响呼吸。进行手术者则可以进行呼吸锻炼、化痰等处理，必要时请呼吸内科医生协助治疗。

1.2.3　肝脏、肾脏疾病

除前面提到的肝硬化腹水或肝功能 Child 评分 C 级外，其他原因一般不直接对腹股沟疝手术产生影响。轻度的肝功能损害，无须进行准备，中重度的肝脏功能损害，应进行必要的内科治疗，包括输注浓缩血小板和纤维素等[5]。对于传染性肝脏疾病，最好在控制其传染性后再进行手术。肾脏疾病使身体对麻醉手术创伤的负担加重，但对腹股沟疝手术的影响较小，当然为了手术的安全，术前也应进行相应的准备。对于存在肾脏问题的患者，特殊情况是，腹股沟疝的手术是否会影响腹膜透析的进行，腹股沟疝的腹膜前修补术至少在围手术期和网片未与身体融合之前不应该进行腹膜透析。但是具体应该多长时间不进行腹膜透析，笔者没有体会，也没有相关的文献报道。如果为减少风险，可以进行局部麻醉。

1.2.4　糖尿病

糖尿病会影响手术的耐受力，增加感染的机会。对于血糖控制，传统上应该将血糖控制在 5.6～11.2mmol/L，也就是尿糖 + ～ + +。围手术期应该采用胰岛素进行控制，并定期监测血糖。对于血糖的控制，近年的研究都表明应激后将血糖控制在一个较低的水平，如

6.1mol/L，可以给患者带来更多的益处[6]。腹股沟疝手术属于择期手术，可以从容地进行术前准备，如无特殊情况，充分做好血糖控制后再考虑手术问题。

1.3　巨大腹股沟疝的处理

腹股沟疝一般难以达到巨大切口疝的体积，但巨大的腹股沟疝或较大的双侧腹股沟疝，如果内容物突然回纳，造成腹内压短时间升高，形成腹腔筋膜室综合征，对呼吸系统、心血管系统、泌尿系统、中枢神经系统、门体循环内脏系统都会造成较大的影响[7]，因此不适合立即手术，应该参照切口疝的治疗进行准备。最简单的办法是：可以在疝内容物回纳后采用疝气带防止继续脱出，一天可以进行多次，每次持续的时间根据患者个人的感受决定，以患者能够忍受为原则，直至患者完全适应后再进行手术，有条件可以采用人工气腹技术[8]。双侧腹股沟疝建议分期进行，一般建议至少间隔24h。

1.4　潜在的致命危险——胃食管反流

胃食管反流在疝和腹壁外科一直不受重视，在巨大腹股沟疝或切口疝内容物回纳后，腹内压增高，会加重食管反流。胃食管反流有时候是一种致死性疾病[9]，其原理是：酸性的胃内容物可以通过反流进入气管，酸性的物质对呼吸道形成强烈刺激，引起后气管激惹和痉挛[10]，导致呼吸窘迫而造成严重的影响而死亡。因此对于临床上有反酸、胃灼热症状的患者应该警惕，但是有临床症状的患者只是该类患者的冰山一角，有的患者甚至被误诊为"顽固性哮喘"[11]而长期治疗无效。笔者在临床上也遇到过

这样的病例，患者为巨大的腹股沟斜疝男性患者，手术后次日凌晨3点突然出现呼吸窘迫，气管插管时见气管内黄绿色的胃液。国外也有类似的报道[12-13]。

1.5　抗生素的应用问题

1.5.1　抗生素使用混乱

抗生素在国内的应用十分混乱，近年由于加强了对抗生素的应用管理，抗生素的应用逐渐规范。但是临床医生仍然存在一些疑问或者疑虑：①在外科的基本原则上，植入异物的手术可以应用抗生素，但同时在抗生素的管理上一般不允许在腹股沟疝手术前后使用抗生素；②有的学者在临床实践中发现，按照管理规范不使用抗生素后，临床所见的术后感染病例有所增多。对于第一个疑问，即在植入物的手术中使用抗生素的原则，同样存在于国外[14]，这个原则只是一般性原则，对于体积较大或长度较长的植入物，在操作过程中被污染的风险较高，可以使用抗生素。但腹股沟疝手术中使用的网片体积小，进行严格的无菌操作被污染的概率极低，不主张常规使用抗生素[15-16]。对于第二个问题，限制抗生素使用后，腹股沟疝术后感染病例增多，这种情况只是医生的一种主观的体会，未经过严格的调查。在国内特殊的医患关系背景下，在潜意识的层面上放大了医生的这种体会，不能作为依据。另外发生这种情况的可能性与无菌术的执行不到位的可能性更大，严格的无菌操作应该执行到位[17]。

1.5.2　指南的主张

欧洲的指南一般不主张常规应用抗生素，只有存在高危因素，如复发疝、老年人、糖尿病、接受免疫抑制药物治

疗、某些外科因素（手术时间长或放置引流管）等情况时，才推荐预防性应用抗生素。中华医学会外科学分会疝和腹壁外科学组制定的指南，其中也有类似的提法，但指出对于预防性应用抗生素的问题目前存在争议。需要指出的是，抗生素的滥用是个社会问题[18]，不单纯是医院或医生的问题。有的情况下使用抗生素，只是医生表明自己已经将所有措施做到极致了，如果手术后发生感染，与医生的执业行为无关；另外，这是在国内特殊的医患关系背景下的一种特殊现象，需要国家和社会的引导。

2 腹股沟疝术式选择的原则

当今医学是循证医学的时代，循证医学的基本原则是：医生对患者的诊断、治疗、预防、康复和其他决策应该建立在当前最佳临床研究证据、临床专业知识技能以及患者的需求三者结合的基础上。对手术方式的选择必须遵循以下原则：首先符合循证医学原则，其次是医学伦理学原则，最后是医疗的成本问题，也就是卫生经济学原则。

2.1 循证医学的问题

2.1.1 最佳临床证据——手术的"微创"问题

Minimally Invasive Surgery 和 Minimal Access Surgery，在国内一般翻译为"微创外科"，但是 Invasive 是侵入的意思，Minimally Invasive Surgery 直接的翻译是"最小侵入性外科"，Access 是通路的意思，Minimal Access Surgery 直接的翻译是"最小的通路外科"，采用汉语的表达习惯，可翻译为"微小切口技术"，可见腹腔镜技术并不等同于微创技术，"微创外

科"的翻译存在概念性的误导问题。腹腔镜技术实际上是微小切口技术。腹腔镜手术并不等同于微创手术，两者具有完全不同的概念。准确地说，微创外科技术是一种理念，包括腹腔镜技术、开放的手术技术及麻醉等各种减少创伤引起的负面病理生理学的措施，而腹腔镜技术只是一种单纯的技术。腹腔镜技术在某些手术中属于微创手术，比如腹腔镜胆囊切除术就是毫无争议的微创手术，但腹腔镜下的腹股沟疝手术并不是微创手术。主要依据是：①腹腔镜手术需要使用全身麻醉，对心肺等影响大；②腹腔镜手术的分离创面并不比开放性手术小；③一般而言腹腔镜手术的时间更长，接受麻醉和手术创伤的影响更明显；④腹腔镜手术会增加气腹引起的并发症，其他并发症发生率也较开放性手术高；⑤一般而言腹腔镜手术的复发率稍高。相对而言，局麻下的开放性手术创伤更小，如：局麻对全身几乎没有影响，局麻手术时间更短，局麻患者术前、术后即刻都可以进行正常的生活，无须特殊的监护和护理。另外椎管内麻醉，如腰麻和硬膜外阻滞麻醉，对全身也有一定的影响，并且尿潴留的发生率增加。因此从循证医学最佳临床证据的角度考虑，首选局麻下的开放性手术。但有学者认为腹腔镜在下列领域具有优势，例如双侧腹股沟疝手术，腹股沟疝合并慢性腹痛需要同时检查腹腔、盆腔的情况，以及用于发现隐匿疝时。然而，隐匿疝与鞘突未闭是很难鉴别的，所谓的隐匿疝相当数量可能是鞘突未闭，在前面的章节中已经讨论了鞘突未闭与隐匿疝的区别，鞘突未闭并不是后天性腹股沟疝的病因。

2.2 医学伦理问题

国内的医学教育普遍缺乏人文和伦理的教育，因此部分医务人员对伦理的理解也不全面，认为医学伦理只存在于器官移植和截肢等手术中，实际医学伦理存在于临床实践的每个领域。腹股沟疝手术对男性而言，涉及对输精管的影响，包括手术、网片及瘢痕对输精管的压迫等，产生射精疼痛和无精症的问题，而影响男性生育，但这个问题并没有得到普遍认可。腹腔镜下的后入路手术，由于涉及输精管的游离和腹壁化，以及网片与输精管的接触面积更大，因此更容易产生射精疼痛和无精症，而 Lichtenstein 手术对输精管的影响最小。对于腹股沟疝的各种无张力修补术，已经有大量的临床研究表明，开放性的加强腹股沟管后壁的手术与腹腔镜下的后入路手术不存在疗效上的差别。在同等疗效的情况下，选择术式时对男性生育影响的考虑就是医学伦理问题。

医学伦理学最核心的问题是最优化原则和知情同意原则，最优化原则就是最有利于患者的原则，考虑到射精疼痛和无精症，在腹股沟疝无张力修补术中 Lichtenstein 手术无疑最符合医学伦理原则，特别是对于有生育要求的男性患者更是如此。知情同意原则即需要尊重患者的知情权，实事求是地告知患者各种术式的优缺点，由患者自愿选择，遵循"公开、理解、自愿"的原则，不能根据医生的专业偏好去诱导患者的选择，同时需要确定患者在做出选择时已经确实理解各种手术的利弊[19]。人的医疗选择是多样化的，在履行知情同意原则的情况下，患者有权选择符合自己需求的术式。

2.3 卫生经济学的问题

受习惯性观念的影响，人们认为腹腔镜手术恢复快、疼痛轻，具有更好的卫生经济学优势。但腹股沟疝手术治疗有其特殊性，不完全符合这种习惯性的观念，考虑到随访等长期费用，腹腔镜手术也更高[20]。对于开放性手术，硬膜外麻醉比局麻成本更高[21]。每个国家和地区每年都有大量的腹股沟疝手术需要开展，是一个重要的社会经济学问题[22]，政府还需考虑直接的非医疗成本（如监管医保系统的各种花费）和间接成本（如患者休假对生产力的影响）等，在卫生经济学的角度，局麻下的腹股沟疝手术无疑是最理想的选择。一项医疗服务的选择，作为患者当然希望得到最好的资源，包括最好的住院条件、最好的医生、最好的药物、最好的材料（网片）。但患者无尽的欲望有时是受到制约的，对于医院而言，需要考虑经营的成本。昂贵的腹腔镜设备和高级网片，在目前医疗保险按单病种付费的基础上，如果完全满足患者的要求，长此以往将无法支撑医院的经营，对于社会而言，也是个无法承受的负担。

2.4 腹股沟疝组织修补术的问题

对于青年腹股沟疝，是否需要使用修补网片进行无张力修补术是个有争议的问题，Bassini 手术和 Shouldice 手术在历史上以其良好的治疗效果而著称，在当前的医疗条件下，是否仍然以其作为青年腹股沟疝的主要术式尚需要重新审视。在当前的医疗条件下，青年腹股沟疝在历史上有不同的流行病学问题，以前的青年腹股沟疝多数是儿童腹股沟疝的延续，先天的发育因素为主要的因素，自身组织良好就可以达到良好的效果。当前的青年腹股沟疝多数是青年时期开始发病的腹股沟疝，胶原代谢异常等非先天发育因素作为病因的比例较大，这些因素很难准确评估，因此组织修补术的效果可能不如历史上的手术效果好。如何把握手术术式的选择，需要临床医生个体化的评估。

2.5 总 结

手术的选择，首先应该是有手术适应证，然后根据综合循证医学、医学伦理学及卫生经济学原则，选择合理的术式。但不同地区有不同的就医文化，不同的社会群体也有不同的需求，不同医院或医学中心对自己的学科有不同的规划，多元化的选择是必然的，但必须切实履行知情同意制度。

3 手术后的随访

手术后的随访是腹股沟疝治疗的一部分，其重要的意义之一是总结经验，特别是复发或有并发症病例的经验总结，随访资料是重要的科研依据之一。一般而言，手术后第一次随访的时间为手术后4周，根据手术后的具体情况，可以在手术后6~12个月再随访一次，如无异常，可以不必再进行常规的随访。如果出现并发症，如血肿、神经痛等，即根据具体的情况决定随访的时间和频率。随访的主要内容根据手术的类型和患者的具体病情决定，一般包括是否复发，有无腹股沟疼痛、异物感，血肿的出现和消失时间，血肿的吸收情况，以及与之有关的因素，如吸烟或者戒烟的情况等。Köckerling等指出：如果要得出实际的复发率，腹股沟疝10年随访的复发病例只占复发病例的57.46%，10年后复发

率虽然减少，但仍有复发，甚至50年以后也有复发，因此需要随访50年以上[23]。因此目前随访时间相对较短的情况下得出的复发率，与实际的复发率存在一定的差异。

（李 亮 张 巧 黄艳红）

参考文献

[1] Ruhl CE, Everhart JE. Risk factors for inguinal hernia among adults in the US population [J]. Am J Epidemiol,2007,165(10):1154-1161.

[2] 王福生,曾庆磊,福军亮,等. 希夫肝病学[M].11版. 北京:北京大学医学出版社,2015:378.

[3] Andraus W, Pinheiro RS, Lai Q, et al. Abdominal wall hernia in cirrhotic patients:emergency surgery results in higher morbidity and mortality [J]. BMC Surg,2015,15:65.

[4] Rai R, Nagral S, Nagral A. Surgery in patient with liver disease [J]. J Clin Exp Hepatol,2012,2(3):238-246.

[5] Gubitosi A, Ruggiero R, Docimo G, et al. Hepatic cirrhosis and groin hernia:binomial or dichotomy? Our experience with a safe surgical treatment protocol [J]. Ann Ital Chir,2011,82(3):197-204.

[6] 石汉平,詹文华. 围手术期病理生理与临床[M]. 北京:人民卫生出版社,2010:73.

[7] 申英末,陈杰. 切口疝[M]. 北京:人民军医出版社,2011:35-36.

[8] Cavalli M, Biondi A, Bruni PG, et al. Giant inguinal hernia:the challenging hug Technique[J]. Hernia,2015,19(5):775-83.

[9] 汪忠镐. 食管反流与呼吸道疾病——胃食管喉气管综合征[M]. 北京:人民卫生出版社,2010:20-30.

[10] 汪忠镐,吴继敏,刘建军,等. 胃食管反流导致的呼吸窘迫的原因[J]. 医学研究杂志,2008,37(11):1-3.

［11］汪忠镐,宁雅婵,吴继敏,等. 反流引起的呼吸道表现:胃食管气道反流及其误诊误治[J]. 临床误诊误治,2011,24(3):1-4.

［12］Powell N,Huntley B,Beech T,et al. Upper gastrointestinal symptoms and asthma:a manifestation of allergy? ［J］. Gut,2008,57(7):1026-1027.

［13］Huggins S. The role of gastroesophageal reflux disease in asthma[J]. J Am Acad Nurs Pract,2008,20(5):238-242.

［14］Zamkowski MT,Makarewicz W,Ropel J,et al. Antibiotic prophylaxis in open inguinal hernia repair:a literature review and summary of current knowledge ［J］. Wideochir Inne Tech Maloinwazyjne,2016,11(3):127-136.

［15］Köckerling F,Bittner R,Jacob D,et al. Do we need antibiotic prophylaxis in endoscopic inguinal hernia repair? Results of the Herniamed Registry ［J］. Surg Endosc,2015,29(12):3741-9.

［16］Erdas E,Medas F,Pisano G,et al. Antibiotic prophylaxis for open mesh repair of groin hernia: systematic review and meta-analysis ［J］. Hernia. ,2016,20(6):765-776.

［17］Erdas E,Medas F,Pisano G,et al. Antibiotic prophylaxis for open mesh repair of groin hernia: systematic review and meta-analysis ［J］. Hernia,2016,20(6):765-776.

［18］李亮,刘颜,王玲,等. 腹股沟疝临床路径的实施与医疗流程改进的探讨[J]. 重庆医学,2012,41(13):1316-1317.

［19］李亮,洪楚原,隋梁. 男性腹股沟疝无张力修补术术式选择的医学伦理视角探讨[J]. 中华疝和腹壁外科杂志(电子版),2017,11(4):241-243.

［20］刘军麟,殷梅. 腹腔镜与开放性腹股沟疝修补(Lichtenstein)的长期费用比较分析[J]. 中华普通外科文献(电子版),2010,4(5):69-71.

［21］黄健,刘永强,谢伟,等. 局部和硬膜外麻醉方式下腹股沟疝无张力修补术的卫生经济学评价[J]. 中华疝和腹壁外科杂志(电子版),2010,4(1):34-35.

［22］Lomanto D,Cheah WK,Faylona JM,et al. Inguinal hernia repair:toward Asian guidelines ［J］. Asian J Endosc Surg,2015,8(1):16-23.

［23］Köckerling F,Koch A,Lorenz R,et al. How long do we need to follow-up our hernia patients to find the real recurrence rate? ［J］. Front Surg,2015,2:24.

第13章 腹股沟疝的前入路组织修补术

前入路的组织修补术，是在实用的合成网片出现之前的主流手术，并且在可见的将来仍然是不可或缺的手术之一。有其特殊适应证的患者[1]，如未成年人的手术，或者患者拒绝植入网片，也只能采用该术式。该类手术的基础术式是Bassini手术，此后出现的各种术式都是在其基础上进行改进的，如Halsted手术、Marcy手术、Ferguson手术、Andrews手术、McVay手术等，都离不开Bassini的基本手术方式[2]，并为人们所推崇。对Bassini手术具有真正意义的改进是Shouldice手术，因此又称Bassini-Shouldice手术。移植自体组织的手术也曾有尝试，Billroth采用移植自身的阔筋膜进行手术，但是手术很快被淘汰。目前应用最广泛的组织修补术是Bassini手术和Shouldice手术，McVay手术也有较少应用[3]。

1 Bassini 手术

Bassini手术是建立在对腹股沟区解剖和腹股沟管关闭机制深刻理解的基础上，结束了在此之前对腹股沟疝治疗的"蛮荒时代"，在腹股沟疝的治疗上具有划时代的意义，是第一个基于现代解剖学基础上的腹股沟疝修补术[4]。该手术的基本技术原则是彻底消除疝囊，实现解剖重建与功能重建。解剖重建是指重建一个加固的腹股沟管后壁，把腹内斜肌、腹横肌、腹横筋膜与腹股沟韧带和髂耻束缝合。功能重建是指重建腹股沟管的主要保护机制，腹股沟疝的病理生理是腹股沟管变宽变短，因此需要手术纠正这种改变，使腹股沟管恢复正常的状态。

1.1 手术步骤

1.1.1 麻 醉

一般选择局部麻醉，可以根据具体情况选择各种麻醉方式。

1.1.2 切 口

在腹股沟韧带中点上两横指上及耻骨结节之间，做平行于腹股沟韧带的切口，逐层切开皮肤，Camper筋膜和Scarpa筋膜也需要分层切开，在两层筋膜之间可见三组腹壁浅血管（有时为两组），有时可能成为皮下出血的来源，可以用电刀电凝切断，如果血管较粗，建议结扎[5]。

1.1.3 显露和切开腹外斜肌腱膜

切开腹外斜肌腱膜从外环处开始，直至内环口的位置，注意保护其下的髂腹下神经，然后游离腹外斜肌腱膜两叶，其下至腹股沟韧带最低点，其上至腹内斜肌上。

1.1.4 分离和提起精索

从腹股沟管后壁游离精索，精索与耻骨结节之间的间隙较为疏松，可以作为分离的起始路径，建议使用电刀在疏松的组织间隙间细致分离，然后用悬吊带悬吊精索，也可以使用阑尾钳提起精索，继续用电刀游离精索，外侧至内环口，内侧至耻骨结节。

1.1.5 切除提睾肌、彻底消除疝囊

提起精索后，注意观察是斜疝还是直疝。直疝容易观察，隐匿的斜疝不易观察，如果是直疝需要注意探查有无斜疝可能。纵行切开提睾肌，游离疝囊，如果疝囊较大，进入阴囊，可以横断疝囊，继续向内环口位置游离疝囊，在疝囊颈部结扎疝囊，切除提睾肌。如果是直疝，可直接回纳疝囊或缝扎疝囊颈部。注意避免损伤疝囊内的脏器，滑疝时脏器成为疝囊的一部分，尤其需要注意。

1.1.6 切开腹横筋膜，创建"三层结构"

从内环口位置开始直至耻骨结节与腹股沟韧带平行切开腹横筋膜，注意保护腹壁下血管，用手指把深面的腹膜外脂肪推开，同时探查股环有无扩张。以切开腹横筋膜、打开腹股沟管底部的方法完成了 Bassini 著名的"三层结构"的形成，包括了腹横筋膜的边缘、腹横肌和腹内斜肌[6]。

1.1.7 解剖重建与功能重建

解剖重建与功能重建通过缝合"三层结构"与腹股沟韧带或髂耻束来达到重建目的(图 13-1)，缝合的边距为 2cm，针距为 1cm[7]，也有文献提倡边距为 3cm 或 1cm[7]，完成所有缝合后再打结。关键的技术可以总结为"前三针与最后一针技术"，即第一针穿过腹直肌外缘的腱膜、腹内斜肌、腹横肌和腹横筋膜，随后将针缝合至耻骨结节骨膜和紧靠耻骨结节内侧面的腹直肌腱鞘，完成第一针缝合；第二针缝合组织与第一针相同；第三针将腹内斜肌、腹横肌、腹横筋膜与腹股沟韧带的反折部和髂耻束缝合；随后的缝合与第三针相同，一般需要缝合 6~8 针；最后一针是所谓的半荷包缝合，在

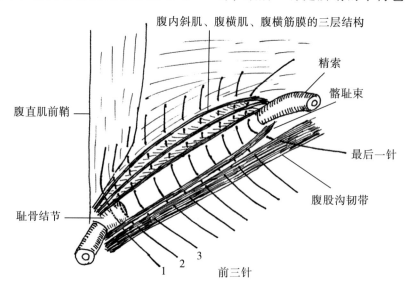

图 13-1　前三针与最后一针缝合示意图

精索穿出部位下方约1cm缝合腹股沟韧带和髂耻束，然后缝合腹内斜肌、腹横肌、腹横筋膜的"三层结构"，缝合的要求是打结后形成开口向外的半荷包。然后打结，打结要求轻柔可靠，以免撕裂组织，打结后保持适度的张力，以免组织缺血影响愈合或切割组织而裂开，内环口重建后要求能使血管钳尖端自由插入。

1.1.8 缝合腹外斜肌腱膜，重建外环口

将精索复位，全面检查手术创面，彻底止血，然后缝合腹外斜肌腱膜，重建外环口至食指尖大小，然后逐层缝合Camper筋膜和Scarpa筋膜及皮肤。

1.2 改良Bassini手术

在疝和腹壁外科未普遍受重视之前，所谓改良的Bassini手术与前面介绍的经典Bassini手术不同，是手术步骤进一步简化的手术，只是将联合腱与腹股沟韧带缝合在一起，以加强腹股沟管后壁。与经典的Bassini术式不同的是[8]：一是省略了切开或切除腹股沟部分提睾肌，这可能引起不能确切地找到和处理疝囊的问题；二是省略了切开腹横筋膜，以致腹股沟管后壁修补不正确；三是把忽略探查其他并存疝作为常规，满足于发现单个疝囊，导致较高的复发率。

1.3 技术相关问题

·手术操作要求精细，做到"无血"手术，切忌传统的追求潇洒手术的"大刀阔斧"风格。

·注意神经的保护，在目前无张力疝修补术的时代，我们对神经的保护并不太在意，因无张力疝修补术可以切除神经以利于网片的植入，并且不影响疗

效。髂腹下神经在腹股沟段走行的分支本质上属于感觉神经，为髂腹下神经的皮神经。但也有观点认为：切除该神经失去神经的营养作用后，肌肉萎缩并且收缩无力，纯组织修补术的依靠之一是组织的强度，肌肉萎缩就成为复发的一个因素之一。肌肉的神经营养作用是运动神经的功能之一，所以这种观点缺乏解剖学依据，但在实际的临床实践中，尽量保护神经，也不失为一种选择。

·切除提睾肌的问题。正规的Bassini手术主张切除提睾肌，但在国内，传统上不主张切除提睾肌。原因主要是：①提睾肌的作用是在神经冲动的刺激下上提睾丸，切除提睾肌后睾丸无法上提，出现较另外一侧睾丸低垂的现象，并且由于国人根深蒂固的传统观念，可能会引起不必要的医疗纠纷；②国外切除提睾肌是因为多数国家处于高纬度地区，平时阴囊处于收缩的状态，切除提睾肌后睾丸下垂不明显，我国多数地区比较温暖，因此切除提睾肌后阴囊下垂比较明显。主张切除者认为切除提睾肌可使治疗更加彻底，切除提睾肌后使重建腹股沟管后壁的最后一针作用更加完美，使内环口更加向外，更好地发挥腹股沟管的重建功能，减少复发的机会，并且切除提睾肌对患者的性功能及生殖功能毫无影响。也有人采取折中措施，切除部分提睾肌。

·手术缝线的选择。对于手术缝线，有的学者选择可吸收缝线，有的学者选择不可吸收缝线。但由于Bassini手术属于有张力的修补术，缝合的组织有分离的倾向，并且腹股沟韧带内侧面光滑，缝合的组织愈合比较困难。并且由于可吸收缝线的吸收时间一般为60多天，在

缝线吸收后，组织也可能没有完全愈合而出现裂开，导致复发，因此笔者不建议使用可吸收缝线，以不可吸收缝线似更合理。

· "三层结构"的缝合边距问题。前面提到在缝合腹横筋膜、腹横肌、腹内斜肌的三层结构时，对于其缝合的边距有三种提法，分别是 3cm、2cm、1cm。理论上缝合的边距越宽，组织撕裂的可能性就越小。借用切口疝的经验，在关闭腹腔时，最理想的缝合方法是连续缝合，其缝线长度是切口长度的 4 倍，而在间断缝合时，针距 1cm 及边距 1cm 可以达到这一缝合要求[9]。腹股沟的切口本质上也是个腹部切口，并且腹股沟疝患者存在胶原代谢障碍的问题，缝合的组织是有张力的，因此缝合的边距至少1cm，笔者认为缝合的边距越大越好，条件允许时应该使边距适当较宽。

1.4 术后注意事项

· 卧床休息，以平卧为主，但下肢可适当活动，以利于血液循环，减少静脉血栓形成的概率。

· 抬高阴囊。可以穿紧身的内裤，对切口有压迫作用，同时可抬高阴囊。

· 必要时应用止咳及缓泻等治疗。

· 避免重体力劳动。

1.5 手术的局限性

· Bassini 手术经受了历史的考验，是经典的外科术式之一，但是复发率仍然偏高，一般的观点认为复发率达 10%～15%，特别是复发疝手术后的复发率更高[10]。在目前的无张力疝修补术时代其已不适用于复发疝。

· Bassini 手术也有其局限性，该手术属于自体组织的有张力修补术，虽然

重建了腹股沟管的解剖和功能，但无法解决腹股沟疝的胶原代谢问题。因此对于先天性因素引起的腹股沟疝，疗效较佳，而对由于胶原代谢因素为病因的腹股沟疝疗效稍差，如中老年患者。该手术可纠正腹股沟管变宽变短的病理生理改变，更针对腹股沟斜疝的病理生理因素，因此对斜疝修补效果比直疝好。但对于后天因素引起的腹股沟疝疗效稍差，如胶原代谢问题或老年患者腹股沟管组织薄弱的患者。

· 对肌耻骨孔的修补不完整，由于缝合的两层组织对腹股沟韧带的牵拉，使股环变宽，有继发股疝的可能，文献报道比自然发病率高出 15 倍[11]。鉴于女性肌耻骨孔的特点，女性的腹股沟疝必须针对全肌耻骨孔进行修补[12]，因此不适合女性腹股沟疝的手术。

· 由于是有张力缝合，并且在"前三针与最后一针技术"中的前两针缝合耻骨结节骨膜，因此疼痛明显；并且对术后的活动限制较多，如对重体力劳动的限制。

1.6 无张力疝修补术时代的适应证和禁忌证

自实用网片发明以来，腹股沟疝无张力修补术迅速在全球推广，其疗效好，并且具有更少的并发症和更快恢复工作的优点[13]，但 Bassini 手术从来就没有被忽略，也不可能被取代。传统的理论认为，腹股沟直疝和斜疝都适合 Bassini 手术，但在当今社会，医疗资源已经较为丰富、网片的市场供应较为普及的情况下，必须从当前的眼光来重新审视 Bassini 手术的适应证与禁忌证。

1.6.1 适应证

在当前的医疗条件下，认为其适应证为：原发的直疝和斜疝，疝环缺损较小，腹股沟管组织坚韧，年轻患者，无导致腹股沟疝发生和复发的并发症。在欠发达地区，Bassini 手术仍然是主流的术式之一[14]。特殊的情况是：患者在知情的情况下拒绝植入网片，也可以采用 Bassini 手术。如果按照 Nyhus 分型，Ⅰ型和Ⅱ型是合适的适应证，如果按照 Gilbert 分型，Ⅰ型、Ⅱ型和Ⅴ型是合适的适应证。

1.6.2 禁忌证

股疝、复发疝、巨大的腹股沟疝特别是双侧疝的患者不适合 Bassini 手术；另外肥胖患者也不适合，如 BMI > 20%者；年龄 >65 岁的患者及腹股沟组织薄弱的患者也不适合；长期吸烟的患者胶原代谢不正常，也不适合；青年患者但合并胶原代谢异常的情况，如马方综合征合并腹股沟疝，也不适合。

2 Bassini 手术真正意义的改进——Shouldice 手术

在众多 Bassini 手术的改进术式中，Shouldice 手术被认为是真正意义上的改进。该手术是基于 Bassini 手术同样的手术原理，但在手术细节上做了很大的改进。当前的文献检索在近 10 年的时间内已经很难发现关于组织修补术对比研究的报道，早期的研究认为 Shouldice 手术的疗效优于 Bassini 手术[15]，更有条件成为组织修补术的标准术式[16]，成为非补片修补术最好的术式[17]。一项临床研究的 5 年随访总结其复发率为 6.7%[18]。2004 的一项前瞻性研究显示 Shouldice 手术与 TEP 手术在 2 年随访时间内的复发率没有差异[19]。由于该手术在治疗效果上的成就，再加上外科医生对其推崇，尤其是在不能使用人工材料的情况下，该手术就显示出其重要意义，被称为腹股沟疝组织修补术的"金标准"，至今加拿大的 Shouldice 医院仍然是这种术式的坚定传承者，将其应用于各种类型的腹股沟疝[20]。

2.1 手术步骤

·麻醉及切开、游离腹外斜肌腱膜之前的步骤，精索及疝囊的处理，腹横筋膜的切开，以及所形成三层结构，与 Bassini 手术相同。

·重建腹股沟管后壁：经典的手术是使用不锈钢丝进行缝合，使用两根不锈钢丝(32 号或 34 号)进行，共缝合四层(图 13 - 2)，每根钢丝缝合两层。

第一层缝合从内侧开始，在近耻骨处缝合髂耻束，注意不要缝合耻骨的骨膜，然后缝合腹横筋膜、腹直肌外缘、腹横肌及腹内斜肌，打结，然后向内环侧连续缝合上述各层次，当缝合至一半时，由于离腹直肌的距离较远，可以不缝合腹直肌。到达内环口内侧位置时，缝线带上提睾肌并与髂耻束缝合，重建新的内环口，完成第一层缝合。缝合第一层时应注意留有足够的联合腱游离缘，以方便第二层的缝合。

第二层缝合利用第一层的缝线，从内环口侧向耻骨结节方向缝合，将联合腱游离缘与腹股沟韧带缝合，直至耻骨嵴水平，与原缝线打结。

第三层缝合使用另外一根缝线，从内环口开始向耻骨结节方向缝合，将腹内斜肌、腹横肌和腹横筋膜与腹外斜肌腱膜的下内面缝合，在与腹股沟韧带平行的方向，直至耻骨嵴水平，完成第三

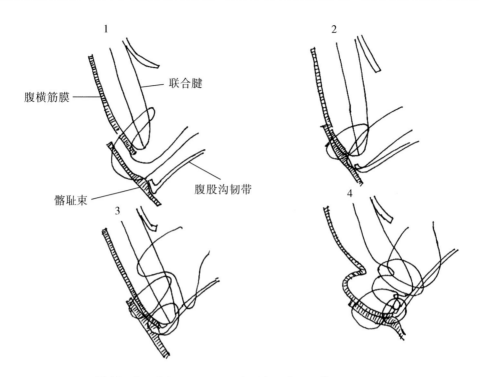

图 13 -2 图中 1、2、3、4 分别表示第一至第四层的缝合

层缝合。

　　第四层缝合利用第三层的缝线从耻骨嵴向内环口方向缝合，缝合的组织与第三层相同，注意将腹外斜肌腱膜缝合覆盖在疝的中心位置，疝易复发的部位[2]位于耻骨嵴的侧方。

　　·检查精索和内环口的松紧程度，确保精索不被压迫，复位精索，缝合腹外斜肌腱膜，精索内侧固定于耻骨防止睾丸随时间的推移而摆动[6]。其他步骤与 Bassini 手术相同。

2.2　相比 Bassini 手术的改进之处

　　·Bassini 手术是有张力的手术，而 Shouldice 手术被称为低张力手术，其理由是四层缝合的组织可以互相分担张力，因此组织撕裂的可能性更小。

　　·四层组织加固腹股沟管后壁，并且在第四层将腹外斜肌腱膜缝合至疝囊中心位置，腹股沟管后壁更加牢固。

　　·第一层缝合在内环口的最后一针将提睾肌与髂耻束缝合，所起的作用类似于 Bassini 手术中内环口的半荷包缝合。缩小内环口，并且使内环口的方向更加向外。由于在精索的内侧有四层组织加强，因此相当于在内环口形成了四层加强层，内环口的内侧难于扩张，且极少有腹股沟疝从精索的外侧疝出。

　　因此 Shouldice 手术与 Bassini 手术相比，既保持了 Bassini 手术功能重建与解剖重建的特点，又有一定程度的发展。

2.3　术后的注意事项

　　与 Bassini 手术相同。

2.4　手术的局限性

　　与 Bassini 手术基本相同，但较 Bassini 手术疗效更好，并且有学者用于复发疝取得较好的疗效。Shouldice 手术良好的疗效是建立在较为复杂的手术操作和对腹股沟解剖深刻理解的基础上，需要有经验的医生进行操作，推广普及有一定的困难。

2.5 无张力时代的手术适应证问题

从不同的角度看，Shouldice 手术适应证有较大的差异，造成这个问题的原因是 Shouldice 手术操作上的复杂性和较好的疗效[21]，并且需要丰富的腹股沟解剖知识，与使用网片的无张力修补术的操作简捷和良好的疗效两者之间如何取舍是手术适应证的关键问题。一般认为 Shouldice 手术与 Bassini 手术具有基本相同的适应证，但因为其疗效更佳，可以适当地拓宽适应证。在德国的军队医院中，局麻下的 Shouldice 手术是年轻腹股沟疝患者的标准术式[22]。Shouldice 认为大量的手术已经证明了 Shouldice 手术卓越的疗效[23]，适合多数腹股沟疝手术。

3 Bassini 手术适应证的拓展——McVay 手术

Chester Bikwell McVay 对腹股沟疝的特色观点是：腹内斜肌、腹横肌下面的纤维不与腹股沟韧带相连，而是汇入覆盖在耻骨梳上的 Cooper 韧带，另外腹横筋膜与股血管前筋膜（股血管前筋膜实质上是腹横筋膜）是同一结构，因此正确的解剖重建是与下部的 Cooper 韧带缝合，而不是与腹股沟韧带缝合。McVay 手术的理论基础是缝合胚胎学上同源的组织以进行疝的修补，在解剖学理论上具有合理性，但 Chester Bikwell McVay 并不是最早提出该理论的人。

3.1 手术步骤

3.1.1 充分显露 Cooper 韧带及股鞘

McVay 手术在切开腹横筋膜创建"三层结构"时，要求充分暴露 Cooper 韧带。围绕股血管清除周围组织；遇到血管建议结扎，常见的是闭孔血管；暴露股前筋膜。

3.1.2 减张切开

因为腹股沟管后壁重建的张力较大，需要减张切开腹外斜肌腱膜和腹直肌前鞘，具体的办法是在腹外斜肌腱膜和腹直肌前鞘联合处做一减张切开，从耻骨结节开始向内环方向切开。

3.1.3 修补重建内环

在精索的内侧，间断缝合 1~2 针缝合关闭内环。

3.1.4 腹股沟管后壁的重建

将腹内斜肌、腹横肌、腹横筋膜与 Cooper 韧带缝合（图 13-3），从耻骨结节至股静脉内侧，然后继续将腹内斜肌、腹横肌及腹横筋膜与股前筋膜缝合，注意血管的保护，重建外环口，所有缝线在全部完成缝合后再打结。

3.1.5 其他操作与要求

同 Bassini 手术。

3.2 术后注意事项

与 Bassini 手术相同。

3.3 相对 Bassini 手术而言的适应证拓展

· Cooper 韧带、腹股沟韧带都是腹外斜肌腱膜的衍生结构。McVay 法可以看作是组织修补术年代的全肌耻骨孔修补术，但与我们今天使用网片进行的腹膜前技术的全肌耻骨孔修补术不同，它修补的层次是在股血管的前面，股血管

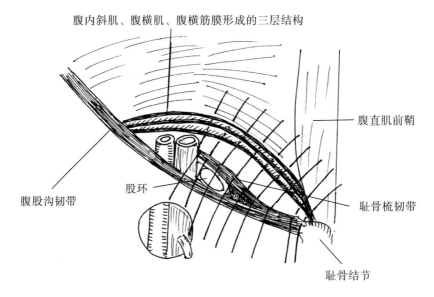

腹内斜肌、腹横肌、腹横筋膜形成的三层结构

腹直肌前鞘

腹股沟韧带

股环

耻骨梳韧带

耻骨结节

图 13-3 将腹内斜肌、腹横肌、腹横筋膜与 Cooper 韧带缝合

通过的区域仍是个潜在的间隙，有发生疝的可能，而网片即可以完全覆盖肌耻骨孔，虽然 McVay 的原意并非如此，但笔者认为，无论是过去，还是在今天的特殊情况下，它都拓宽了组织修补术的适应证，可以应用于股疝，因为女性腹股沟斜疝及直疝的 Bassini 手术后继发股疝的比例较高，因此适合于部分女性的腹股沟斜疝及直疝的组织修补手术。

·McVay 手术无须利用腹股沟韧带，因此在复发疝选择进行传统的术式时，可以有更大的余地。

3.4 手术的局限性

·将"三层结构"缝合于 Cooper 韧带，与缝合于腹股沟韧带相比，跨度大，因此张力也大，可能是有张力修补术中张力最高的手术，有可能导致复发，这也导致手术后疼痛明显。

·有较高的血管损伤风险。

·有压迫股血管的风险，进而使血流缓慢，增加血栓的发生率。一些有潜在下肢血管性疾病的患者，可能因压迫

引起的血流缓慢而诱发疾病。

·如果 McVay 手术复发，将使腹股沟区的所有组织都遭受破坏，这在无张力修补术出现之前是个灾难性的结果，将使再次手术效果变得非常差。

3.5 手术适应证

除 Bassini 手术的适应证外，其也可以应用于股疝（但复发率较高[24]），以及部分女性的腹股沟斜疝及直疝。在复发疝时，如果腹股沟韧带被破坏，患者拒绝行植入网片的无张力修补术，也可采用该术式。但在目前无张力修补术为主流术式的时代，近 20 年的文献中罕有 McVay 手术的报道。

4 Bassini 手术的其他衍生术式

Bassini 手术之后的其他改进，多数没有实际的改进意义，反而对腹股沟疝的理解产生了偏颇，但在疝外科的发展史上具有重要的意义。在一些特殊的病例中，有些术式有特殊的适应证，可能是首选的术式之一。

4.1 重视内环口的改进——Marcy 手术

Marcy 的主要观点是疝的发生主要是内环口的扩大所致，因此修补术应是缩小内环口。疝囊高位结扎之前的步骤与 Bassini 手术相同。切除提睾肌要求从腹内斜肌上切断，完全切除和消除疝囊，然后牵拉精索向外侧，见扩张的内环口周围的腹横筋膜、腹横肌和腹内斜肌间断缝合，缩小内环口(图 13 - 4)，以容纳血管钳的尖端通过为原则。一项日本的临床研究表明[25]疝环 > 3cm 的斜疝中，Marcy 手术不比采用普理灵疝修补装置的无张力修补术差。提高疗效的手段是缝合腹横筋膜时，尽量找到强韧的腹横筋膜，必要时可以向较高的位置解剖以找到坚韧的腹横筋膜。该手术多以针对青年人或青少年的斜疝较为适合，在成人腹股沟疝手术中，根据以往的文献报道，强度能够满足缝合要求的腹横筋膜只有 20%[26]。换言之，如果腹横筋膜没有足够的强度，手术就有较高的腹股沟疝复发率，并且中年及老年患者的腹股沟疝一般存在胶原代谢的问题，组织本身质量差，不建议使用。最理想的适应证是内环口部位隐睾的患者，特别是小儿及青少年患者，由于睾丸的存在而使这个部位发育受到影响，不仅内环口扩张，腹横筋膜、腹横肌及腹内斜肌也受其影响。这个部位存在发育缺陷，但是隐睾症患者不一定有胶原代谢的改变[27]，此时 Marcy 手术效果较好。虽然 Marcy 手术在目前开展较少，但对 Marcy 手术的改进或研究也并没有停止，Pogorelié 等报道 6826 例采用改良 Marcy 手术的小儿疝病例[28]取得了良好的效果，Valenti 等采用保留提睾肌的 Marcy 手术治疗 213 例成年男性[29]，中位随访 4.7 年无复发病例。并且由于该修补术张力较低，术后疼痛较轻。

4.2 构建新的腹股沟管——Guarnieri 生理性疝整形术

Guarnieri 生理性疝整形术与 Marcy 手术虽然同为针对内环口的手术，但两者的理念不同，Guarnieri 手术强调的是功能重建，Guarnieri 医生提出的手术理念是调整解剖结构以适应功能需要[8]。疝的复发多因内环口缺损过大修补不当所致，通过关闭内环口，将其向内侧移位，重建一个新的内环口，使腹股沟管变窄

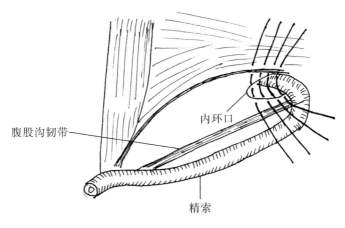

腹股沟韧带

内环口

精索

图 13 - 4 腹横筋膜、腹横肌和腹内斜肌间断缝合，缩小内环口

变短，目的是为了更好地配合腹内斜肌的功能，并利用腹外斜肌腱膜进行自身成形术。该手术与 Bassini 手术的不同点，主要是精索的输精管、血管与提睾肌分离，对于中小型斜疝疝囊，不必处理，将其置于腹膜前间隙中；对于直疝的疝囊，将其表面薄弱的层次切除后，然后把腹横筋膜切开，直至内环口，将疝囊置于腹膜前间隙之中。从内环口开始，水平向内侧切开腹横筋膜约 3cm（根据患者的体型可以有适当的变动），目的是使内环口内移，将输精管及精索血管牵向内侧端，将原来的内环口封闭，并缝合切开的腹横筋膜，重建新的内环口。然后第二次缝合，将原来的腹横筋膜切开部位与提睾肌缝合。如果腹横筋膜薄弱，可以加强腹股沟管后壁，先沿耻骨和腹壁下血管之间的间隙重叠缝合腹横筋膜、腹横肌腱膜，再按上述方法重建内环口[8]。将腹外斜肌腱膜的下叶重叠缝合于腹外斜肌腱膜的上叶，同时重建外环口，使外环重建的位置是在腹外斜肌腱膜的上叶与腹直肌鞘之间，精索在腹外斜肌腱膜重叠的两叶之间通过，结果是外环口也上移。

上述重建的内环口被联合腱覆盖，相当于加强了腹股沟疝保护的"百叶窗"机制，如果有需要，再加强腹股沟管后壁，与 Bassini 手术的功能重建和解剖重建内涵相同，另外重建的结果使精索走行在腱膜性的管道之间，重建的腹股沟管前壁和后壁都是坚韧的组织，强度比原来的腹股沟管明显加强。但遗憾的是，该手术在国内甚少开展，仅在陈双教授主编的《腹股沟疝外科学》及一些国外的专著中有记载。据说复发率较低，经 5～10 年的长期随访，其复发率仅为 0.6%[8]。

4.3　加强腹股沟管前壁的手术——Ferguson 手术

Ferguson 手术在大学的本科教材中以典型的加强腹股沟管前壁的手术进行介绍，一般医生较为熟悉，但目前在临床上几乎没有开展，因此临床经验非常少。笔者在诊治一些复发疝的患者中，结合患者提供的病历资料，还可以发现在一些地区仍有该术式开展。主要的手术方法是：完成疝囊高位结扎后，根据内环口周围情况，适当修补内环口周围的腹横筋膜，然后将腹内斜肌与腹横肌下缘在精索前与腹股沟韧带缝合，腹外斜肌腱膜行对边缝合或叠瓦状缝合。

4.4　精索移位于皮下的手术

4.4.1　Halsted Ⅰ 手术

该手术疝囊处理之前的步骤与 Bassini 手术相同，用不可吸收缝线将联合腱与腹股沟韧带缝合，以加强腹股沟管后壁。疝囊较大，而周围组织薄弱时，可在腹直肌鞘上做减张切口，同时将腹直肌和腹直肌鞘的外缘与腹股沟韧带缝合。然后将腹外斜肌腱膜在精索下缝合，使精索移位于皮下，形成精索下的四层结构。

4.4.2　Halsted Ⅱ 手术

Halsted Ⅰ 手术的缺点是易出现较多的睾丸并发症，因此，Halsted 在总结之前经验的基础上，主要是将腹外斜肌腱膜行叠瓦状缝合，使精索在腹外斜肌腱膜形成的隧道中通过，使精索不再位于皮下，同时保留了提睾肌。

4.5　腹外斜肌腱膜用于加强腹股沟管后壁的手术——Andrews 手术

Andrews 手术与 Bassini 手术的不同之

处主要是将腹外斜肌腱膜的上叶也用于加强腹股沟管的后壁，将腹外斜肌腱膜的上叶、腹内斜肌、腹横肌与腹股沟韧带缝合，将腹外斜肌腱膜的下叶与上叶缝合，使精索在腹外斜肌腱膜形成的隧道中通过，但该手术并不打开腹横筋膜。

5　小　结

腹股沟疝的组织修补术出现了各种术式，在不同的文献中有不同术式的记录，同时同一术式在不同的文献中也有不同的理解，因此回归历史的原貌是很重要的。最典型的例子莫过于国内的改良 Bassini 手术与经典的 Bassini 手术的区别了。传统的腹股沟疝修补术仍有10% ~15% 的复发率[30-31]，复发疝的复发率高达 20% ~30%[32]，Porrero 等报道775 例 Shouldice 手术 7 年随访的复发率为 2%[33]，在国内由于缺乏规范化的医师培训制度和医疗行为，复发率可能更高。腹股沟疝组织修补术在有经验的医生实施下是安全可靠的治疗措施[34]，笔者认为，良好的手术效果，在于对腹股沟疝解剖的了解[35]，以及对适应证的把握和腹股沟管保护机制的深刻理解上。广泛应用人工材料进行的无张力修补术并不是对传统的颠覆，而是一种有益的改进[36]，已成为目前的主流术式[37]。但是关于腹股沟疝组织修补术的新探索也没有停止，有学者尝试在 Bassini 手术中加入生物补片[38]（脱细胞支架补片），以提高 Bassini 手术的疗效。新的术式和尝试在腹股沟疝外科中将会不断出现，我们在临床实践中，对于经典腹股沟疝组织修补术在当今"唯补片论"的腹股沟疝外科时代，也是可以为部分病例提供合理的术式选择的[39]，必须以今天的眼光重新审视其适应证，结合具体的条件（包括技术条件和社会条件）进行术式选择。在组织修补术中，有实际应用意义的术式是 Marcy 手术、Bassini 手术和 Shouldice 手术。

（李　亮）

参考文献

[1] Shi Y, Su Z, Li L, et al. Comparing the effects of Bassini versus tension-free hernioplasty: 3 years' follow-up[J]. Front Med China,2010,4(4):463 – 468.

[2] 郭仁宣,苏东明. 腹外疝外科治疗[M]. 沈阳:辽宁科学技术出版社,2003:317 – 337.

[3] Amid PK. Groin hernia repair: open techniques[J]. World J Surg,2005,29(8):1046 – 1051.

[4] Negro P, Gossetti F, Ceci F, et al. Made in Italy for hernia: the Italian history of groin hernia repair[J]. Ann Ital Chir,2016,87:118 – 128.

[5] 张亚男,陈思梦,李俊生. 疝与腹壁外科[M]. 西安:第四军医大学出版社,2008:65 – 79.

[6] 马颂章. 疝外科学[M]. 北京:人民卫生出版社,2002:99 – 129.

[7] 马颂章. 疝和腹壁外科手术图谱[M]. 北京:人民军医出版社,2008:69 – 73.

[8] 陈双. 腹股沟疝外科学[M]. 广州:中山大学出版社,2005:85 – 119.

[9] IsraelssonLA. The surgeon a risk factor for complications of midline incisions[J]. Eur J Surg,1998,164(2):353 – 359.

[10] Liem MS, van Duyn EB, van Der Graaf Y, et al. Recurrenles after conventional Anterior and laparoscpic inguinal hernia repair[J]. Ann Surg,2003,237(1):136 – 141.

[11] Mikklisen T, Bay-Nislsen M, Kelhet H. Risk of femoral hernia after inguinal Herniorrhaphy[J]. The British Journal of Surgery,2002,89(4):486 – 488.

［12］李亮,隋梁,吕国庆,等. 女性腹股沟疝无张力修补术原则探讨［J］. 中华疝和腹壁外科杂志(电子版),2010,4(2):96－99.

［13］Palermo M, Acquafresca PA, Bruno M, et al. Hernioplasty with and without mesh: analysis of the immediate complications in a randomized controlled clinical trial［J］. Arq Bras Cir Dig. 2015,28(3):157－160.

［14］Ohene-Yeboah M, Abantanga FA. Inguinal hernia disease in Africa: a common but neglected surgical condition［J］. West Afr J Med, 2011, 30(2): 77－83.

［15］Kux M, Fuchsjäger N, Schemper M. Shouldice is superior to Bassini inguinal herniorrhaphy［J］. Am J Surg,1994,168(1):15－18.

［16］Mückter H, Reuters G, Vogel W. Bassini and Shouldice repair of inguinal hernia. A retrospective comparative study［J］. Chirurg,1994, 65(2):121－126.

［17］Amato B, Moja L, Panico S, et al. Shouldice technique versus other open techniques for inguinal hernia repair［J］. Cochrane Database Syst Rev,2009,(4):CD001543.

［18］Arvidsson D, Berndsen FH, Larsson LG, et al. Randomized clinical trial comparing 5-year recurrence rate after laparoscopic versus Shouldice repair of primary inguinal hernia［J］. Br J Surg,2005,92(9):1085－1091.

［19］Wennström I, Berggren P, Akerud L, et al. Equal results with laparoscopic and Shouldice repairs of primary inguinal hernia in men. Report from a prospective randomised study［J］. Scand J Surg,2004,93(1):34－36.

［20］Glassow F. The Shouldice Hospital technique［J］. Int Surg,1986,71(3):148－153.

［21］Singh KJ, Mohanty SK Vsm, Maudar KK. A comparative study of repair of inguinal hernias by shouldice technique vis-A-vis Bassinis technique［J］. Med J Armed Forces India, 1999,55(4):322－324.

［22］Shouldice EB. The Shouldice repair for groin hernias［J］. Surg Clin North Am,2003,83(5):1163－1187.

［23］Schwab R, Becker HP, Fackeldey V. Inguinal hernia repair in German military hospitals［J］. Mil Med,2004,169(12):962－5.

［24］Hachisuka T. Femoral hernia repair［J］. Surg Clin North Am,2003,83(5):1189－1205.

［25］Nakagawa M, Nagase T, Akatsu T, et al. Randomized prospective trial comparing clinical outcomes 3 years after surgery by Marcy repair and Prolene Hernia System repair for adult indirect inguinal hernia［J］. Surg Today, 2013,43(10):1109－1115.

［26］Condon RE. Reassessment of groin anatomy during the evolution of preperitoneal hemia repair［J］. Am J Surg,1996,172(1):5－8.

［27］丁宇,李亮,关志忱,等. 成人隐睾症腹股沟管情况评估与一期无张力修补术［J］. 海南医学,2011,22(4):14－16.

［28］Pogorelié Z, Rikalo M, Jukié M, et al. Modified Marcy repair for indirect inguinal hernia in children: a 24-year single-center experience of 6826 pediatric patients［J］. Surg Today,2017,47(1):108－113.

［29］Valenti G, Baldassarre E, Conforti A. The Marcy repair modified using cremaster muscle sparing. A new and effective method for performing prosthetic hernioplasty［J］. Surg Today,2005,35(8):645－8.

［30］Schumpelick V,Treutner KH,Arlt C. Inguinal hernia repair in adults［J］. Lancet, 1994 (8919):375－379.

［31］Fasih T,Mahapatra TK,Waddington RT. Early results of inguinal hernia repair by the mesh-plug technique first 200 cases［J］. Ann R Coll Surg Engl,2000,82(6):396.

［32］候利民,姜洪池. 腹股沟疝的治疗进展［J］. 中国实用外科杂志,2001,21(2):113.

［33］Porrero JL, Hidalgo M, Sanjuanbenito A, et al. The Shouldice herniorrhaphy in the treatment of inguinal hernias: a prospective study on 775 patients［J］. Hernia, 2004, 8（1）：60－63.

［34］ Kassab P, Franciulli EF, Wroclawski CK, et al. Meshless treatment of open inguinal hernia repair：a prospective study［J］. Einstein（Sao Paulo）,2013,11（2）:186－189.

［35］ McClusky DA 3rd, Mirilas P, Zoras O, et al. Groin hernia：anatomical and surgical history ［J］. Arch Surg, 2006, 141（10）: 1035－1042.

［36］ 赵同民,陈杰. 腹股沟疝单纯组织修补术——解剖学修补术［J］. 中华疝和腹壁外科杂志（电子版）,2008,2（1）:58－60.

［37］ Antoniou SA, Pointner R, Granderath FA. Current treatment concepts for groin hernia ［J］. Langenbecks Arch Surg,2014,399（5）：553－558.

［38］ Tuveri M, Borsezio V, Argiolas R, et al. Use of biological material as an adjuvant in Bassini hernia repair：technical notes［J］. Chir Ital, 2009,61（2）:193－198.

［39］ Banks SB, Cotlar AM. Classic groin hernia repair… lest we forget［J］. Curr Surg,2005,62（2）:249－252.

第14章 腹股沟疝的后入路组织修补术

由腹股沟区皮肤开始，逐层切开，游离精索，结扎疝囊并进行修补，这种手术入路称为前入路手术（anterior approach）；后入路（posterior approach）手术则与此相反，在腹股沟以上的部位或腹部中线做切口，由腹直肌后进入腹膜前间隙进行修补，不打开腹股沟管，不强调游离精索。后入路的手术比 Bassini 手术出现得要早，1886 年英国爱丁堡的 Annandale，提出了后入路的腹膜前修补术。但由于 Bassini 手术的巨大成功，掩盖了后入路手术的光芒。Lloyd Nyhus 和 Rene Stoppa 被称为腹膜前腹股沟疝修补术的先驱[1]，其中 Nyhus 手术为组织修补术，必要时可以植入网片，而 Stoppa 手术为复杂腹股沟疝的无张力修补术。

1 Nyhus 手术步骤

· 切口一般在耻骨联合上方 2 ~ 3cm，长约 7 ~ 8cm。逐层切开，见到腹直肌鞘后切开，向内侧牵拉腹直肌，然后逐层切开腹外斜肌腱膜、腹内斜肌及腹横肌，这时可见到腹横筋膜，切开腹横筋膜，即可进入腹膜前间隙。

· 钝性游离腹膜前间隙，可以暴露直疝三角、内环口及股环，也可见到髂耻束。由于切口较小，可以结合手指触诊探查识别以上解剖结构。对于直疝及

股疝，一般游离后可将疝囊的腹膜游离到腹腔一侧，较小的斜疝也可以完全游离，但是较大的斜疝即需要横断疝囊，然后缝合腹膜。

· 根据具体情况选择适当的修补方式。斜疝需要对内环口进行重建，使内环口缩小，直疝和斜疝可将腹横筋膜、腹横肌、腹内斜肌与髂耻束缝合，股疝缝合关闭股环后，将以上三层结构与 Cooper 韧带缝合，缝合要求使用不可吸收缝线。Nyhus 认为对于腹横筋膜缺损 > 4cm 需要放置网片，已不属于组织修补术的范畴。

· 将腹外斜肌腱膜缝合，关闭切口。

2 Nyhus 手术的优点

· 前入路手术不能在直视下评估腹横筋膜，而后入路的 Nyhus 手术却可以直视腹横筋膜，完成腹横筋膜的重建和内环口的重建。

· 因为不经过腹股沟管，避免对髂腹股沟神经、髂腹下神经损伤的风险，从而减少了术后腹股沟疼痛的发生，但髂腹下神经、髂腹股沟神经与手术后腹股沟疼痛的关系有较多不一致的观察结果。Dittrick 等发现切断髂腹股沟神经与保护髂腹股沟神经术后的复杂区域疼痛综合征（一种慢性神经损伤导致的病理性

疼痛综合征）发生率分别为 3% 和 25%[2]，但也有人认为不切断髂腹下神经和髂腹股沟神经术后没有出现疼痛[3]。在前入路的复发疝手术中，可以避开原瘢痕组织即解剖结构的紊乱，避免副损伤[4]。

· 如果术中更改术式，可植入网片，后入路的疝成形术比经前入路手术加强腹股沟管后壁的手术而言，具有全肌耻骨孔修补的优势。

3 Nyhus 手术的缺点

· 仍然为组织修补术，也是有张力的修补术，其固有的缺点仍无法避免，将病理性的组织缝合在一起，有较高的复发率。

· 无法像前入路手术那样，剥除斜疝的疝囊或疝囊的大部分，因此术后疝囊积液较常见，但无须特殊处理，一般可自行吸收。

4 对 Nyhus 手术的评价

· Nyhus 手术为后来的腹腔镜疝手术的手术入路提供了重要的参考，实际上腹腔镜手术建立腹膜前间隙的方法与 Nyhus 手术具有相同的原理。

· Nyhus 手术如果需要时，可同时植入网片，进行个性化的修补，复发率比 Bassini 手术低，总体复发率小于 0.8%[5]。

5 腹股沟疝无张力时代的 Nyhus 组织修补术适应证与禁忌证

在无张力修补术的时代，传统的疝修补术需要重新审视其适应证，根据杨斌等[6]的研究认为 Nyhus 手术适应于成人斜疝、直疝、股疝，特别是复发疝、巨大疝或复杂疝，以及嵌顿疝合并肠梗阻。并建议缺损 > 3.5cm 时需要植入网片。Nyhus 手术包括用自身组织进行的有张力修补术，也包括采用网片进行的疝成形术。对于组织修补的术式，建议施行于小的斜疝、直疝或股疝。由于中国人的身材特点，笔者建议采用缺损 < 3.5cm 的标准，对于缺损 > 3.5cm 的复发疝、巨大疝或复杂疝建议加用补片，但这已经不是组织修补术。Nyhus 手术在择期手术中已经很少应用，尤其是组织修补术，《成人腹股沟疝诊疗指南（2014 年版）》也没有提及 Nyhus 手术[7]，但在腹股沟急诊手术中，可以方便经同一切口切除肠管[8]，而无须像腹股沟切口那样遇到困难需要另做切口，因此有学者提倡在腹股沟急诊情况下使用。

6 Nyhus 手术的其他问题

同 Bassini 手术。

（杨　毅　庄哲宏）

参考文献

[1] Carter PL. Lloyd Nyhus and Rene Stoppa：preperitoneal inguinal pioneers［J］. Am J Surg，2016，211（5）：836 – 838.

[2] Dittrick GW，Ridl K，Kuhn JA，et al. Routine ilioinguinal nerve excition in inguinal hernia repairs［J］. Am J Surg，2004，188（6）：736 – 740.

[3] Tsakayannis DE，Kiriakopoulos AC，Linos DA. Elective neurectomy during open "tension-free" inguinal hernia repair［J］. Hernia，2004，8（1）:67 – 69.

[4] 陈双. 腹股沟疝外科学［M］. 广州：中山大学出版社，2005:110.

[5] Nyhus LM. The posterior（preperitoneal）approach and iliopubic track repair of inguinal

and fermoral hernias—an update[J]. Hernia,
2003,7(2):63 - 67.

[6] 杨斌,张育超,赖东明,等. Nyhus 后入路修补
治疗腹股沟疝的临床应用[J]. 中国微创外
科杂志,2007,7(12):1135 - 1136.

[7] 中华医学会外科学分会疝和腹壁外科学组,
中国医师协会外科医师分会疝和腹壁外科医
师委员会. 成人腹股沟疝诊疗指南(2014 年
版)[J]. 中华疝和腹壁外科杂志(电子版),
2014,8(3):204 - 206.

[8] Babar M,Myers E,Matingal J,et al. The mod-
ified Nyhus-Condon femoral hernia repair [J].
Hernia,2010,14(3):271 - 275.

第15章　腹股沟疝的前入路无张力修补术

1　概　述

腹股沟疝的无张力修补术与 Bassini 手术一样具有里程碑式意义，它使腹股沟疝的治疗效果得到了质的提高。很早以前医学家就对腹股沟疝形成的机械原理提出疑问，1922 年 Harrison 指出腹股沟疝的高发年龄是 50 ~60 岁，这时他们已经度过了人生身体最好的阶段，说明组织改变是腹股沟疝的病因之一。Billroth 采用移植自体的阔筋膜进行手术，可以认为是采用自体组织的无张力修补术，但效果不佳并很快被淘汰，因此他推测，如果能生产一种合适的人工合成材料，组织密度像筋膜、肌腱一样坚韧，则有望发现完全治愈疝的方法。一种被称为"尼龙线织补腹股沟管疝修补术"可以认为是比较早的非自体组织的无张力修补术，该手术采用一根很长的尼龙线在组织中反复行编织样缝合，在联合腱与腹股沟韧带间形成类似网片的结构。随着材料科学的发展，Billroth 的愿望终于实现，20 世纪 50 年代开始出现聚丙烯网片，为最早使用的疝修补网片。1984年 Lichtenstein[1] 提出无张力疝成形术的概念，使 Lichtenstein 手术成为无张力修补术的金标准，新的无张力修补术术式一般要与它进行临床对比试验。其他类型的植入假体，如网塞等在治疗腹股沟疝上也取得了很好的疗效，使腹股沟疝的手术治疗变得简单而有效[2]。很快，由于新型网片的开发，各种前入路的无张力修补术式相继出现，都是来源于 Lichtenstein 的基本理念。在中国大陆，1997 年马颂章首次引进了当时被称为疝环充填式的无张力修补术。

1.1　前入路无张力修补术的基本术式

所谓的 Bassini 手术，是将"三层结构"与腹股沟韧带和髂耻束强行缝合，由于结构有分离的倾向而产生张力，因此称为有张力的手术。但如果在腹股沟管的后壁植入人造网片，则无须将上述组织缝合在一起，不存在以上的张力问题，因此称为无张力修补术。无张力修补术是针对以前的前入路组织修补术而言。实际上，之后产生的腹膜前植入网片的技术，网片覆盖了肌耻骨孔及以外的区域，已经与联合腱和腹股沟韧带之间的张力无关。Lichtenstein 手术也超越了"无张力"的范畴，是一种假体植入的疝成形术，但习惯上很多人仍称之为无张力修补术，因此 Lichtenstein 仍称之为"tension-free hernioplasty"，即无张力的疝成形术。前入路的无张力修补术主要有几种基本的术式。

1.1.1 针对腹股沟管后壁的疝成形术

Lichtenstein 手术是典型的腹股沟管后壁加强手术，植入的网片与机体的成纤维细胞、纤维细胞、胶原纤维等形成一个坚固的腹股沟管后壁，以防止疝的复发，这仍属于机械原理的修补术，通俗地说就是"打补丁"的做法。

1.1.2 针对腹股沟缺损的修补术

腹股沟疝网塞修补术是针对腹股沟缺损的典型手术，是最早用于复发疝的手术，其主要的理由认为，为了复发的腹股沟疝去游离瘢痕组织，再植入并展平一张平片是没有必要的。因为这些病例常出现稳定的瘢痕与较小的缺损，没有必要去破坏这些结构，使用一个网塞去堵住缺损是有效的办法，此后手术适应证扩展到原发疝。通俗地说，这种术式是"堵漏"的做法。

1.1.3 加强腹股沟管后壁与针对腹股沟缺损结合的手术

这种手术方式实际上是 Lichtenstein 手术和腹股沟网塞修补术的结合，目的是通过两种网片的结合来增加疗效。平片可以加固腹股沟管后壁，而网塞可以堵塞腹股沟缺损，并且可以将腹腔内的压力分散传递给平片。通俗地说就是"堵漏＋打补丁"的做法。

1.1.4 加强腹股沟管后壁与腹膜前技术的结合

这种手术方式是采用双层网片，既可加强腹股沟管后壁，又在腹膜前植入网片，起到全肌耻骨孔修补的作用。双层网片起到双重加强的作用，就像在防洪时，既在堤坝的里面放置挡板防止渗漏，又在外面进行加强。比较典型的是 UHS 手术、改良 Kugel 手术等。该术式起主要作用的是腹膜前的网片，因此在有关腹膜前技术的章节中介绍。

1.2 各种术式的基本评价

Lichtenstein 的平片无张力修补术主要特点是简单易学、效果确切。单纯的腹股沟管网塞修补术现在已较少使用，使用较多的是网塞＋平片的腹股沟疝修补术。加强腹股沟管后壁与腹膜前技术结合的方法中，应用疝修补装置的手术代表着另外一种理念，其效果理想，但是操作稍显复杂，也是目前常用的术式之一。目前没有证据表明哪种术式在疗效上更具有统计学意义上的优势，同样的手术采用新的材料后也没有明显获益的证据[3]。

目前很多厂家开发出不同的网片而产生不同名称的术式，基本上都是以上术式的变形，有些甚至只是网片形状的小幅变化，有些即使有较大的外形变化，甚至有"复杂"的多件型网片，但其基本原理是没有变化的。

(孙卫江)

2 Lichtenstein 无张力疝成形术

2.1 手术步骤

·麻醉：推荐使用局部麻醉。根据具体的情况，可以采取硬膜外阻滞麻醉或其他麻醉。

·切口的长度要求可以暴露耻骨结节和内环即可，一般在腹股沟韧带中点上两横指至耻骨结节之间。熟练的学者切口可以更小，沿皮肤张力线逐层切开皮肤、Camper 筋膜、Scarpa 筋膜，暴露腹外斜肌腱膜。

· 切开腹外斜肌腱膜,从外环口至内环口,注意其下的髂腹下神经,游离腹外斜肌腱膜,上叶游离至联合腱上约3cm,下叶游离至腹股沟韧带最低处,外侧游离至内环口外侧约5cm,目的是有足够的空间以放置网片。

· 游离精索。可在精索与耻骨结节之间的间隙进行游离。该间隙为无血管间隙,并且较为疏松。游离并提起精索,用电刀游离内侧至耻骨结节,外侧游离至内环口。

· 髂腹下神经的处理。由于髂腹下神经常位于精索的上侧,妨碍网片的放置,可以将其切除。要求切除一段神经,而不是切断,残留的断端埋于腹内斜肌内,以免形成神经瘤引起慢性疼痛。也有学者主张保护神经,在网片上剪出缺损以通过神经。

· 斜疝的疝囊游离时切开提睾肌,提出疝囊并完全游离疝囊,回纳腹腔,一般无须结扎疝囊。进入阴囊的疝囊较大时,可以横断疝囊,并缝扎;较小的直疝疝囊直接回纳,大的直疝疝囊可以用可吸收线进行缝扎。注意合并疝的情况,尤其是直疝,需要注意是否有合并斜疝的可能;而直疝较易发现,在处理斜疝时一般不易遗漏;需注意其他少见的并存疝,如壁内疝(间质疝)、低位半月疝等。由于该手术不打开腹横筋膜,因此探查股疝时需要做一小切口进入腹膜前间隙进行探查。

· 取一8cm×16cm的网片,网片的内侧需要修整成与腹股沟管内侧相同的圆角外形。将精索牵开,网片与耻骨结节上的腹直肌前鞘用单丝不可吸收缝线缝合固定。注意缝合的深度,不要缝合到骨膜,以免术后出现明显的不适感[4]。网片与腹直肌鞘重叠1~1.5cm。将网片的下缘与腹股沟韧带连续缝合,一般要求缝合3~4针,缝合至内环口,缝合时注意股血管及腹股沟韧带下的股神经。如果合并股疝或原发疝为股疝,应该与Cooper韧带缝合。网片的外侧剪开一缺口,上片占2/3,下片占1/3,缺口处通过精索,用不可吸收缝线将上下片的下缘(亦即上片是剪开处的边缘,下叶是非剪开处的边缘)固定于腹股沟韧带,形成新的内环口(图15-1)。网片外侧的上下

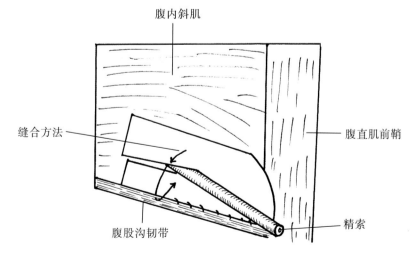

图 15 - 1　平片的固定示意图

叶重叠，形成类似腹横筋膜的悬吊，同时形成一个穹状突起的网片嵌形物，确保内环口区域的无张力修补。网片的上缘与腹内斜肌用可吸收线缝合固定，注意保护髂腹下神经。

·缝合腹外斜肌腱膜，重建外环口至食指尖大小，逐层缝合切口。

2.2 术后的处理

术后无须特殊处理，提倡早下床活动，可进行一般的正常生活和非体力工作，避免激烈运动和体力劳动。

2.3 手术相关问题

2.3.1 网片的大小

一般专业文献对网片的大小描述为 8cm×16cm，也有采用 7.5cm×15cm 或 5cm×10cm 的，甚至有些学者采用 4cm×6cm 的网片，这与不同厂家提供的网片尺寸大小有一定的差别及患者的体型不同有关。但作为临床医生，必须根据科学的医学原则选择合适大小的网片。在 Lichtenstein 手术中由于没有网塞，因此对平片放置的要求更高，要求腹外斜肌腱膜游离≥8cm[5]的范围，网片必须平展，必须覆盖内环及耻骨结节旁两个易复发的部位，同时要超出一定的范围，耻骨结节侧超出 1~2cm，内环口超出至少3cm，并且考虑腹股沟管长约 4~5cm。因此笔者认为：由于网片具有皱缩的倾向，网片的大小至少为 5cm×10cm，并根据患者的体型有所变化。

2.3.2 髂腹下神经的切除问题

对于神经的切除有两种针锋相对的观点，一种认为应该切除，另一种认为不应该切除。支持切除的理由为：①髂腹下神经的存在妨碍了网片的放置，并且在放置网片的疝成形术中，起主要作用的是网片与组织的成纤维作用，从而形成坚固的腹股沟管后壁。腹内斜肌及腹横肌下缘等组织所起的作用不大，并且髂腹下神经腹股沟段本质上属于感觉神经，切除后不影响肌肉的失神经支配问题。②即使髂腹下神经腹股沟段属于运动神经或运动与感觉的复合神经，失神经支配后腹内斜肌与腹横肌下缘收缩无力或萎缩等，影响也很小。③此外发生的神经痛与网片收缩和炎症反应也有关[6]，切除神经可减少术后腹股沟的慢性疼痛并且不影响疗效。不支持切除神经者，采用在网片上剪出缺损的办法以通过神经，认为减少神经的损伤可以减少术后神经痛的可能。

但从神经痛的机制上分析，或许对我们有所启发。外周神经和中枢神经共同参与神经病理性疼痛的发生。外周神经受损伤后，早期的异位放电是早期急性疼痛的原因，并且这些异位放电不断刺激着脊髓后角的中枢，诱发脊髓背角长时程的增强等中枢敏化现象，中枢敏化和下行易化系统的激活在神经病理性疼痛的后期维持中发挥重要的作用[7]。如果需要保留神经，需要做较广泛的游离，在游离神经的过程中，或者会有牵拉导致神经非肉眼可见的损伤，产生急性的刺激。此后由于网片和局部炎症的持续刺激，瘢痕或网片收缩造成的卡压，也可以产生持续的刺激，可能是术后腹股沟神经痛的原因之一。在实际临床工作中，有学者发现保护神经相比切除神经，腹股沟疼痛发生率会增加[8]，也有学者认为切除神经可以减少术后腹股沟疼痛的发生[9]，至少可以在短期内有减少术后腹股沟疼痛的作用[10]。需要指出的是，术后的腹股沟神经痛，在药物治疗无效的情况下，手术切除神经可改善病情[11-12]。

是否切除髂腹下神经是个有争议的问题，从理论分析及笔者的临床体会看，主张如果神经对网片的植入产生影响，应该予以切除，以减少术后的神经病理性疼痛发生概率。

2.3.3 网片的缝合固定问题

由于 Lichtenstein 手术单纯采用平片加强腹股沟管后壁，因此缝合固定网片非常重要。李亮等[13]根据临床病例的调查发现，腹股沟疝术后复发主要存在于两个区域，即耻骨结节和精索通过网片的部位。耻骨结节部位复发是由于网片与耻骨结节部位固定不牢固有关，网片剪开部位复发是由于网片的皱缩造成，由于网片被剪开后剪开部位由网片的中心变成网片的边缘，网片的收缩使精索通过部位扩大，从而使疝复发。所以网片固定的重点是耻骨结节部位与内环口部位。此外腹股沟韧带与网片的缝合及网片与联合腱的缝合固定也有不少细节的问题。

·耻骨结节部位的缝合固定：第一个容易产生慢性疼痛的部位是耻骨结节，在早期，国内对疝和腹壁外科的知识推广不到位，一些医生为了将网片缝合固定得更牢固，就将网片缝合到耻骨结节的骨膜上。由于骨膜有丰富的神经，因此术后慢性疼痛发生率较高，因此 Lichtenstein 主张将网片缝合到附着于耻骨结节的腹直肌前鞘上。也有学者对其进行专门的研究，如隋梁等[14]认为耻骨结节处附着的结构包括腹股沟韧带内侧端的腱纤维、皮下环的内侧脚、腹内斜肌和腹横肌、腹直肌前鞘，并形成致密的腱膜组织，主张用注射器注射局麻药或生理盐水 2ml，鼓起以上筋膜，

使其与骨膜分离，然后缝合，可以减少术后的慢性疼痛。

·网片与腹股沟韧带的缝合固定：第二个部位就是网片与腹股沟韧带的缝合固定处，此处要求采用连续缝合，但也有学者采用间断缝合，此处缝合应该注意生殖股神经。生殖股神经分为生殖支和股支，股支经过腹股沟管的腹横筋膜下并在腹股沟韧带下随股血管进入支配大腿的内侧，生殖支的皮支穿腹股沟韧带或腹股沟韧带与腹外斜肌腱膜交界处分布于腹股沟区[15]，由于该神经细小，肉眼难以发现，并且经常位于腹横筋膜之下靠近腹股沟韧带，因此容易被缝扎，可能也是产生术后慢性疼痛的原因，因此缝合固定网片下缘时应单纯与腹股沟韧带缝合固定，尽量不要缝合到腹横筋膜。

·其他部位的固定：对于网片的上缘，应采用可吸收缝线间断缝合，因为髂腹下神经及髂腹股沟神经肉眼判断并不困难，因此直接缝合误扎的可能性不大，即使无意缝合结扎到神经，缝线吸收后对神经的压迫也可以解除。

·其他固定方式：也可采用粘合固定的方法固定网片，如应用纤维蛋白胶或合成的化学胶，由于合成化学胶的制作过程可能混入杂质等问题，如甲醛等。不同的产品质量差异很大，除非对产品的质量有把握，一般不建议采用，最好采用纤维蛋白胶。研究表明，粘合固定缩短手术时间并且具有更低的术后慢性疼痛发生率[16]。在网片的改进上，有的公司开发了带有倒钩的网片，称为自固定网片，这些倒钩由可吸收材料制成，可以起到固定补片的作用，无须缝合，具有更短的手术时间。一段时间后倒钩可以完全被吸收，据报道可

以达到与普通网片缝合固定同样的疗效[17]，并逐渐广泛应用。

·固定方式与术后慢性疼痛：这种自固定网片由于没有缝合的问题，可以减少术后慢性疼痛的发生率[18]，但多中心研究没有证据表明粘合固定或使用自固定网片比缝合固定的术后腹股沟疼痛发生率更低[18]。有研究表明网片放置层面是腹股沟疝手术后慢性疼痛的一个危险因素[19]，减少缝合并不减少术后慢性疼痛的发生率[20]，并且考虑费用问题，自固定网片并无优势。可见，网片的固定与腹股沟疝的复发和术后的慢性疼痛并没有必然的关系，临床研究有时也有矛盾的结果，Lichtenstein 手术后复发和慢性疼痛的病因是复杂的，是多因素的[21]，对其确切的病因仍然有太多未知的因素。系统回顾显示，专家在进行 Lichtenstein 手术时比非专家的术后腹股沟慢性疼痛的发生率更低[22]，因此经验和操作可能是重要的因素。细致和确切的操作，可避免不必要的副损伤，是确保疗效的最重要因素。

·固定方式与复发：Lichtenstein 手术强调使用不可吸收缝线缝合网片与腹股沟韧带，以确保长远的疗效，这种观点已经成为经典 Lichtenstein 手术的一部分。对于粘合固定，一项长达 7 年 Lichtenstein 手术研究的随访研究表明[23]，使用可吸收缝线固定组 121 例中，有 3 例复发，使用粘合固定网片组的 115 例中有 5 例复发，两者没有统计学差异，与采用不可吸收缝线固定 Lichtenstein 手术的复发率类似。采用粘合固定的 Lichtenstein 手术，手术后的复发率也没有增加。甚至有研究认为，在 Lichtenstein 手术中，不固定网片是安全的并且获益更多[24]。

从这些临床研究中，可以提出一个问题，即在 Lichtenstein 手术中，网片的固定方式可能不是主要的预防复发的因素，或者组织与网片的融入是长期疗效的主要因素。虽然文献报道使用自固定网片的 Lichtenstein 手术中，额外的缝合与无缝合相比，在复发率上没有差别[25]，但对于复发有所担心，这种心态在患者和医生中都很难完全消除，考虑到 Lichtenstein 手术后复发病例多数在耻骨结节部位疝出，在使用自固定网片进行 Lichtenstein 手术时，有的医生选择在耻骨结节部位缝合固定一针，以确保疗效。

2.3.4　网片的选择

由于目前网片的种类较多，因此就存在选择的问题，较好的选择是使用单丝的大网孔网片，这种网片感染的概率低，并且与组织的成纤维反应配合良好。目前这类网片还有轻量型的网片和部分可吸收网片，术后舒适感较好。也有学者报道使用膨体聚四氟乙烯网片进行 Lichtenstein 手术，认为可减少与精索的粘连，减少术后的射精疼痛，并且网片柔软，舒适性好。笔者认为膨体聚四氟乙烯网片并非理想选择，一是这种类型的网片属于防粘连补片，与组织的融合性差，由于该类型的网片缺少网孔，组织的纤维组织生长是倾向于包裹网片的，而与之融合不全面，因此不能像大网孔网片那样与成纤维反应很好融合，并形成坚固的腹股沟管后壁；其二是价格较高。

2.3.5　新的尝试

由于人工合成的网片不能使用于青少年及儿童患者，也有学者采用脱细胞支架补片作为青少年患者手术的修补材料[26]，作为一种"过渡态的结构"不影响发育，特别适用于年龄较大的青少年，并且效果理想，这也是一种尝试，不作为常规术式。很少有研究关注体力劳动者的腹股沟疝术式和疗效问题，Patil 等采用所谓的改良 Bassini 与 Lichtenstein 手术结合的方法[27]应用于体力劳动者，将联合腱与腹股沟韧带缝合后再行 Lichtenstein 手术，据报道比单纯的 Lichtenstein 有更好的疗效。

2.4 手术的评价

2.4.1 手术的优点

Lichtenstein 手术的优点经受住了考验并得到公认，是世界上开放无张力修补术中开展最广泛的术式[28]，它改变了腹股沟疝修补术的观念，开创了"无张力修补术"的时代。该手术可以在局麻下完成，手术操作简洁，容易推广，复发率低，术后疼痛轻，可以较快返回工作岗位等，被视为开放手术的金标准[29]。由于 Lichtenstein 手术网片与输精管接触更少接触等原因，在腹股沟疝无张力修补术中对输精管影响最小，有研究显示 Lichtenstein 手术具有较低的与性活动有关的疼痛发生率[30]。

2.4.2 手术的缺点

虽然 Lichtenstein 手术效果明显，但它不是建立在全肌耻骨孔修补的理念之上，无法对肌耻骨孔进行全面的修补，对女性的腹股沟斜疝或股疝不适应，原因是这部分患者有很高的继发股疝发生率[31]，虽然可以将网片的下缘与 Cooper 韧带缝合，但这种方法在目前我国医疗耗材供应充足的地区并非理想的选择。此外 Lichtenstein 手术相对于其他术式，有较高的术后慢性疼痛发生率[28]。

2.5 手术适应证与禁忌证

2.5.1 适应证

适应证为成年男性伴有腹横筋膜缺损或薄弱的腹股沟斜疝或直疝，以及复发疝。有学者将网片的下缘固定于耻骨梳韧带用于股疝的修补，但在当前的社会条件下，各种不同类型及价格的网片都有供应，对于股疝以腹膜前的疝成形术为最佳选择。

2.5.2 禁忌证

不适合于身体发育阶段的青少年或儿童腹股沟疝患者，以及女性腹股沟斜疝和腹股沟直疝患者，不适合 Lichtenstein 手术，必须进行全肌耻骨孔的修补；另外男性骨盆女性化的患者手术可参考女性的手术适应证原则。

（杨 毅 李 亮）

3 腹股沟疝的网塞修补术

文献回顾显示，50 多年前意大利外科医生 Davide Fieschi 最早在腹股沟手术中应用网塞[32]。以后出现了在网塞的基础上加用平片的术式，被称为腱膜上补片，即"平片 + 网塞"的无张力修补术。早期的网塞是用聚丙烯卷曲而成，一般使用 20cm × 2cm 的平片卷曲而成，随后又出现了各种形状的网塞，如锥形、伞形、花瓣形等。腹股沟疝网塞修补术是为复发疝而开发，其早期的观点是，为了复发的腹股沟疝游离瘢痕组织再植入平片是不必要的，通常瘢痕组织已经稳定，从而使缺损相对较小，因此没有必要破坏瘢痕组织，使用卷曲的网塞修补缺损即可，网塞堵住缺损从而达到无张力。

3.1 手术步骤

·麻醉：建议采用局部麻醉，也可采用硬膜外麻醉或其他麻醉方式。

·要求患者咳嗽，或做其他增加腹压的动作，在疝环孔上做一小切口，逐层切开直至腹外斜肌腱膜。

·切开腹外斜肌腱膜，并做适当的游离，注意其下的髂腹下神经及髂腹股沟神经。

·游离疝囊，结扎疝囊，不必常规游离精索，为了游离疝囊的需要才做必要的游离。

·适当游离腹膜外间隙，将网塞推入腹膜前间隙，嘱患者咳嗽，网塞不脱出作为合适的标准，将网塞用不可吸收缝线固定在疝环上，并缝合腹横筋膜。

·逐层缝合切口。

3.2 手术后注意事项

与 Lichtenstein 手术相同。

3.3 腹股沟网塞修补术的相关问题

·单纯的腹股沟疝网塞修补术是在较小的切口下进行手术的，并且手术操作较为简单，报道的复发率低。

·由于网塞的面积较平片大为减少，据报道异物感明显减少。

·腹股沟疝的网塞修补术是针对复发疝而设计的，由于锥形的网塞面积较小，因此不建议用于原发较大的腹股沟疝。并且其假设的条件是瘢痕组织形成的坚固的腹股沟管后壁，因此只需用网塞堵塞即可达到修补的目的，实际的临床工作中我们发现形成的瘢痕组织有时不够坚固，也有多发缺损，还有潜在的缺损被掩盖的可能。

·网塞移位的问题，文献报道或者临床工作中发现有网塞移位入阴囊或膀胱[33]等情况，甚至有网塞移位侵入结肠或盲肠而引起肠瘘的报道[34]，这与网片不固定或使用可吸收线固定所致，要求使用不可吸收缝线固定可大大减少移位的可能性。

3.4 手术适应证与禁忌证

Rutkow 和 Robbins 使用小切口下的网塞手术治疗 407 例腹股沟复发疝患者[35]，效果很好，但目前单纯的腹股沟疝网塞修补术已经很少见，多数是网塞 + 平片的无张力修补术。如果能够在手术中证明成人的复发疝其他部位为坚固的瘢痕组织，单纯复发部位的缺损就可以使用单纯的网塞手术，而在成年男性的原发疝中，如果疝环不大，除疝环周围外，其他部位的腹横筋膜薄弱不明显，也可以采用网塞手术。有学者应用于股疝的修补，将网塞放置并固定在股环，但可能存在压迫股血管的风险。

（庄哲宏）

4 腹股沟疝预成形（Perfix）网塞加平片（Mesh Plug）的修补术

在腹股沟疝单纯网塞修补术的基础上，Rutkow 和 Robbins 提出网塞加平片的手术方法，并收到良好的疗效，因此也称 Rutkow 技术或 Rutkow-Robbins 技术，这是一种简洁、有效和卫生经济效益较好的手术方式[36]。该术式也是最早引进国内的术式，当时命名为疝环充填式无张力修补术，在国内的开展较为普遍，也说明推广因素在技术发展中的作用[37]。但随着学科的发展和各种类型网片的推广，近年在国内开展率有所下降，但在基层医院仍然是主流术式之一。

4.1 手术步骤

·麻醉及切口与网塞手术相同，但切口要求略长，一般为4~6cm。

·逐层切开皮肤、浅筋膜、腹外斜肌腱膜，注意保护髂腹下神经及髂腹股沟神经。

·游离腹外斜肌腱膜，上至联合腱上2cm，下至腹股沟韧带。

·游离精索，从内环口至耻骨结节，斜疝时，纵行切开提睾肌，游离疝囊，小的疝囊直接回纳腹腔即可，大的进入阴囊的疝囊，可以横断、缝扎疝囊，远端旷置；直疝在疝囊颈部切开腹横筋膜，回纳疝囊。注意合并疝存在的可能。

·放置网塞，予不可吸收的缝线固定于腹横筋膜的边缘，也有学者将其固定于联合腱和腹股沟韧带。可嘱患者咳嗽，检查植入的可靠性。

·放置平片，内侧覆盖耻骨结节，网片的分开部位通过精索，予不可吸收缝线在精索外侧缝合网片的两叶。一般

不需要缝合固定网片，如果确实需要，可以缝合固定1~3针，一般与耻骨结节、腹股沟韧带及联合腱固定(图15-2)。

·检查精索，逐层缝合切口。

4.2 术后注意事项

与Lichtenstein手术相同。

4.3 手术相关问题

4.3.1 网塞的问题

根据疝环缺损的大小选择网塞，可以剪掉部分内瓣。网塞的主要并发症是移位的问题，可能移位进入阴囊或腹股沟管内，这与网塞未固定或采用可吸收缝线固定，缝线吸收后就未获得固定作用，因此建议采用不可吸收缝线固定网塞。鉴于网塞的移位，我们可以认为，网塞承受了腹腔内较大的压力，就像用塞子去堵漏水的水管一样，另外锥形的网塞难以让组织长入，与组织融合性差，压力大时仍然可以将网塞推开，这也是网塞手术的缺点之一。

4.3.2 平片的问题

网塞加平片的手术是单纯网塞修补

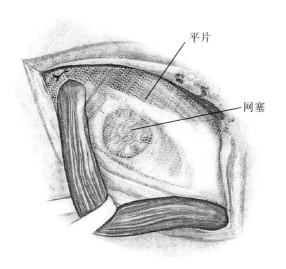

图15-2 网塞及平片放置后的效果

术的改进，网塞加平片的手术中起主要作用的是网塞，而不是平片，因此不主张对平片进行固定。平片的主要作用是覆盖腹股沟管，预防网塞以外的区域复发可能，因此平片的面积要比 Lichtenstein 手术中要小。Gilbert 在腹股沟疝网塞加平片的修补术中无缝合固定[38]，而 Rutkow 和 Robbins 的网塞加平片手术主张进行缝合固定，缝合固定网塞可预防网塞移位引起的并发症[39]。笔者在临床实践中习惯进行缝合固定，网塞缝合 3~4 针，平片缝合 3 针，可以根据具体的情况进行个性化处理。

4.3.3 感染的问题

在临床工作中，笔者体会到使用锥形网塞的手术感染风险稍高。笔者在工作中遇到 3 例该手术后的患者，术后出现感染，反复切口换药无法治愈，逐渐形成感染性窦道，再次手术时发现锥形的网塞内与窦道相通，形成长期难以愈合的窦道，取出网塞和平片切除窦道后患者即痊愈。陈思梦等认为网塞会造成"人工无效腔"[40]，因此在急诊手术和合并腹水患者的手术中应用并不是理想的选择。

4.3.4 马鞍疝的处理

传统上认为，马鞍疝应该使用两个网塞，分别堵住两个疝囊。也有认为只要在主要的疝囊中应用网塞，平片就可以起到加强腹横筋膜的作用，无须两个

网塞。笔者认为，既然是马鞍疝，也就是比较严重的疝，条件允许时，何必拘泥于网塞加平片的技术，腹膜前技术是更好的选择，如 UHS 或 PHS 技术，并且使用两个网塞的费用超过腹膜前技术的一个网片，至少在国内的收费情况下如此。如果条件不允许，那当然是灵活处理为原则。

4.4 Millikan 技术与 Rutkow 技术的不同（图 15-3）

Millikan 技术要求网塞放置的位置更深，网塞位于腹横筋膜之下，而将网塞的内瓣固定于腹横筋膜边缘，因此无须剪除内瓣，该技术认为外瓣在腹腔内压力下可以展开，因此也有人将其称为腹膜前技术，Rutkow 技术没有将网塞放入腹膜前间隙，将网塞的外瓣固定于腹横筋膜（或联合腱和腹股沟韧带）。文献报道腹膜前技术的 Millikan 技术有更低的复发率[41]。Millikan 技术网塞可以在腹腔的压力下展开，而 Rutkow 技术网塞无法展开，因此 Millikan 技术比 Rutkow 技术形成"网塞瘤"的机会少。

4.5 不同的网塞

对于网塞技术，一种观点认为锥形网塞对腹腔刺激性明显，并可能对子宫产生刺激。因此针对网塞有些改进，有的网塞为球面或类似草帽的形状，如爱惜康公司的 UPP 网塞、Hernia Mesh 手术

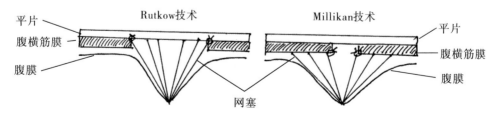

图 15-3　Rutkow 技术与 Millikan 技术网塞放置的不同

中使用的平底短型网塞（T2 型）、平塞组合型补片（T4）等；也有采用不同材料制成的网塞，如 UPP 网塞为大部分可吸收的轻量型网塞。虽然有很多的改进，但是基本的原理仍然是 Millikan 技术与 Rutkow 技术，但是网塞放置的位置基本上向 Millikan 技术靠近，放置在腹膜前间隙，如 UPP 手术和 Hernia Mesh 手术等。

4.6 手术疗效的评价

大量的手术都已经证明了 Millikan 技术与 Rutkow 技术在原发的腹股沟斜疝和直疝中的手术疗效，因其手术操作简洁，复发率低，术后无特殊不适，而得以广泛开展。但该术式只是针对肌耻骨孔的一部分，无法做到全肌耻骨孔修补，因此有继发股疝的可能。锥形网塞形成的"人造无效腔"有增加感染的风险，因此在急诊手术和合并腹水的患者中也不是理想的选择。另外锥形网塞应用于股环也会造成股血管压迫的可能。

4.7 手术适应证与禁忌证

4.7.1 适应证

成年男性伴有腹横筋膜缺损或薄弱的腹股沟斜疝或直疝，以及复发疝。

4.7.2 禁忌证

女性腹股沟斜疝或直疝，需要使用腹膜前技术，因此不适用；锥形网塞形成的"人造无效腔"在急诊手术和合并腹水的患者中也不是理想的选择。

（吴文辉　李　亮）

参考文献

［1］Lichtenstein IL, Shulman AG, Amid PK, et al. The tension-free hernioplasty［J］. Am J Surg, 1989, 157（2）: 188 – 193.

［2］Rutkow IM. The PerFix plug repair for groin hernias［J］. Surg Clin North Am, 2003, 83（5）: 1079 – 1098.

［3］Magnusson J, Nygren J, Gustafsson UO, et al. UltraPro Hernia System, Prolene Hernia System and Lichtenstein for primary inguinal hernia repair: 3-year outcomes of a prospective randomized controlled trial［J］. Hernia, 2016, 20（5）: 641 – 648.

［4］Paily A, Thornton M. Chronic pain following a Lichtenstein inguinal hernia repair: a clinical and legal dilemma［J］. ANZ J Surg, 2009, 79（78）: 517 – 520.

［5］唐健雄, 黄磊. 腹股沟疝的解剖学特征与无张力修补手术的关系［J］. 临床外科学, 2011, 19（6）: 363 – 365.

［6］Robert J, Fitzgibbons JR, Varun P. Laparoscopic inguinal hernia repair［J］. Am Surg, 2006, 72（3）: 197 – 206.

［7］刘玉璇, 国大亮, 陈柳, 等. 外周神经疼痛的研究进展［J］. 天津中医药, 2012, 29（2）: 204 – 206.

［8］Dittrick GW, Ridl K, Kuhn JA, et al. Routine ilioinguinal nerve excision in inguinal hernia repair［J］. AM J Surg, 2004, 188（6）: 736 – 740.

［9］王荫龙, 张新, 谢加东. 预防性切断髂腹下神经对 Lichtenstein 手术术后疼痛影响的分析［J］. 外科理论与实践, 2010, 15（6）: 627 – 631.

［10］Barazanchi AW, Fagan PV, Smith BB, et al. Routine neurectomy of inguinal nerves during open onlay mesh hernia repair: A meta-analysis of randomized trials［J］. Ann Surg, 2016, 264（1）: 64 – 72.

［11］李非. 外科失误的预防和处理［M］. 北京: 北京大学医学出版社, 2012: 464.

［12］Zwaans WA, Perquin CW, Loos MJ, et al. Mesh Removal and Selective Neurectomy for Persistent Groin Pain Following Lichtenstein Repair［J］. World J Surg, 2017, 41（3）:

701 – 712.

［13］李亮,隋梁,吕国庆,等. 腹股沟疝平片无张力修补术后复发原因及其再手术方法选择［J］. 海南医学,2011,22(8):77 – 79.

［14］隋梁,李亮,冯子毅,等. 腹股沟疝无张力修补术中补片在外环处的固定［J］. 岭南现代临床外科,2009,9(4):248 – 250.

［15］张本斯,王凡,叶纯,等. 腹股沟神经卡压征的应用解剖［J］. 中国临床解剖学杂志,2003,21(4):336 – 338.

［16］Hoyuela C, Juvany M, Carvajal F, et al. Randomized clinical trial of mesh fixation with glue or sutures for Lichtenstein hernia repair［J］. Br J Surg,2017,104(6):688 – 694.

［17］Ismail A, Abushouk AI, Elmaraezy A, et al. Self-gripping versus sutured mesh fixation methods for open inguinal hernia repair:A systematic review of clinical trials and observational studies［J］. Surgery,2017,162(1):18 – 36.

［18］Rönkä K, Vironen J, Kössi J, et al. Randomized multicenter trial comparing glue fixation, self-gripping mesh, and suture fixation of mesh in lichtenstein hernia repair(FinnMesh Study)［J］. Ann Surg, 2015, 262(5):714 – 719.

［19］Takata H, Matsutani T, Hagiwara N, et al. Assessment of the incidence of chronic pain and discomfort after primaryinguinal hernia repair［J］. J Surg Res,2016,206(2):391 – 397.

［20］Nikkolo C, Vaasna T, Murruste M, et al. Three-year results of a randomized study comparing self-gripping mesh with sutured mesh in open inguinal hernia repair［J］. J Surg Res,2017,209:139 – 144.

［21］Nikkolo C, Vaasna T, Murruste M, et al. Three-year results of a single-centre single-blinded randomised study evaluating the impact of mesh pore size on chronic pain after Lichtenstein hernioplasty［J］. Scand J Surg. ,2016,105(3):141 – 6.

［22］Lange JF, Meyer VM, Voropai DA, et al. The role of surgical expertise with regard to chronic postoperative inguinal pain(CPIP)after Lichtenstein correction of inguinal hernia:a systematic review［J］. Hernia,2016,20(3):349 – 56.

［23］Matikainen M, Kössi J, Silvasti S, et al. Randomized clinical trial comparing cyanoacrylate glue versus suture fixation in Lichtenstein hernia repair:7-year outcome analysis［J］. World J Surg,2017,41(1):108 – 113.

［24］Ersoz F, Culcu S, Duzkoylu Y, et al. The comparison of Lichtenstein procedure with and without mesh-fixation for inguinal hernia repair［J］. Surg Res Pract,2016;2016:8041515.

［25］Köhler G, Lechner M, Mayer F, et al. Self-Gripping Meshes for Lichtenstein Repair. Do We Need Additional Suture Fixation?［J］. World J Surg,2016,40(2):298 – 308.

［26］申英末,陈杰,杨硕,等. 脱细胞真皮基质生物补片在青少年(6 ~ 18 岁)患者腹股沟疝中应用的研究［J］. 中华疝和腹壁外科杂志(电子版),2011,5(1):53 – 56.

［27］Patil SM, Gurujala A, Kumar A, et al. Lichtenstein mesh repair(LMR)v/s modified bassini's repair(MBR)+ Lichtenstein mesh repair of direct inguinal hernias in rural population—A comparative study［J］. J Clin Diagn Res,2016,10(2):PC12 – 15.

［28］Reinpold W, Chen D. Evidence-based Lichtenstein technique［J］. Chirurg,2017,88(4):296 – 302.

［29］Samaali I, Zenaidi HH, Dougaz W, et al. Treatment of inguinal hernia by lichtenstein technique:an open prospective study［J］. Tunis Med, 2016,94(12):872.

［30］Andresen K, Burcharth J, Fonnes S, et al. Sexual dysfunction after inguinal hernia repair with the Onstep versus Lichtenstein technique:A randomized clinical trial［J］. Surgery,2017,161(6):1690 – 1695.

［31］李亮,隋梁,吕国庆,等.女性腹股沟疝无张力修补术原则探讨[J].中华疝和腹壁外科杂志,2010,4(2):96-99.

［32］Negro P,Gossetti F,Ceci F,et al. Davide Fieschi:a pioneer of plug repair in groin hernia surgery [J].Hernia,2014,18(6):919-923.

［33］Ishikawa S,Kawano T,Karashima R,et al. A case of mesh plug migration into the bladder 5 years after hernia repair [J].Surg Case Rep,2015,1(1):4.

［34］Sekiguchi K,Mizuguchi Y,Mamada Y,et al. Intraperitoneal migration of a mesh plug from a hernioplasty forming a colocutaneous fistula with the cecum:Report of a case [J]. J Nippon Med Sch,2015,82(5):246-849.

［35］Rutkow IM,Robbins AW.The mesh plug technique for recurrent groin herniorrhaphy:a nine-year experience of 407 repairs [J].Surgery,1998,124(5):844-847.

［36］Isemer FE,Dathe V,Peschka B,et al. Rutkow PerFix-plug repair for primary and recurrent inguinal hernias—a prospective study [J].Surg Technol Int,2004,12:129-136.

［37］邹冰子,隋峭崎,隋梁,等.国内成人腹股沟疝手术治疗的发展现状[J].海南医学,2013,24(17):2600-2602.

［38］Gilbert AI.Sutureless repair of inguinal hernia [J].Am J Surg,1992,163(3):331-335.

［39］Lo DJ,Bilimoria KY,Pugh CM.Bowel complications after prolene hernia system(PHS) repair:a case report and review of the literature [J].Hernia,2008,12(4):437-440.

［40］陈思梦,刘力嘉.腹股沟疝急诊手术应用补片的建议[J].临床外科学,2010,18(3):151-153.

［41］Pelissier EP,Blum D,Nego P,et al. Transinguinal preperitoneal repair with the polysoft patch:prospective evaluation of recurrence and chronic pain [J].Hernia,2008,12(1):51-56.

第16章 腹股沟疝的开放腹膜前技术

腹股沟疝的腹膜前技术包括传统的组织修补术和使用网片的疝成形术。组织修补手术在前面的章节中已经介绍，这里只讨论使用网片的疝成形术。对于腹膜前间隙及 Bogros 间隙的解剖，在第3章中有详细的论述，为了与目前手术医生的理解相适应，本章多数篇幅仍采用目前对腹横筋膜概念的一般性理解。腹膜前技术的手术入路包括前入路的手术和后入路的手术。前入路是指经皮肤、腹股沟管逐层进入腹膜前间隙，代表性的手术是使用超普疝修补装置（UHS）的手术、Kugel 手术、改良 Kugel 手术；后入路的手术是指不经过腹股沟管直接解剖进入腹膜前间隙，代表性的手术包括 TEP、TAPP、Stoppa、Nyhus 手术等。腹膜前技术强调的是全肌耻骨孔的修补，使用足够大的网片完全覆盖肌耻骨孔及以外的一定区域，因此要求游离足够的腹膜前间隙和输精管腹壁化以有利于网片的放置。

1 应用双层疝修补装置的无张力修补术（Gilbert 手术）

UHS（图 16-1）是爱惜康公司的产品，为部分可吸收的大网孔轻量型网片，其前一代产品是普理灵疝修补装置（PHS），均为双层疝修补装置。上层网片为长方形，类似于 Lichtenstein 平片，放置于腹股沟管，下层网片为圆形或椭圆形，放置于腹膜前间隙，可以完全覆盖肌耻骨孔外2cm，中间为连接体（或者颈部）。

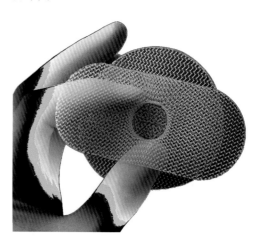

图 16-1 UHS 网片

1.1 手术步骤

· 麻醉：硬膜外阻滞麻醉或局麻，也可以采用其他麻醉方式。

· 切口：腹股沟韧带中点上3cm至耻骨结节，长约6cm，切口可适当延长或缩短。

· 逐层切开皮肤、Camper 筋膜、Scarpa 筋膜、腹外斜肌腱膜，游离腹外斜肌腱膜，上至联合腱上3cm，下至腹股沟韧带，要求足够放置上层网片。

·游离并提起精索，如果是斜疝，则切开提睾肌，游离疝囊至可见腹膜前的脂肪，要求尽量完全游离，不要切开疝囊，较大的疝囊可以横断，远端旷置，近端缝合关闭，沿内环口分离腹膜前间隙，根据个人的习惯，可以用手指分离或纱布分离（图16-2）。如果是直疝，需要注意合并斜疝的可能，可以切开提睾肌探查，然后沿直疝的疝囊颈部切开腹横筋膜，游离腹膜前间隙，此时可以提起腹壁下血管以利于分离。如果是股疝，疝囊回纳较难，可在腹股沟韧带下游离疝囊，切除多余疝囊后缝扎疝，一般可以回纳腹腔，如实在无法回纳疝囊，可以切断腹股沟韧带，放置补片后再重建腹股沟韧带。游离的要求是：外侧至髂腰肌，内侧至腹直肌后，下至耻骨梳韧带下，上至联合腱上，输精管腹壁化。

·双层疝修补装置的放置：将网片的上片沿长轴折三折后对折，用镊子或卵圆钳夹住（图16-3），把下片以网片的连接体为中心叠成伞状，经疝环对准脐的方向[1]将网片推向腹膜前间隙，然后向外拉出，可将下层网片大致展平，

然后可用拉钩拉起腹横筋膜，用镊子或手指补充展平网片，但腹膜前间隙是立体的凹形，完全展平补片是不可能的。如果是股疝，有学者将下片与耻骨梳韧带缝合固定1~2针。将腹横筋膜与网片连接体缝合，缩小缺损。展平上层网片，可以适当修整补片以适应腹股沟管，网片应超过耻骨结节外2cm，并剪开网片以通过精索（图16-4）。将上层网片缝合固定3针，分别处于耻骨结节、腹股沟韧带、联合腱。

·检查手术创面，严密止血，复位精索，缝合腹外斜肌腱膜并重建外环口，逐层缝合切口。

1.2 术后的注意事项

术后无须特殊处理，提倡下床活动，可进行一般的正常生活和非体力工作，避免激烈运动和体力劳动。

1.3 手术相关问题

1.3.1 巨大疝囊与复发的原因

在临床实践上，我们发现采用双层疝修补装置的无张力修补术中，巨大的直疝往往复发率稍高，其原因在于巨大

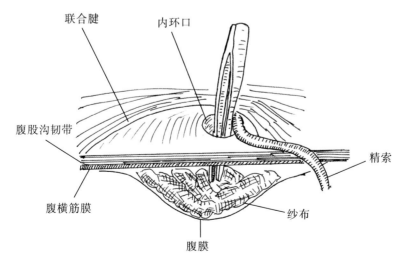

图16-2 用纱布分离腹膜前间隙示意图

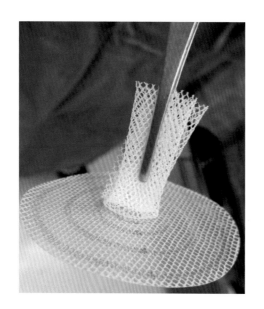

图 16 - 3　折叠后的 UHS 补片（补片修改）

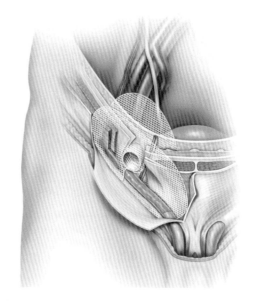

图 16 - 4　网片放置后的效果图。本图片引自爱惜康公司网站

的疝囊回纳腹腔后造成的空间形成腹膜前间隙的假象。在巨大的疝囊回纳腹腔后，开始分离腹膜前间隙，如果采用纱布的钝性分离方法，纱布在填塞的过程中，可能只是填塞了疝囊，腹膜前间隙只是稍被分离，并且由于疝囊的空间较大，也会在手指探查时造成输精管腹壁化的假象，实际上手指透过腹膜触及腹壁的内侧面，这时候放置的下层网片是不合格的，因此容易复发。同样在疝囊较大的斜疝上也存在同样的问题，但不如直疝明显。为了避免"假腹膜前间隙"和"假输精管腹壁化"，可以采用以下的办法。

· 不要回纳疝囊，高位结扎或缝扎疝囊，切除远端疝囊，可以避免回纳疝囊造成的上述假象，但目前有些专家不提倡切除和结扎疝囊，认为可能会增加慢性疼痛的发生率。

· 在分离腹膜前间隙时，先不回纳疝囊，而是牵拉疝囊，在疝囊和精索内

筋膜之间分离腹膜前间隙和输精管腹壁化，完成分离后再回纳疝囊。

1.3.2　双层疝修补装置的错误理解

采用双层疝修补装置的 Gilbert 手术被认为是"三合一"修补手术，并且在各种期刊上大量出现该类论文。这种观点认为，下层补片起到腹膜前间隙修补的作用，补片的连接体起到网塞的作用，而上层补片起到 Lichtenstein 手术的作用，其实是对其的误解。这个双层疝修补装置，中间连接体的作用只是起到连接两层网片的作用，从而成为一个"疝修补装置"，不起腹股沟疝网塞修补术的作用，因此称为"二合一"的修补手术更为合适。

1.3.3　下层网片的放置

由于腹股沟区的腹膜前间隙并不是一个平面，而是一个穹隆顶样的凸面，因此补片不可能放置平整，但补片不能形成明显的折叠，特别是术后补片的皱缩，可能导致网片卷曲起来，使网片覆盖的面积减少而造成复发。因此，补片

可有一定程度的弯曲，但必须使下层补片达到基本平整地覆盖腹膜前间隙肌耻骨孔及其以外的区域，并且无网片折叠和卷曲的情况。

1.3.4 输精管腹壁化的长度

腹膜前修补术的一个重要步骤是输精管腹壁化，被认为是预防复发的一个关键步骤，输精管腹壁化的长度有不同的观点，长度从 3~4cm[2] 到 5~7cm[3] 不等。笔者认为输精管腹壁化是为了放置下层补片，必须有足够的空间使下层网片展平，只要足够下层补片的合格展开及边缘无卷曲即可。

1.4 术式的评价

与 Gilbert 手术类似的术式还有改良 Kugel 手术和腹膜前专用网片(图 16-5)的手术，手术技术要求相同，只是 Gilbert 手术的 UHS 网片为一体的双层疝修补装置，改良 Kugel 手术和腹膜前专用网片为两件式的网片。由于双层疝修补装置的双层修补理念及全肌耻骨孔修补的特点，因此可以牢固地加固腹股沟区，底片为进一步减少复发提供了保障[4]，并且可以避免 Lichtenstein 手术单纯加强腹股沟管后壁而导致继发股疝，或隐匿性股疝由于腹股沟区的加固而在此出现[5]，这对女性患者[6]或老年或腹壁薄弱患者[7]尤其有意义。因为该术式效果确切，因此主张用于疝囊较大或腹横筋膜缺损较大的腹股沟斜疝或直疝、马鞍疝和股疝，也主张用于复发疝。其复发率低，适应证范围广。但同时技术上的要求也较高，进行腹膜前修补，分离组织较多，要确保网片覆盖整个肌耻骨孔，手术耗时也更长。新一代的双层疝修补装置(UHS)，大网孔的补片术后可使纤维更加有序生

长，采用部分可吸收材料，融合及舒适度更好，复发率低[8]。有人认为可以替代 Lichtenstein 手术[9]，但部分学者认为腹膜前修补术破坏了腹股沟区泌尿生殖脂肪筋膜室，少数患者术后出现射精疼痛等不适。Gilbert 手术与 Lichtenstein 手术都是腹股沟疝无张力修补术的经典术式，对这两种术式的评价主要有两种：其一是两种术式在疗效和并发症的发生率上是相同的，但如果考虑医疗费用和有无探查腹膜前间隙的必要性，推荐首先选择 Lichtenstein 手术[10-11]；其二是虽然 Gilbert 手术与 Lichtenstein 手术相比分离更广泛，但是这种代价是可以接受的[12]。

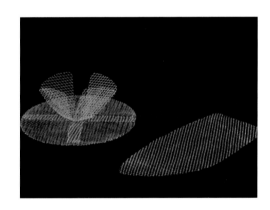

图 16-5 腹膜前专用网片。本图片由北京天助医疗技术有限公司提供

1.5 手术适应证与禁忌证

1.5.1 手术适应证

可适用于各种类型的腹股沟疝，包括男性及女性的腹股沟疝，如腹股沟斜疝、腹股沟直疝、马鞍疝、股疝，但对于疝环较大的腹股沟疝、复发的腹股沟疝、老年腹股沟疝尤其适合。

1.5.2 禁忌证

有下腹部手术史者腹膜前间隙分离困

难，不建议使用，但并非绝对禁忌，采用腹膜前修补术后的复发者不适用，未成年患者不适用。

（谢肖俊　隋　梁）

2　Kugel 手术

Kugel 手术是另外一种典型的腹膜前疝成形术，网片依靠腹腔内的压力和组织的静水压而固定，不必行过多缝合。Kugel 补片（图 16 - 6）是一种聚丙烯单丝双层网片，两层补片在外围结合，结合处为单丝的弹力条，弹力条具有一定的刚性，方便补片展开，弹力条之外是一圈游离的裙带，呈放射状，可方便覆盖一些不规则的组织。常用的是 8cm × 12cm，缺损大时可用 11cm × 14cm。

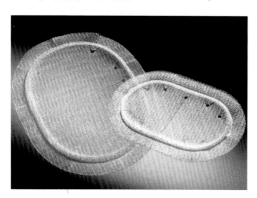

图 16 - 6　Kugel 补片

2.1　手术步骤

·麻醉：局麻或硬膜外麻醉，特殊情况下也可以采用其他麻醉。

·切口：一种方法是在疝囊的正上方做长约 3 ~ 4cm 的切口，另一方法是在耻骨结节和髂前上棘之间的连线中点做一斜切口，1/3 在该中点的下方，2/3 在该中点上方，切口的长度可根据具体情况延长。

·逐层切开，直至腹外斜肌腱膜，游离腹外斜肌腱膜，无须切开外环口。

·钝性分离腹内斜肌至腹直肌外侧缘，打开并暴露腹横筋膜。

·在内环口的内上方切开腹横筋膜，钝性分离腹膜前间隙，并处理疝囊，切除精索脂肪瘤，腹膜前间隙的分离要求有足够的空间，对输精管（女性为子宫圆韧带）进行腹壁化处理，使网片可以覆盖内环口之外，同时覆盖直疝三角和股环。

·斜疝疝囊的处理：小的疝囊可通过腹膜前间隙直接拉回，大的疝囊可以切断，用可吸收缝线缝合腹膜，远端旷置，必要时可以切除疝囊。

·直疝疝囊的处理：可用手指将腹膜与腹横筋膜完全分开，有时疝囊大的情况下可能形成完全分开的假象，因此必须确保分离到 Cooper 韧带作为解剖标志。

·股疝疝囊的处理：小的股疝疝囊一般容易分离，由于股环较小，有时有大网膜粘连于疝囊中，或疝囊较大，回纳困难，此时要注意避免损伤股血管，耐心细致分离，必要时可以切断腹股沟韧带。

·补片的放置：食指伸入两层网片之间，将网片包住手指（图 16 - 7），用压肠板推开腹膜，在顺压肠板方向伸向 Cooper 韧带，触及耻骨后将手指抽出，然后可用镊子协助网片展平，不能折叠，保证网片可以完全覆盖肌耻骨孔（图16 - 8）。

·用可吸收缝线缝合腹横筋膜，一般认为无须固定网片。但笔者习惯同时可缝合固定网片于腹横筋膜，股疝或较大的直疝可将网片与耻骨梳韧带缝合固定。

·逐层缝合切口。

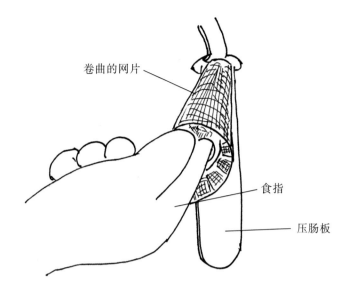

图 16 - 7 网片放置示意图

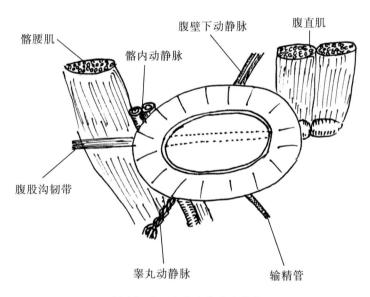

图 16 - 8 网片放置后示意图

2.2 术后注意事项

同 Gilbert 手术。

2.3 手术相关问题

2.3.1 手术成功的关键

Kugel 手术切口小，经内环口上方进入腹膜前间隙[13]，因此要求对腹股沟区的解剖有深刻理解，特别是腹横筋膜的解剖，以及疝囊与腹股沟各个层次之间的关系，辨认正确的腹膜前间隙可以腹壁下动脉为标志，在其下分离腹膜前间隙。如果熟悉这些解剖可较容易完成手术，否则因为层次不正确而使手术变得毫无条理。

2.3.2 及时修补腹膜

在分离腹膜前间隙的过程中，有时可能损伤腹膜，需要及时修补，避免肠管与补片粘连，补片与补片的粘连可能腐蚀肠管，引起肠瘘等并发症。

2.3.3 补片的位置

一般的手术文献要求补片的位置为：3/5 位于腹股沟韧带的上方，2/5 位于腹股沟韧带的下方。这种提法只适用于男性患者，不适用于女性患者，因为女性的肌耻骨孔与腹股沟韧带的关系与男性具有相反的特点。笔者认为只要补片正确地覆盖肌耻骨孔及其以外区域即可。

2.4 术式的评价

Kugel 手术被认为是开放、无张力、免缝合的腹膜前腹股沟疝成形术，是在 Nyhus 腹膜前修补术的基础上发展而来，长期随访表明是有效和安全的术式[14]。同时也是微创的术式，只需局部麻醉和较少的组织分离就可完成手术，并且被认为可以完全达到腹腔镜腹膜前疝修补术的全部目的，费用明显低廉。但是 Kugel 手术经内环口上方进入腹膜前间隙，与其他手术经内环口或直疝的疝环进入腹膜前间隙不同，因此需要一个学习的过程[15]，其优点也很明显，因不涉及腹股沟管的髂腹下神经及髂腹股沟神经，因此神经损伤率低，术后慢性疼痛发生率相应低[16]，其他并发症也少，但只要熟悉腹股沟区的解剖就可以很快掌握技术要点。

2.5 手术适应证与禁忌证

2.5.1 手术适应证

适用于男性及女性各种类型的腹股沟疝，如腹股沟斜疝、腹股沟直疝、马鞍疝、股疝。

2.5.2 禁忌证

腹膜前间隙创建困难者，如有下腹部手术史者、采用腹膜前修补术后复发者不适用，但并非绝对禁忌，未成年患者不适用。

（谢肖俊）

3 改良 Kugel 手术

改良 Kugel 手术采用巴德公司生产的改良 Kugel 网片（图 16 - 9）进行手术，与 Kugel 手术网片不同的是改良 Kugel 补片为两件式，放置在腹膜前间隙覆盖耻骨肌孔的与 Kugel 网片类似，不同的是带有定位带，为两层单丝自膨性聚丙烯网片，有椭圆形和圆形两种；另一网片放置在腹股沟管后壁，改良 Kugel 手术效果类似采用 UHS 或 PHS 网片的双侧疝修补装置的无张力修补术，手术步骤也大体相似。

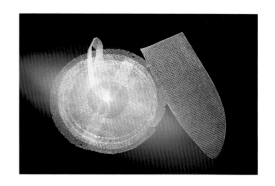

图 16 - 9 改良 Kugel 补片

3.1 与 Kugel 手术的不同点

3.1.1 进入腹膜前间隙的入路不同

Kugel 手术在内环口的上方切开进入腹膜前间隙，不分离腹股沟管的结构，不游离精索。而改良 Kugel 手术需要游离和提起精索，并且在腹股沟管层次内需要游离疝囊。斜疝时需切开提睾肌游离疝囊，到达内环口水平，从内环口游离腹膜前间隙；直疝游离疝囊后，在疝囊颈部切开腹横筋膜，并分离腹膜前间隙；股疝在游离疝囊后回纳腹腔，在直疝三角处切开腹横筋膜，游离腹膜前间隙。但是腹膜前间隙游离的范围要求相同。

3.1.2 植入网片的方式不同

Kugel 手术采用包裹食指的方式经内环口植入网片，而改良 Kugel 手术由于下层网片具有定位带，因此植入腹膜前间隙的方式稍有差异。采用改良 Kugel 手术时将下片卷成卷状，用卵圆钳夹住，用组织钳提起腹壁下动静脉，将补片放入腹膜前间隙，先朝向耻骨结节方向，然后朝向髂前上棘方向，保持定位带在腹膜前间隙外，牵拉定位带，食指伸入腹膜前间隙网片之上，在补片的各个方向上配合网片展平，同时可触诊判断网片是否覆盖肌耻骨孔。将定位带的两片分别缝合于联合腱和腹股沟韧带，剪掉多余部分（图 16 - 10）。

3.1.3 改良 Kugel 手术需要放置网片加强腹股沟管后壁

Kugel 手术是单纯的腹膜前间隙修补术，而改良 Kugel 手术是个复合技术，是同时进行腹膜前间隙的修补和加强腹股沟管后壁的无张力修补术。放置上片前将网片剪出缺损通过精索，放于腹股沟管后壁，要求覆盖耻骨结节和内环口周围 2cm，网片通过精索部分缝合一针，其他部位可以固定或不固定。

3.2 术后注意事项

同 Gilbert 手术。

3.3 手术相关问题与术式的评价

该技术是 Kugel 手术的改进，由 Kugel 网片的一件式变成改良 Kugel 网片的两件式，并且下片具有椭圆形和圆形两种形态，并保持传统 Kugel 补片的弹力环结构。但在手术技术上，腹膜前补片的放置方向保持了 Kugel 手术的特点，但又借鉴了双层疝修补装置的技术，设计的定位带的作用，类似于在放置 PHS 或 UHS

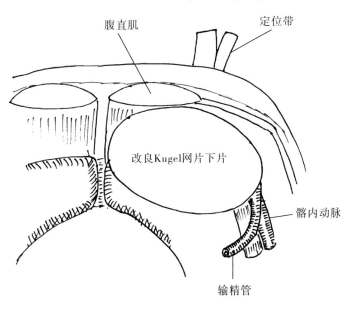

腹直肌

定位带

改良Kugel网片下片

髂内动脉

输精管

图 16 - 10 改良 Kugel 手术下片放置后的示意图

网片牵拉上片的作用，定位带的固定方式，也类似 PHS 或 UHS 补片结合体的固定方式，因此其优缺点与应用双层疝修补装置的无张力修补术基本相同。如果对放置改良 Kugel 网片的底片满意，也可不放置上片，可取得同样的效果[17]。

3.4 手术适应证与禁忌证

同 Gilbert 手术。

（唐迎泉）

4 巨大补片加强内脏囊的手术（Stoppa 手术）

巨大网片加强内脏囊的手术在国内应用较少，但实际上不是一个新的手术，于 1969 年由法国著名疝外科专家 Stoppa 所开创[1]，因此又称 Stoppa 手术。是治疗巨大的腹股沟疝、复发疝或复合疝的有效办法。

4.1 手术步骤

· 麻醉：可选择硬膜外阻滞麻醉、腰麻或全麻。

· 切口：一般采用妇产科手术的 Pfannenstiel 切口，是一种横行的切口，也可以采用下腹部正中切口，逐层切开腹壁，切开腹横筋膜，直至见到腹膜。

· 游离腹膜前间隙和疝囊的处理：可采用钝性结合锐性分离的办法分离腹膜前间隙，分离范围基本包括整个下腹部，正中至膀胱前间隙，两侧至髂前上棘水平，下方至耻骨梳韧带下。斜疝可以在疝囊颈部切断，缝合关闭腹膜，远端旷置，如果疝囊可以完全剥离，也可以完全游离后回纳腹腔，直疝疝囊可以完全游离，股疝也多数可以完全游离，如无法游离，可以横断疝囊，缝合腹膜，远端旷置。

· 输精管腹壁化：将输精管与腹膜分开，游离足够的长度。

· 网片的准备：将网片平铺在术野，网片的宽度要比两侧的髂前上棘短 1～2cm，一般为 24cm，但需要注意腹壁并非一个平面而是一个凸面，否则网片宽度不够，中线的长度为脐至耻骨联合下 2～3cm，平均 16cm，下缘要求覆盖耻骨梳韧带下 2cm，经过修剪后的网片呈"∧"形（图 16-11）。

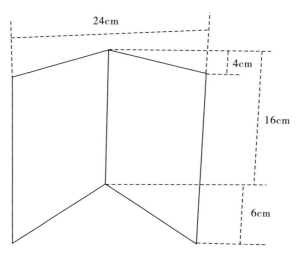

图 16-11 网片剪裁后的示意图

·网片的放置：由于网片较大，放置较困难，可以先放置一侧再放置另外一侧，笔者习惯先放置下缘的中间部位于耻骨联合后，由于切口距耻骨联合一般为5cm左右，可以实现徒手缝合，将网片用普理灵缝线固定，然后用镊子夹住网片一侧的下角，将网片放在一侧的最低部位，注意将网片下缘覆盖耻骨梳韧带下2cm（图16-12），如有必要可将网片固定在耻骨梳韧带上。同法放置另外一侧，然后放松拉钩，注意观察网片是否展平。然后放置上缘的中点，将其固定于腹壁，同法用镊子夹住网片的外上角展平网片的上缘，也可以采用专用的腹壁穿刺针，将双侧外上角悬吊固定于腹壁。

·逐层缝合切口，如有必要可以在腹膜前间隙放置引流管。

4.2 术后处理

因为手术创面大，术后建议使用抗生素预防性抗感染治疗至术后第1天，若使用引流管时有逆行性感染的风险，应适当延长使用时间。提倡早期下床活动，术后短期内不适宜进行激烈运动。

4.3 手术相关问题

4.3.1 腹膜前间隙的分离

由于该手术主要用于复发疝及巨大疝，因此腹膜前间隙往往有粘连，甚至有坚硬的瘢痕，此时可采用锐性分离，但需要注意避免大血管和输精管的损伤，精细操作，保持手术创面的止血完善，避免影响判断。

4.3.2 巨大疝的术前准备问题

由于巨大的腹股沟疝回纳后，特别是双侧疝，会造成腹内压的即时升高，因此术前有必要进行必要的呼吸锻炼，可以回纳疝内容物后采用疝气带压迫，也可采用人工气腹技术。

4.3.3 双侧与单侧手术

该术式可以兼顾双侧与单侧的腹股沟疝手术，无论是经下腹部的正中切口

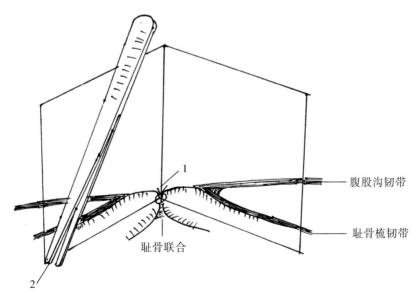

图16-12 数字1表示先将网片固定在耻骨结节后，2代表用镊子夹住补片一侧的下角，将网片下缘放置在耻骨梳韧带下

或者是横切口都可以达到目的。

4.3.4 网片的选择

原则上应该选择柔软的网片进行手术,不建议使用质地较硬的网片,也不建议使用皱缩率较高的网片。需要指出的是目前的部分可吸收网片,在手术时感觉质地较硬,但是可吸收部分被吸收后,剩余的不可吸收部分顺应性就变得非常好。小网孔的网片与组织的融合性差,易导致成纤维细胞不能穿过网孔,因此也不建议使用。

4.3.5 网片的修剪问题

在修剪网片时注意补片是个立体的凸面,不能按照双侧髂前上棘的直线距离进行修剪,否则网片的大小将不合适,同时需要考虑网片皱缩的因素。网片的外周变得不稳定是个更危险的因素[18],不建议在网片上剪出缺损通过输精管,这样可能破坏补片的完整性,而是通过输精管的腹壁化使网片可以更好地放置。

4.3.6 补片的固定问题

多数学者认为不应该固定网片,网片的周围是密闭的液体环境,在腹压的作用下,网片的各个部位承受相同的压力,并且免缝合可以减少慢性疼痛的发生。笔者习惯缝合补片的中线部位,这样可以较方便地展平补片,在腹股沟区不做缝合,以免缝合结扎神经引起慢性疼痛。有时滑动性较大的疝,将网片与耻骨梳韧带缝合固定,可以减少复发。

4.4 术式的评价

·该术式是一种创伤性较大的术式,分离面积大,放置较大的网片,术后并发血清肿及血肿的机会较多,因此有人主张常规放置引流管[19],连续2d引流量少于10~15ml时可拔除引流管[20],但同时感染率也增高,因此也有学者认为放置引流管并没有任何获益[21],而不主张放置。由于手术创伤大,手术时间更长,住院时间也更长[22]。

·由于网片较大,因此腹壁的异物感也较其他术式明显,因此建议使用较柔软的补片。

·该手术往往处理的是较大的腹股沟疝,经后入路的手术无法剥除疝囊,因此术后疝囊积液明显,术后较长的时间内腹股沟仍然有疝囊积液或阴囊积液,这是残余的疝囊分泌和吸收失去平衡的结果。

·该手术可对肌耻骨孔进行全面的修补,手术效果好,总体复发率为1%,其中原发疝为0.56%,复发疝为1.3%[1]。

·由于Stoppa手术需要对腹膜前进行广泛的游离,以及输精管的腹壁化或者去腹膜化,可能对男性患者的性功能产生影响,但这个问题存在较大的争议,并且目前开展的例数不多,没有太多的临床经验可以借鉴。Jangjoo等[23]认为手术患者1个月内有性功能降低的现象,但一般在6个月后完全恢复,没有根本性的影响。

4.5 手术适应证与禁忌证

4.5.1 适应证

主要是治疗疑难和复杂的腹股沟疝,以及复发和多次复发的腹股沟疝[24],在一定程度上,这是我们治疗复杂腹股沟疝的"最后一招"。随着腹股沟疝外科的发展,复杂和多次复发的腹股沟疝逐渐少见,但在腹股沟疝腹腔镜全腹膜外无张力修补术(TEP)中,遇到问题可以中转为Stoppa手术[25]。Stoppa手术主要应用在以下情况。

· 双侧巨大的腹股沟疝、股疝，多次手术后复发或单次手术后复发疝，情况较复杂的腹股沟疝。

· 双侧腹股沟疝，其中一侧或双侧为复合疝。

· 单侧腹股沟疝的复发病例，病情较复杂。

· 合并下腹部的其他类型腹壁疝，如切口疝、半月疝[26]等。

· 腹壁薄弱患者的腹股沟疝。

· 反复多次手术，腹股沟管解剖结构破坏严重，特别是耻骨梳韧带破坏严重者，如 MacVay 手术后复发，一般的前入路无张力修补术效果较差，容易复发或继发股疝，可以采用该术式。

4.5.2 禁忌证

手术区域存在皮肤病或其他感染风险；腹股沟疝的急诊情况如嵌顿疝，特别是渗出明显时，不建议应用；儿童或青少年患者不适合使用。有学者认为年龄 >40 岁时才能采用该术式[27]，笔者认为对成年患者而言，年龄只是个相对因素，应根据具体情况决定是否采用。

（杨　毅　李　亮）

参考文献

［1］陈双. 腹股沟疝外科学［M］. 广州：中山大学出版社,2005:134 - 149.

［2］雷文章. 普理灵疝装置修补腹股沟疝的要点［J］. 外科理论与实践,2008,13（6）:511 - 512.

［3］陈吉彩,陈晓曦,姚建高. 普理灵装置在腹股沟疝修补术中的治疗体会［J］. 温州医学院学报,2011,41（3）:287 - 288.

［4］Huang CS,Huang CC,Lien HH. Prolene hernia system compared with mesh plug tech-nique：a prospective study of short- to mid-term outcomes in primary groin hernia repair［J］. Hernia,2005,9（2）:167 - 171.

［5］Ismail M,Garg M,Rajagopal M,et al. Impact of closed-suction drain in preperitoneal space on the incidence of seroma formation after lapa-roscopic total extraperitoneal inguinal hernia re-pair［J］. Surg Laparosc Endos Percutan Tech,2009,19（3）:263 - 266.

［6］李亮,隋梁,吕国庆,等. 女性腹股沟疝无张力修补术原则探讨［J］. 中华疝和腹壁外科杂志,2010,4（2）:96 - 99.

［7］Mayagoitia JC. Inguinal hernioplasty with the prolene hernia system ［J］. Hernia,2004,8（1）:64 - 66.

［8］朱纯超,陈博,张嘉炜,等. 腹股沟疝应用 UHS 腹膜前修补术与疝环充填式修补术的比较［J］. 中华疝和腹壁外科杂志（电子版）,2015,9（3）:1 - 3.

［9］Maillart JF,Vantournhoudt P,Piret-Gerard G,et al. Transinguinal preperitoneal groin hernia re-pair using a prepertoneal mesh preformed with permanent memory ring：a good alternative Lichtenstein's technique ［J］. Hernia,2011,15（3）:289 - 295.

［10］Magnusson J,Nygren J,Thorell A. Lichten-stein,prolene hernia system,and UltraPro Hernia System for primary inguinal hernia re-pair：one-year outcome of a prospective ran-domized controlled trial ［J］. Hernia,2012,16（3）:277 - 285.

［11］Karateke F,Ozyazici S,Menekse E,et al. ULTRAPRO Hernia System versus lichtenstein repair in treatment of primary inguinal herni-as：a prospective randomized controlled study ［J］. Int Surg,2014,99（4）:391 - 397.

［12］Tollens T,Speybrouck S,Terry C,et al. UL-TRAPRO® Hernia System：toward an ideal solution？ The bonheiden experience with a partially absorbable and macroporous bilayer device ［J］. Surg Technol Int,2011,21：

128 – 134.

［13］Kugel RD. Minimally invasive, nonlaparoscopic, preperitoneal, and sutureless, inguinal herniorrhaphy［J］. Am Surg, 1999, 178（4）: 298 – 302.

［14］Zhou XL, Zhou SJ, Zhang JF, et al. Long-term follow-up of anterior approach preperitoneal hernia repair using the Kugel patch［J］. Am J Surg, 2016, 212（5）: 912 – 916.

［15］Kugel RD. The Kugel repair for groin hernias［J］. Surg Clin North Am, 2003, 83（51）: 1119 – 1139.

［16］Hompes R, Vansteenkiste F, Pottel H, et al. Chronic pain after Kugel inguinal hernia repair［J］. Hernia, 2008, 12（2）: 127 – 132.

［17］Chen PH, Chiang HC, Chen YL, et al. Initial experience with application of single layer modified Kugel mesh for inguinal hernia repair: Case series of 72 consecutive patients［J］. Asian J Surg, 2017, 40（2）: 152 – 157.

［18］郭仁宣, 苏东明. 腹外疝外科治疗［M］. 沈阳: 辽宁科学技术出版社, 2003: 388 – 395.

［19］吴日钊, 隋梁, 李亮, 等. 开放式双侧腹股沟疝腹膜前修补术防治血清肿的临床研究［J］. 中华疝和腹壁外科杂志, 2011, 5（3）: 14 – 17.

［20］黄磊, 唐建雄, 陈革, 等. 巨大补片加强内脏囊技术在单侧复杂性腹股沟复发疝中的应用［J］. 外科理论与实践, 2005, 10（2）: 142 – 144.

［21］Rodrigues AJJr, Jin HY, Utiyama EM, et al. The Stoppa procedure in inguinal hernia repair: to drain or not to drain［J］. Rev Hosp Clin Fac Med Sao Paulo, 2003, 58（2）: 97 – 102.

［22］Fernández-Lobato R, Tartas-Ruiz A, Jiménez-Miramón FJ, et al. Stoppa procedure in bilateral inguinal hernia［J］. Hernia, 2006, 10（2）: 179 – 183.

［23］Jangjoo A, Darabi Mahboub MR, Mehrabi Bahar M, et al. Sexual function after Stoppa hernia repair in patients with bilateral inguinalhernia［J］. Med J Islam Repub Iran, 2014, 28: 48.

［24］Wantz GE. Giant prosthetic reinforcement of the visceral sac. The Stoppa groin hernia repair［J］. Surg Clin North Am, 1998, 78（6）: 1075 – 1087

［25］Ates M, Dirican A, Ozgor D, et al. Conversion to Stoppa procedure in laparoscopic totally extraperitoneal inguinal hernia repair［J］. JSLS, 2012, 16（2）: 250 – 254.

［26］李粤, 李亮, 隋梁. 右侧半月疝合并左侧腹股沟斜疝一例［J］. 海南医学, 2012, 23（13）: 137.

［27］马颂章, 唐建雄, 李基业, 等. 疝和腹壁外科手术图谱［M］. 北京: 人民军医出版社, 2008: 99.

第17章 腹股沟疝的腹腔镜腹膜前技术

腹腔镜技术在腹股沟疝中的应用是外科治疗手段的拓展，在腹腔镜下放置网片于腹膜前间隙以加强肌耻骨孔及其周围的腹横筋膜是其治疗的基本模式。腹腔镜的腹膜前技术包括经腹腹腔镜腹膜前腹股沟疝修补术和完全腹膜外腹腔镜腹膜前间隙腹股沟疝修补术，其基本原理是 Nyhus 手术和 Stoppa 手术的延伸。一直以来，人们将腹腔镜下的腹股沟疝手术等同于腹股沟疝的微创手术，其实两者是完全不同的概念。腹腔镜下的腹股沟疝腹膜前技术需要在全麻下进行，需要 CO_2 气腹技术，需要分离的创面更大，并且手术时间更长；而开放性腹股沟疝无张力修补术可以在局部麻醉下进行，不需要 CO_2 气腹技术，也不会对组织造成大的创伤，并且手术时间更短；没有证据表明腹腔镜手术较开放的 Lichtenstein 手术的炎症反应更少[1]。腹腔镜下的腹股沟疝手术，本质上是一种微小入路的腹膜前疝成形术，或者说是一种微创入路的 Nyhus 手术或 Stoppa 手术。

1 经腹腹腔镜腹股沟疝腹膜前修补术

经腹腹腔镜腹股沟疝腹膜前修补术（transabdominal preperitoneal，TAPP）主要的技术原则是进入腹腔，切开腹膜，游离足够的腹膜前间隙放置网片进行腹股沟疝的腹横筋膜成形术。

1.1 手术步骤

·麻醉：采用静吸复合全麻。

·体位：10°~15°头低脚高平卧位，术者站于患侧的对侧，助手于患侧持镜，监视器放于患者脚侧的正中位置。

·套管穿刺部位：常规置入3个套管，脐部置入10mm套管，放入腹腔镜镜头，双侧腹直肌外侧平脐水平，分别置入5mm套管（图17-1）为操作孔。单侧腹股沟疝的患侧操作孔比健侧略高，三个穿刺孔呈扇面分布，双侧疝的三个穿刺孔可以在同一水平。穿刺孔的位置根据术者的操作习惯和医院的设备条件可以灵活改变。

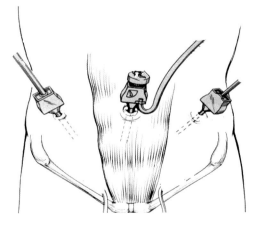

图 17-1 套管穿刺部位

·腹腔探查：注意观察腹股沟疝的部位、大小、内容物，注意对侧有无隐匿疝，腹腔、盆腔及其他器官有无病变。

·建立腹膜前间隙：首先需要辨认 5 条腹膜皱襞。中间为脐正中皱襞，是中线的标志，脐内侧皱襞位于其外侧，脐内侧皱襞与脐正中皱襞间的腹膜下为膀胱，脐内侧皱襞外为脐外侧皱襞，其下为腹壁下动静脉。回纳疝内容物，粘连

带可以用电钩切断，在疝缺损的上缘用电钩或带电的剪刀在脐内侧韧带与髂前上棘之间切开腹膜（图 17 - 2），游离腹膜的上下瓣，注意辨认腹壁下动静脉、股动静脉、死亡冠，不要切开腹横筋膜，内侧游离至腹直肌后的 Retzius 间隙耻骨联合后，外侧至腰大肌和髂前上棘，上方至联合腱上 2 cm 以上，下方至 Cooper韧带下 2 cm（图 17 - 3）。

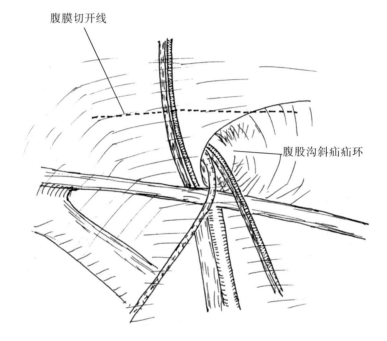

腹膜切开线

腹股沟斜疝疝环

图 17 - 2 虚线为腹股沟斜疝腹膜切开线

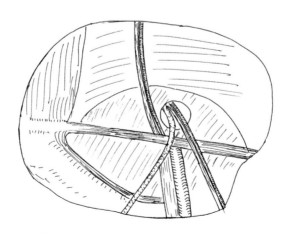

图 17 - 3 腹膜切开后游离显露的解剖标志

·疝囊的处理：直疝疝囊在游离腹膜前间隙时就与腹壁分离，直接回纳；小的斜疝疝囊也可以直接游离回纳，大的斜疝疝囊无法完全回纳腹腔，可以切断疝囊，远端旷置，在放置网片完成后缝合腹膜的疝环缺损；股疝多数疝囊可以回纳，如无法回纳可以向内侧或向上方切开股环，避免向外侧切开股环，否则有损伤股动静脉可能，实在无法游离疝囊，也可以切断疝囊，远端旷置。

·输精管（或子宫圆韧带）腹壁化：将输精管（或子宫圆韧带）从腹膜上向外侧游离一定的距离，以避免放置的网片发生卷曲，游离的距离不同的学者有不同的标准，一般为6cm。女性的子宫圆韧带与腹膜粘连较男性紧密[2]，需要耐心分离。

·网片的放置：网片的大小一般为10cm×15cm，根据患者的体型，也可以选用15cm×15cm，可以适当对网片进行剪裁，但是不能剪开网片以通过输精管（或子宫圆韧带），将网片卷成圆管状，通过套管放入，将网片放入腹膜前间隙并展开，完全覆盖肌耻骨孔（图17-4），将网片钉合于耻骨梳韧带、陷凹韧带、

腹直肌，其他部位可酌情钉合固定，注意腹壁下动静脉、股动静脉及神经的走行，避免钉合，也可以采用粘合固定和缝合固定。

·关闭腹膜：连续缝合关闭腹膜（图17-5），注意横断疝囊的部位必须缝合，以免发生术后肠粘连、肠管被腐蚀等严重并发症。

·撤出器械，放出CO_2，缝合关闭脐部穿刺孔。

1.2 术后处理

·术后进行生命体征监护及吸氧，一般要求至少6h。

·术后进食时间可以根据手术的情况决定，一般术后6h可以恢复进半流质饮食，由于手术进入腹腔，对肠管有一定的干扰，部分患者需要分离肠管与疝囊的粘连，因此这部分患者需要适当延迟进食时间。

·有感染高危因素者，手术后第1天可预防性应用抗生素。

·手术后24h拔除导尿管。

·提倡早期下床活动。

·手术后避免激烈运动，尤其是网片不固定的病例。

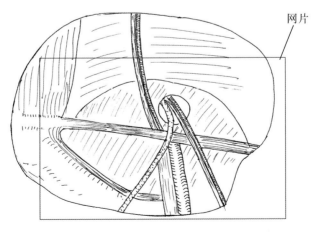

图17-4 网片的覆盖范围

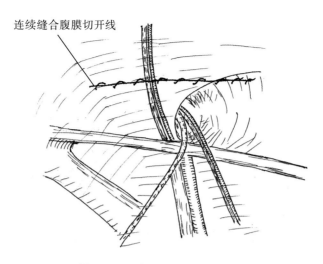

连续缝合腹膜切开线

图 17－5 连续缝合腹膜切开线

1.3 手术相关问题

·部分患者腹壁下动脉和闭孔动脉间有一吻合支，出现率约为 77%，有时较为粗大，称为异常的闭孔动脉支，在股静脉内侧耻骨梳韧带的后面通过，损伤时可电凝止血，有时闭孔侧的一端可能缩回而不易发现，术后出现阴囊血肿，甚至死亡，因此又称"死亡冠"。手术操作精细、严密止血、保持术野的整洁是发现潜在问题的关键。

·松弛腹横筋膜的处理：当腹股沟疝疝囊较大，特别是腹股沟直疝时，腹横筋膜松弛明显，这种松弛的腹横筋膜手术后可能与网片一同膨出，可将其缝合或钉合到耻骨梳韧带上。

·网片的大小和固定问题：通常要求选用 10cm×15cm 的网片，网片过小是复发的重要因素，要求网片至少覆盖肌耻骨孔外 2cm 以上，在内环口位置，应该超过内环口外侧 6cm。通常的做法是使用钉合器对网片进行钉合固定，目前很多学者建议使用粘合固定网片，可以避免钉合带来的血管损伤及钉合神经引起

的神经痛。关于网片是否固定的问题，有不同的观点。有学者认为不固定网片在安全性上是可靠的[3]，并认为免钉合患者术后恢复较快，并发症更少，但是在麻醉复苏时，必须用手按压手术部位，以免患者在复苏时由于患者的挣扎和呛咳而使网片被腹压推移鼓起，造成术后即刻复发；随着疝修补网片供应的丰富，使用 3D 网片无缝合固定可达到与钉合固定相同的安全性[4]；使用自固定网片可减少腹股沟疝术后的疼痛而不增加复发率[5]；也有学者认为疝环≥4cm 需要固定网片，<4cm 则不需要固定[6]。在 TEP 手术中，一项长期随访的研究表明[7]：无论是钉合固定还是粘合固定都是不必要的。进行钉合固定时，需要注意"死亡三角"与"疼痛三角"，前者指腹壁下动脉与生殖血管之间的区域，损伤股动脉和静脉将造成非常严重的后果；后者指输精管和髂耻束之间的区域，有腰丛的分支通过，包括股外侧皮神经、生殖股神经的生殖支和股支、股神经，又以股外侧皮神经和生殖股神经的股支最为表浅，容易损伤，避免钉合和避免破坏其前面

的脂肪组织是保护的主要手段。

·对侧隐匿疝的处理：TAPP 手术的优点之一是可以探查对侧腹股沟疝，发现隐匿疝的可能，但是我们一直在混淆一个概念，即鞘突并不等于隐匿性斜疝。我们没有足够的依据鉴别鞘突与隐匿性斜疝。除了先天的斜疝外，鞘突与斜疝的病因也无直接的病理关系。直疝三角的轻微凹陷和股环的轻微凹陷本身与该部位的隐匿疝也很难鉴别，因此手术中发现对侧鞘突并同时进行 TAPP 手术缺乏依据。

·双侧腹股沟疝同时手术：双侧腹股沟疝的 TAPP 手术，采用两张 10cm × 15cm 的网片，在 Retzius 间隙两张网片部分重叠，这种做法并不合适，至少不规范。TAPP 手术作为腹膜前技术之一，在进行双侧腹股沟疝的同时手术时，应该遵循 Stoppa 手术的原则，采用一张足够大的完整网片，同时覆盖双侧肌耻骨孔及以外的区域。

·单极电刀或超声刀：腹腔镜下手术常用的切割工具是单极电刀和超声刀，对其效果的优劣与操作者的习惯有直接的关系，也有术者采用剪刀接电刀线的方式。一般而言，TAPP 手术是在潜在的间隙操作，不涉及血管丰富组织的切割，只要筋膜层面正确，使用超声刀的必要性不大[8]。

·腹膜关闭技术：TAPP 手术的腹膜关闭技术是本式式的热点讨论话题之一，在关闭方式上有钉合、缝合和粘合，几种方式在手术后并发症和生活质量上没有差异[9]。对于缝合关闭技巧，不同专家有不同的独到技术。临床上出现术后小肠疝入腹膜前间隙形成腹内疝[10]，甚至出现导致肠坏死的情况发生，因此无

论采用何种关闭技术，必须保证确切的关闭。

1.4 术式的评价

1.4.1 手术的疗效

TAPP 手术是一种腹膜前技术，使用的网片足够大，可完全覆盖肌耻骨孔及其以外足够的区域，因此手术具有合理性，也具有较好的疗效，其复发率与开放性的腹膜前技术没有差别。传统上认为腹腔镜手术具有较高的复发率，可能与技术因素的学习曲线有关[11]，并非术式本身的问题。

1.4.2 手术并发症

关于腹腔镜手术的并发症，其与开放性手术相比，有人认为总体并发症比开放性手术高，有人认为与开放性手术相同。在目前的医疗条件下，TAPP 手术的总体安全性高，并发症发生率低[12]，可以作为一日住院的病种。但腹腔镜手术的严重并发症比开放性手术发生率高，腹腔镜技术的主要缺点是会发生罕见但具有毁灭性影响的并发症，也存在 CO_2 气腹相关的特殊并发症。

1.4.3 手术的技术因素

TAPP 手术是一种腹腔镜技术，当然也具有腹腔镜技术的一些固有限制，设备及技术要求高。有下腹部手术造成的腹腔严重粘连风险，可能限制 TAPP 的进行；CO_2 引起的高碳酸血症，可能造成一些有心肺基础疾病患者严重的手术并发症。

1.4.4 腹股沟疝合并慢性腹痛

由于 TAPP 手术进入腹腔，因此有其独特的优势，可以对腹腔进行探查，尤其是合并慢性下腹部疼痛的患者，有时可以发现一些慢性的盆腔疾病。

1.5 手术适应证与禁忌证

1.5.1 手术适应证

TAPP手术是使用腹腔镜进行的一种腹膜前修补术，其修补原理与开放性手术是一脉相承的，各种类型的腹股沟疝，如斜疝、直疝、股疝、复发疝，特别是加强腹股沟管后壁手术后的复发疝[13]，均为适应证。腹股沟疝合并慢性腹痛是TAPP手术的医疗适应证，可以同时对腹腔及盆腔进行腹腔镜探查，从而可能发现慢性腹痛的病因。在目前的技术条件下，对于腹股沟疝的急诊情况，有些学者尝试使用TAPP技术，有条件时可以选择性地开展。

1.5.2 禁忌证

心肺疾患等不适合CO_2气腹的患者及下腹部严重粘连者不适合TAPP手术。

2 完全腹膜外腹腔镜腹膜外间隙腹股沟疝修补术

完全腹膜外腹腔镜腹膜外间隙修补术（totally extraperitoneal，TEP）与经腹腹腔镜腹膜外间隙腹股沟疝修补术同为腹腔镜下的腹膜前技术，只是手术入路不同，前者经腹腔切开腹膜进行腹膜前间隙的游离，后者没有进入腹腔，而是直接进入腹膜前间隙，腹膜前间隙游离完成后，其他步骤与TAPP手术基本相同。

2.1 TEP技术与TAPP主要是腹膜前间隙建立的入路不同，其包括以下技术

2.1.1 Phillips技术

与一般的腹腔镜手术一样建立气腹，然后在脐下将Trocar穿刺进入腹腔，在腹腔镜的监视下，在两侧的腹直肌外缘各做5mm的小切口，用Kelly血管钳钝性分离，穿过腹壁肌层和腹横筋膜，到达腹膜前间隙，置入5mm套管，建立腹膜外气腹，然后将脐下的套管和腹腔镜镜头逐渐退出，见到腹膜外脂肪后将Trocar和镜头引入新的腹膜前间隙。

主要的特点是：进入腹腔，3个套管的穿刺位置基本平脐水平，腹膜前间隙的游离基本上在直视下完成。

2.1.2 Mckernan技术

Mckernan技术包括手工法和球囊法。

2.1.2.1 手工法

在脐下做长20mm的切口，逐层切开，直至腹直肌，钝性分离腹直肌见到腹直肌后鞘，在腹直肌前鞘缝普理灵线一根，用手指或分离子向耻骨联合方向分离，形成隧道，置入10~11mm Hasson套管针插入隧道，用留置缝线固定，放入腹腔镜镜头，镜头上带有5mm的钝性探测器，可以探测周围2cm的范围，用探测器分离腹膜前间隙，至耻骨联合和Cooper韧带，然后建立腹膜外气腹，保持压力在12mmHg以下。

2.1.2.2 球囊法

置入套管的方法与前面相同，在套管内置入球囊，球囊透明，通过腹腔镜镜头，可以在直视下观察球囊扩张形成的腹膜前间隙。

完成腹膜前间隙的初步分离后，置入另外两根套管，在耻骨联合上一横指处穿刺置入5mm套管，在脐与耻骨联合的中间位置穿刺置入另一个5mm套管或10mm套管。

主要的特点是：无论是手工法还是球囊法，基本上在直视下完成，套管的穿刺孔在腹部正中线。

2.1.2.3　Dulucq 技术

在耻骨联合上方 4cm 腹部正中线处用气腹针穿刺，盲穿 Retzius 间隙，充气建立腹膜外间隙气腹，设定压力为 1～15mmHg，CO_2 流量为 1L/min，调整气腹针朝向，指向不同的方向，扩大腹膜外间隙，充气 1.5L 后停止充气。然后在脐下做长 10mm 的切口，逐层切开，置入 10mm 套管，放入腹腔镜镜头。

主要特点：气腹针初步的腹膜前间隙为非直视下操作，增加了副损伤的风险，除了 3 个 Trocar 穿刺孔外，另外还多了建立腹膜外间隙气腹的穿刺孔，增加了感染的风险。

2.1.2.4　Bringman 技术

在脐下做小切口，逐层切开，进入腹膜前间隙，然后用手指游离腹膜前间隙，可以触及耻骨及耻骨梳韧带，并适当向左右侧游离，形成腹膜前间隙，在脐部穿刺孔的两侧，在手指的引导下置入 5mm 套管，最后在脐下置入 10mm 套管，放入腹腔镜镜头。

主要特点：先用手指大体游离腹膜前间隙，由于手指触觉较好，副损伤发生率低，然后再置入套管。

2.1.2.5　直接镜推技术

在脐下做长约 10mm 切口，逐层切开，钝性分离腹直肌，见到腹直肌后鞘后，将镜头对准耻骨联合方向，在镜头的直视下，可以见到网状的疏松结缔组织，用镜头钝性分离腹膜前间隙，然后置入 10mm 套管。也可以先置入套管，然后再用镜头分离腹膜前间隙。

主要特点：直视下操作，可以避免副损伤，简单易行。

在国内使用最多的是直接镜推法，

条件允许的地区或医院也有使用气囊进行分离的 Mckernan 技术，笔者所在医院也曾使用气囊进行腹膜前间隙的分离，但由于气囊价格较高，受到医保费用控制标准的限制。其他的腹膜前分离技术在国内较少应用。

2.2　筋膜解剖与"腹膜前间隙"的建立

对于 TEP 手术最关键的问题是"腹膜前间隙"的建立，正确的解剖层次需要对这个区域筋膜解剖的掌握。

2.2.1　筋膜解剖学下的腹膜前间隙及其他间隙

根据现代筋膜学的定义，腹膜外脂肪实际上是腹膜外筋膜，分为两层。靠近腹腔的为腹膜外筋膜深层，另一层为腹膜外筋膜浅层，腹膜外筋膜的深层和浅层与肾前筋膜与肾后筋膜相延续，两层筋膜之间为内脏脏器，输精管走行于腹膜外筋膜深层与浅层之间，腹膜外筋膜深层与浅层之间的融合界面为疏松结缔组织，类似于大肠癌手术的 Toldz 筋膜。腹横肌的内层筋膜称为腹横筋膜（基础解剖学上的腹横筋膜），腹横筋膜的浅层为腹壁下血管，在筋膜解剖学的角度，腹膜与腹横筋膜之间实际有三个间隙[14]，分别是：①腹膜与腹横筋膜深层之间的腹膜前间隙，是真正的腹膜前间隙；②腹膜外筋膜深层和浅层之间的间隙，是内脏和大血管的层面，可以重新定义为 Bogros 间隙；③腹膜外筋膜浅层与腹横筋膜之间的间隙，在耻骨与膀胱之间就是耻骨后间隙或膀胱前间隙，即 Retzius 间隙。

2.2.2　筋膜解剖对指导手术入路的意义

在手术中，理想的层面是真正的腹

膜前间隙(图17-6)。在手术入路中，如果见到类似 Toldz 筋膜的棉絮状疏松组织，进入的层面是腹膜外筋膜深层和浅层之间的间隙，这是内脏所在的层面，即膀胱和输精管，需要剪开腹膜外筋膜的深层，进入腹膜与腹膜外筋膜深层之间的间隙，其优点是：减少了对输精管和膀胱的损伤概率，更有利于输精管的去腹膜化，并且可以保护输精管的内脏神经，输精管的内脏神经对男性阴茎勃起功能有一定的贡献，腹股沟疝手术后少见的勃起功能障碍的并发症可能与之有关。如果手术入路见到了松弛悬挂在腹壁的腹壁下血管，说明进入了腹横筋膜的浅面，并非操作层面。所以筋膜解剖理论可以指导准确的手术入路，从而建立更好的手术操作层面。

2.2.3 筋膜解剖对进一步精细化 TEP 手术的意义

TEP 手术操作的内侧空间是 Retzius 间隙，与真正的腹膜外间隙之间存在腹膜外筋膜的深层及浅层，所以在膀胱的外侧，腹膜外筋膜是被破坏的，也就是破坏了膀胱的脂肪筋膜室，破坏了膀胱正常充盈扩张的空间。重要的是保护输精管的脂肪筋膜室，也就是输精管的腹膜外筋膜深层和浅层，可以避免输精管与网片的直接接触，从而避免了与网片粘连引起的输精管活动受限，避免了射精疼痛的并发症，也避免了网片对输精管的侵蚀，另外可以保持输精管自主神经，避免神经破坏引起的少见的男性性功能问题。不同个体的腹膜外筋膜厚薄不同，实际操作中不一定能达到理想的解剖目的，腹膜外筋膜对保护输精管与网片的接触作用也无试验和临床依据佐证，但筋膜理论对指导精细化的手术有重要的指导意义。

从筋膜解剖的角度看，再次回顾前面的各种入路技术，可以从另一角度去评价其特点。可以实现筋膜理论下的解剖入路为直接镜推技术，与传统的直接镜推技术不同，筋膜理论下需要边推镜边观察，辨别筋膜的层面，如果看到松弛的腹壁下血管，代表层面过浅，如果看到棉絮状的疏松结缔组织，代表位于腹膜外筋膜两层之间，需要剪开腹膜外

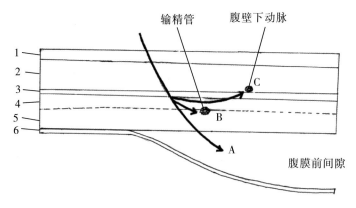

图 17-6 A 入路可以进入腹膜前间隙，是真正的手术空间；B 入路进入腹膜外筋膜的两层之间，这是输精管所在的层面，也可完成手术，但不是理想的层面；C 入路，如果看到松弛的腹壁下动脉，说明进入腹横筋膜与腹壁肌肉之间的层面过浅。1 为皮肤及皮下组织，2 为腹壁肌层，3 为腹横筋膜，4 为腹膜外筋膜浅层，5 为腹膜外筋膜深层，6 为腹膜

筋膜深层，进入真正的腹膜外间隙。其他的各种技术，是破坏腹膜外筋膜的操作技术，组织的破坏性较大。

2.3 套管的穿刺技术

习惯上将脐下置入腹腔镜镜头的套管称为第一套管，其他两个套管分别称为第二及第三套管，第一套管的位置是恒定的，不同的是第二及第三套管的位置。TEP手术在腹膜外间隙的狭小空间内进行操作，因此对套管的穿刺部位有较高的要求，同时也与手术者的操作习惯有直接的关系。

·第一套管的穿刺位置在脐下，不能在脐部穿刺，脐部腹壁层次不清，容易进入腹腔，另外腹部白线位置的腹壁各层次解剖结构融合，也不容易分清层次，因此如果是单侧的腹股沟疝，可以适当偏向患侧。

·中线位：第二及第三套管位于脐与耻骨联合的腹部正中线位置，第二套管位置位于上1/3与中1/3交界处，第三套管位置位于中1/3与下1/3交界处，是国内较常用的方法（图17-7），但有时会存在器械相互干扰的缺点。

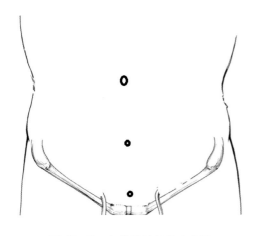

图17-7 套管穿刺部位示意图

2.4 手术步骤

除了腹膜前间隙的分离技术有差别外，TEP手术的其他步骤无明显的差别，以直接镜推法为例，手术主要步骤如下。

·麻醉、患者体位、主刀、第一助手、器械护士及监视器等，与TAPP手术相同。

·在脐下做一长1cm的切口，因腹壁白线位置腹壁层次不清，切口可略偏患侧，逐层切开，直至腹直肌后鞘，Veress针建立气腹，将10mm Trocar穿刺进入腹膜前间隙，同时向骨盆方向推进，通过套管插入腹腔镜镜头，通过镜头可以在直视下利用镜头建立腹膜前间隙。

·在脐的外侧腹直肌外侧缘和脐下各做长5mm的切口，或者在腹部正中线置入第二及第三套管。在腹腔镜的监视下穿刺进入腹膜前间隙，然后放入弯钳和剪刀，继续完善腹膜前间隙的分离，采用钝性和锐性结合的方法，内侧分离Retzius间隙的中线至对侧2cm，下端分离至耻骨梳韧带下2cm，上方至少在联合腱上2cm。

·疝囊的处理：直疝的疝囊，在分离腹膜前间隙是与腹横筋膜分离的，小的斜疝也可以完全从精索上游离，大的斜疝疝囊，可以在确认无疝内容物后结扎，然后切断，疝囊远端旷置，小的股疝疝囊可以完全游离下来，有时需要部分切开股环以游离疝囊。

·将输精管（子宫圆韧带）从腹膜上游离下来，使输精管（子宫圆韧带）腹壁化，一般要求的长度是6cm。

·全面检查腹膜前间隙，确认解剖标志，出血点予电凝止血。

·修剪网片，一般采用10cm×15cm的网片，早期的手术一般将网片剪出缺损通过精索，缺损部分钉合固定于腹壁，目前一般不主张剪开网片，只要输精管达到足够长的腹壁化，可完全放置补片，将网片卷成卷烟状从脐部的 Trocar 置入。

·将网片展开，使之展平，并完全覆盖肌耻骨孔外 2cm，外侧超过内环口 6cm，网片根据术者的习惯可以固定或不固定，注意事项与 TAPP 手术相同。

·在腹腔镜直视下撤出器械，缝合关闭其下穿刺孔，其余两个穿刺孔可以不缝合。

2.5 术后处理

与 TAPP 相同。

2.6 手术相关问题

与 TAPP 不同的是，TEP 除采用 Phillips 技术外，其他技术没有探查腹腔及发现隐匿疝的优势，TEP 手术的注意事项与 TAPP 相同。

2.7 手术的评价

与 TAPP 手术不同的是，TEP 建立腹膜前间隙的技术要求更高，并且建立的腹膜前间隙后手术空间更小，因此手术难度较大，学习曲线稍长。两者同属于腹腔镜下的腹膜前间隙修补技术。但是 TAPP 手术进入腹腔，对腹腔有一定的影响，有产生腹腔粘连的可能，TEP 技术除 Phillips 技术外，对腹腔内没有直接的影响。此外，其评价标准与 TAPP 手术相同。

2.8 手术适应证与禁忌证

理论上 TEP 手术的适应证、禁忌证与 TAPP 手术相同，具有广泛的适应证，但 TEP 在技术上要求更高[15]，因此有下腹部手术史，特别是前列腺手术或复发疝的患者，其腹膜前间隙的建立更加困难，适应证的掌握上应该更严格，巨大的腹股沟疝患者，TEP 手术操作困难，也应慎重考虑手术适应证。

3 TAPP 与 TEP 的选择问题

TAPP 手术与 TEP 手术被称为腹腔镜腹膜前修补术的金标准，手术效果也没有差别[16]。一般而言 TEP 手术在技术上比 TAPP 复杂，但 TEP 在手术时间上更短[17]，主要的原因可能是 TAPP 手术缝合腹膜需要一定的时间。如果是一般的腹股沟疝，可以选择其中的一种术式，对于特殊的病例，如何选择手术，不同的学者有不同的理解，也没有统一的标准，取决于具体的病情及术者的临床经验。

·一般的顺序是先开展 TAPP 手术，积累一定的经验后再开展 TEP 手术[18]。至于如何选择手术，应该根据术者的经验进行选择。

·慢性腹痛的诊断与治疗是疑难的临床问题，是相当棘手的问题。腹股沟疝合并慢性腹痛是 TAPP 手术独特的适应证，通过腹腔镜的探查有可能发现慢性腹痛的病因，可以进行确切的诊断。对慢性腹痛的诊断准确率已经达到相当理想的水平[19]，并可进行相应的处理，在女性患者中优势更加明显。

·TAPP 的优势是探查对侧腹股沟的隐匿疝，但我们在第 3 章已经探讨了隐匿疝与鞘突的关系，因此除了明显的隐匿疝外，TAPP 实际上很难完全鉴别他们之间的差别。

·有下腹部手术史是 TAPP 手术和 TEP 手术的相对禁忌证。然而，毫无疑问，这时采用 TEP 手术难度更大，因此如果需要采用腹腔镜技术的腹膜前修补术，建议采用 TAPP 手术。如果采用 TEP 手术，手术中遇到困难时，也应该改为 TAPP 手术。

·巨大的腹股沟疝：巨大的腹股沟疝时疝环直径大，TEP 手术操作困难，容易损伤疝囊，另外也容易在无意中损伤疝囊的内容物，特别是肠管。由于 TAPP 手术进入腹腔，可以在直视下操作，而 TEP 手术没有直视下操作的优势，在结扎和切断疝囊时，也无法直接观察疝内容物，肠管损伤的可能性更大，可能造成严重的后果。另外疝囊与其他层次粘连，也会造成游离的困难，因此建议选择 TAPP 手术。

·腹股沟嵌顿疝：对于腹股沟的嵌顿疝一般的建议是采用开放性技术，但随着腹腔镜技术的发展，逐渐有学者将腹腔镜技术应用于嵌顿疝，一般采用的是 TAPP 手术，可以从腹腔内进行疝内容物的回纳，甚至肠管切除吻合。虽然 TEP 手术中切开疝囊壁，拉出疝内容物后再缝合腹膜，其不仅技术要求高，更重要的是对疝囊内嵌顿物活性的判断和处理上有很大的困难，也无法观察全部的肠管，有遗漏坏死肠管的可能，如果需要进行 TEP 手术的尝试，建议采用 Phillip 技术，可以进入腹腔观察。

4 单孔腹腔镜腹膜外间隙腹股沟疝修补术

随着腹腔镜技术的发展，减少 Trocar 穿刺孔，以达到更好的美容效果，双孔[20]或单孔腹腔镜技术在腹股沟疝的腹膜前技术中得到应用，甚至使用更小直径的针孔式腹腔镜，据报道在减轻术后疼痛和减少病假时间上有明显的优势[21]。相对而言，单孔腹腔镜技术在腹股沟疝

手术中的应用相对于双孔更为普遍，2009 年 Rahman 等报道了第一例单孔 TAPP 手术[22]，随后出现了单孔的 TEP 手术，单孔腹腔镜手术与一般的腹腔镜手术具有相同的安全性[23]，但随着腔镜技术的普及，可以预想这种尝试会逐渐增多。单孔手术操作困难，各器械之间平行进入术野，难以形成操作三角，相互影响更加明显，手术时间也更长。主要的设备是多孔套管，有三个相互隔开的孔道，关节连动杆是可弯曲的操作杆，分别置入腹腔镜镜头和操作器械。由于经济条件的限制，也有学者自制简易的器械，使用橡胶手套等制作简易的多孔套管[24]，采用普通腹腔镜器械进行手术，还有学者采用胆管外科的操作镜或宫腔镜进行。手术时在其下做 2cm 的切口，逐层切开，直至腹直肌后鞘，然后置入多孔套管，进行腹膜前间隙的游离。可用直接镜推法初步建立腹膜外间隙，然后用带电凝的剪刀进一步游离腹膜前间隙，其他放入网片及网片的展开与普通的 TEP 手术类似，只是操作更困难。单孔 TEP 手术一般只限于经验丰富的医生开展，目前没有通用的适应证原则，主要用于小的斜疝和直疝，不同的医疗中心对禁忌证有不同的把握，有的医疗中心禁忌证最主要是巨大的腹股沟疝、腹股沟嵌顿疝和腹股沟复发疝[25]，但 Wakasugi 等[26]认为如果是开放性的腹股沟疝术后复发，不用将其作为禁忌证。随着经验的积累和器械的发展，尤其是机器人辅助手术的发展，其适应证将进一步扩展。

5 腹股沟疝的机器人辅助手术

随着技术和经济的发展，机器人辅助手术或机械臂手术在外科中的应用逐

渐增多，在腹股沟疝的手术中有应用的尝试。机器人或机械臂腹股沟疝手术的原理与腹腔镜手术的原理相同，具有同样的安全性。机器人辅助手术在某些领域可能具有技术优势，例如：机器人辅助手术可能使单孔的腹股沟疝手术避开技术的挑战[27]，Kudsi 等认为在 TAPP 手术中机器人辅助在复杂的疝手术中更具优势[28]，机器人辅助手术可以为网片的展开提供更好的条件[29]，但昂贵的手术器械是卫生经济学上的争议。

（孙卫江）

参考文献

[1] Vats M, Pandey D, Saha S, et al. Assessment of systemic inflammatory response After total extraperitoneal repair and Lichtenstein repair for inguinal hernia [J]. Hernia, 2017, 21 (1): 65 – 71.

[2] 李健文. 腹股沟疝修补术的技术要点[J]. 腹腔镜外科杂志, 2010, 15 (8): 567 – 571.

[3] Buyukasik K, Ari A, Akce B, et al. Comparison of mesh fixation and non-fixation in laparoscopic totally extraperitoneal inguinal hernia repair [J]. Hernia, 2017, 21 (4): 543 – 548.

[4] Aliyazicioglu T, Yalti T, Kabaoglu B. Laparoscopic total extraperitoneal (TEP) inguinal hernia repair using 3-dimensional mesh without mesh fixation [J]. Surg Laparosc Endosc Percutan Tech, 2017, 27 (4): 282 – 284.

[5] Klobusicky P, Feyerherd P. Usage of a self-adhesive mesh in TAPP hernia repair: A prospective study based on Herniamed Register [J]. J Minim Access Surg, 2016, 2 (3): 226 – 234.

[6] 李建文, 郑民华, 李华青, 等. 腹腔镜全腹膜外补片植入术(TEP)中补片固定与不固定的随机对照试验[J]. 中华普通外科杂志, 2007, 22 (6): 440 – 442.

[7] Golani S, Middleton P. Long-term follow-up of

laparoscopic total extraperitoneal (TEP) repair in inguinal hernia without mesh fixation [J]. Hernia, 2017, 21 (1): 37 – 43.

[8] Otsuka S, Kaneoka Y, Maeda A, et al. Ultrasonic energy device versus monopolar energy device in laparoscopic transabdominal preperitoneal (TAPP) inguinal hernia repair [J]. Updates Surg, 2017, 69 (1): 55 – 60.

[9] Ross SW, Groene SA, Prasad T, et al. Does peritoneal flap closure technique following transabdominal preperitoneal (TAPP) inguinal hernia repair make a difference in postoperative pain? A long-term quality of life comparison [J]. Surg Endosc, 2017, 31 (6): 2548 – 2559.

[10] 钟锋, 王金重, 周杰. 经腹膜前疝修补术后腹内疝至肠梗阻一例[J]. 中华疝和腹壁外科杂志(电子版), 2014, 8 (5): 480 – 481.

[11] 张云, 李健文. 腹腔镜腹股沟疝修补术的指征及并发症问题[J]. 临床外科杂志, 2011, 19 (6): 369 – 371.

[12] Muschalla F, Schwarz J, Bittner R. Effectivity of laparoscopic inguinal hernia repair (TAPP) in daily clinical practice: early and long-term result [J]. Surg Endosc, 2016, 30 (11): 4985 – 4994.

[13] 张云, 李健文. 怎样重新审视腹腔镜腹股沟疝修补术的地位[J]. 临床外科杂志, 2012, 20 (7): 461 – 463.

[14] 李亮, 洪楚原, 隋梁. 基础解剖学与胚胎学角度的腹股沟区腹横筋膜解剖辨析[J]. 中华疝和腹壁外科杂志(电子版), 2017, 11 (1): 36 – 38.

[15] Wei FX, Zhang YC, Han W, et al. Transabdominal preperitoneal (TAPP) versus totally extraperitoneal (TEP) for laparoscopic hernia repair: A meta-analysis [J]. Surg Laparosc Endosc Percutan Tech, 2015, 25 (5): 375 – 383.

[16] Vărcuş F, Dulă C, Dobrescu A, et al. Laparoscopic repair of inguinal hernia TEP versus TAPP [J]. Chirurgia (Bucur), 2016, 111

（4）:308－312.

［17］ Witzel K，Weitzendorfer M. If time matters：a multicenter review of minimally-invasive hernia repair in 7176 cases［J］. Minerva Chir，2017,72（5）:365－367.

［18］ 李健文,王映昌,张凌捷,等. 腹股沟疝腹腔镜手术在我国逐步推广的可行性探讨［J］. 外科理论与实践,2010,15（6）:611－615.

［19］ 张寰,张剑权. 腹腔镜对慢性腹痛的诊治［J］. 中华腹腔镜外科杂志（电子版），2008,1（1）:53－55.

［20］ Iuamoto LR，Kato JM，Meyer A，et al. Laparoscopic totally extraperitoneal（TEP）hernioplasty using two trocars：anatomical landmarks and surgical technique［J］. Arq Bras Cir Dig，2015,28（2）:121－123.

［21］ Chan YW，Hollinsky C. Needlescopic surgery versus single-port laparoscopy for inguinal Hernia［J］. JSLS，2015，19（3）. pii：e2015. 00056.

［22］ Rahman SH，John BJ. Single-incision laparoscopic trans-abdominal preperitoneal mesh hernia repair：a feasible approach ［J］. Hernia，2010,14（3）:329－331.

［23］ Luo S，Wu S，Lai H，et al. Single-incision laparoscopic inguinal hernioplasty versus conventional laparoscopic inguinal hernioplasty［J］. Surg Innov,2017,24（2）:171－182.

［24］ Chen SY，Sheu BC，Huang SC，et al. Laparoendoscopic single-site myomectomy using conventional laparoscopic instruments and glove port technique：Four years experience in 109 cases ［J］. Taiwan J Obstet Gynecol，2017,56（4）:467－471.

［25］ Dapri G，Gerard L，Paesmans M，et al. First 200 consecutive transumbilical single-incision laparoscopic TEPs［J］. Hernia,2017,21（1）:29－35.

［26］ Wakasugi M，Tei M，Akamatsu H. Single-incision totally extraperitoneal inguinal hernia repair after previous inguinal hernia repair ［J］. Surg Laparosc Endosc Percutan Tech，2016,26（6）:e149－e152.

［27］ Buenafe AAE，Lee-Ong AC. Laparoendoscopic single-site surgery in inguinal hernia repair ［J］. Asian J Endosc Surg，2017,10（3）:244－251.

［28］ Kudsi OY，McCarty JC，Paluvoi N，et al. Transition from laparoscopic totally extraperitoneal inguinal hernia repair to robotic transabdominal preperitoneal inguinal hernia repair：a retrospective review of a single surgeon's experience［J］. World J Surg,2017,41（9）:2251－2257.

［29］ Sugiyama G，Chivukula S，Chung PJ，et al. Robot-assisted transabdominal preperitoneal ventral hernia repair［J］. JSLS,2015,19（4）. pii：e2015. 00092.

第18章 腹股沟疝的腹腔内修补技术

腹股沟疝的腹腔内修补技术包括腹腔镜下的疝囊颈部缝扎术和腹腔镜下的腹腔内网片植入术（intraperitoneal onlay mesh，IPOM）。腹腔镜下的内环口缝扎术主要适用于儿童和青少年的腹股沟疝，也可用于腹横筋膜无缺损或薄弱的成人的腹股沟斜疝，而腹腔镜下腹腔内网片植入术可以用于成人的各种腹股沟疝。

1 腹腔镜下疝环缝扎术

腹腔镜下的腹股沟疝疝囊颈部缝扎术，相当于腹股沟疝的疝囊颈部高位结扎术，多数病例为腹股沟斜疝，与开放性手术具有相似的原理，已经是比较成熟的方法并且不增加复发率[1]，主要的方法有如下两种。

1.1 方法一：腹腔镜下的疝囊颈部缝扎术

·麻醉：采用静吸复合全麻。

·套管穿刺部位：取头低脚高位，在脐下做长 10mm 的切口，逐层切开，直视下进腹，置入气腹针，建立气腹，置入 10mm 套管，放入腹腔镜镜头，探查腹腔，然后分别在脐下适当距离和腹直肌外侧缘做长 5mm 的切口，穿刺置入 5mm 套管。

·置入持针器、分离钳，在直视下缝合结扎内环口，直疝在疝囊颈部缝扎。

·成年患者，根据脐外侧皱襞、脐内侧皱襞、脐正中皱襞的情况，将以上皱襞向外侧牵拉，缝合固定在肌性组织和髂耻束上，起到加强腹股沟后壁的作用。

·撤出器械，放出 CO_2 气体，关闭脐下穿刺孔。

1.2 方法二：腹腔镜下带线穿刺针疝环缝扎术

·麻醉：采用静吸复合全麻。

·套管穿刺部位，取头低脚高位，一般采用微型腹腔镜，在脐下做长 5mm 的切口，置入气腹针，建立气腹，然后穿刺置入 5mm 套管，探查腹腔，腹腔镜监视下在脐旁穿刺置入另外一个 5mm 套管。

·拉出疝囊内容物，在相当于疝囊颈部或内环口的位置，用带线的腹壁穿刺针，在腹腔镜的监视下在疝囊颈部或内环口的上方，向内环口的内侧在腹膜下潜行穿刺，可用分离钳提起腹膜避免输精管损伤，穿刺相当于半圈的内环口下方中点后穿出腹膜，用分离钳拉住缝线，撤出穿刺针，再次向内环口外侧同法穿刺，在内环口的外侧半圈穿刺，在内环口下方中点穿出腹膜，勾住缝线，带出体外，压迫疝囊排出气体后，收紧缝线，在体外打结，线结埋于皮下。

·排出气体，撤出器械，无须缝合穿刺孔。

1.3 术后处理

术后予生命体征监护、吸氧，根据病情决定禁食时间，适当补液，一般无须使用抗生素。

1.4 手术相关问题

注意避免缝合结扎输精管，防止引起不育可能。笔者习惯将腹壁的穿刺孔选择在内环口位置稍外侧，使结扎的内环口开口朝外，使腹股沟管更长，以更好地发挥腹股沟管的保护机制。小儿患者疝囊菲薄，容易撕裂，注意精细操作。Lee 等认为内环缝扎的方式与复发率有关[2]，荷包缝合有更低的复发率，但也有观点认为目前没有可证明的与复发相关的特别因素[3]，小心细致的操作尤为关键。

1.5 术式的评价

·该术式的原理相当于疝囊的高位结扎术，因此原则上适合于儿童和青少年的腹股沟疝，对于成年患者只适合于无腹股沟管后壁薄弱的患者。

·方法二是儿童和青少年患者理想的手术方法。疝囊高位结扎术是公认的治疗小儿腹股沟疝的基本方法，经大量的病例证明：腹腔镜下手术不剥离疝囊，手术损伤小，操作简单，熟练的术者可以在 5~8min 内完成手术，并且外表美观，符合儿童及青少年患者的心理需求。腹腔镜治疗小儿腹股沟疝被证实是安全可行的，但有残留疝囊积液的问题，一般无须处理即可自行吸收，也有学者主张将疝囊翻转后再缝扎。

1.6 手术适应证与禁忌证

原则上疝囊的缝扎术无论是开放性手术还是腹腔镜技术，一般应用于儿童和青少年患者时，腹腔镜手术与开放性手术具有同样的安全性和疗效，即使对于 3 岁及 3 岁以下的儿童也有研究报道类似的结果[4]。腹腔镜手术在女童的双侧腹股沟疝、大的腹股沟疝、开放手术后的复发性腹股沟疝、睾丸未下降的腹股沟疝、性别不明的儿童腹股沟疝中的手术更具优势[5]。如果需要拓展适应证，最多应用于青年患者小的腹股沟疝。对于较大的成年腹股沟疝、老年腹股沟疝及复发疝不建议使用。

2 腹股沟疝的腹腔内网片镶嵌贴合术

腹股沟疝的腹腔内内网片镶嵌贴合术在国内习惯称为腹股沟疝的腹腔内网片植入术（intraperitoneal onlay mesh，IPOM），是在腹腔内肌耻骨孔区域的腹膜上覆盖足够大的网片，以加强这一薄弱区域。

2.1 手术步骤

·麻醉：采用静吸复合全麻。

·体位：采用头低脚高位，监视器的放置与 TAPP 及 TEP 手术相同。

·套管穿刺部位：在脐下做长 10mm 的切口，直视下逐层切开，放入气腹针，建立气腹，置入 10mm 套管，放入腹腔镜镜头，探查腹腔；在腹腔镜的监视下在两侧相当于麦氏点的位置穿刺置入 5mm 套管。

·分离腹腔粘连，辨认腹腔解剖结构，注意腹膜皱襞的情况，注意髂血管、股动静脉、输精管的走行，估计生殖股神经、股外侧皮神经的走向，注意输尿管的走向。

·疝囊的处理：疝囊内容物应完全回纳腹腔，疝囊可以不处理，但遗留的疝囊积液可能在腹股沟区形成永久的膨隆，因此一般主张常规切除疝囊，将疝囊拉向腹腔方向，切开疝囊，仔细将其分离下来，注意不要损伤输精管和血管。较大的疝囊无法完全游离，可以在疝囊颈部横断，远端旷置。

·放置网片：将防粘连的网片卷曲成卷烟状放入腹腔，要求完全覆盖肌耻骨孔外至少 3cm，一般认为 12cm×15cm 可以满足要求，展开网片，调整网片位置，首先将网片与 Cooper 韧带钉合，然后将网片按间距 1.5cm 的距离将网片钉合固定于腹壁，注意输精管和精索血管之间的危险三角要避免钉合，生殖股神经和股外侧皮神经经过的区域也需注意避免钉合。也可以采用缝合固定、生物蛋白胶粘合固定或使用腹壁穿刺针行腹壁悬吊固定。

·放空腹腔 CO_2 气体，撤出器械，缝合脐部穿刺孔，其余穿刺孔可以不缝合。

2.2 术后处理

术后予生命体征监护、吸氧，根据病情决定禁食时间，适当补液。

2.3 手术相关问题

2.3.1 死亡三角的不钉合问题

由于死亡三角为大血管通过区域，钉合引起的血管损伤可造成严重的并发症，但该部位可能会造成肠管进入，从而造成肠管嵌顿和疝的复发。

2.3.2 疼痛三角的注意事项

应该避免钉合到神经，否则术后可能引起顽固的神经疼痛，可以在神经通过的区域切开腹膜，确认无神经通过后再钉合固定网片，以避免神经损伤。

2.3.3 网片固定的其他问题

缝合固定的方法因操作麻烦，很少使用，使用较多的是钉合固定，也有学者采用粘合固定。粘合固定可以避免血管损伤和神经损伤的问题。也有学者采用腹壁的悬吊固定与钉合固定结合的方法。除了网片的四周固定外，还有学者将网片的中心悬吊固定于腹壁，认为可以使网片与腹壁贴合紧密，更好地与腹壁融合。另外尽量避免网片的四周翻起，彻底清除网片上的残余血液等，最大限度减少粘连的发生。如果腹股沟疝的滑动性很大，网片可能连同腹膜一同滑出，导致复发，这是该术式的特殊之处。因此对于肥胖的患者，腹膜外脂肪较厚，各种固定的方法很难固定到腹壁肌层或 Cooper 韧带，解决问题的办法是切开腹膜直接暴露耻骨结节、Cooper 韧带等，再钉合固定。

2.4 术式的评价

·对于 IPOM 手术的疗效，不同的角度有不同的评价。总体而言，在手术安全性和复发率等方面，与其他术式相比没有明显的差异。由于该术式的特点，网片与输精管没有接触，有人认为可以减少生殖损伤的风险，Hyllegaard 等[6]认为在多次复发的腹股沟疝和减少术后的慢性疼痛方面，IPOM 比 Lichtenstein 手术更具优势。

·防粘连网片价格昂贵，卫生经济学效益差。无论哪种网片都无法做到绝对防止粘连，在再次手术的病例中，可以发现粘连的病例。IPOM 手术偶有罕见的并发症发生，曾有螺旋钉引起肠损伤的报道[7]。

·腹腔镜的腹膜前技术一直以来被称为"微创技术"，腹膜前技术需要进行更广泛的分离，实质上只是一种微小切口技术，而 IPOM 避免对腹膜前间隙的分离，因此是真正意义上的微创手术。并且术后恢复快。对于术者而言，学习曲线短，即使是复发的腹股沟疝[8]或多次复发的腹股沟疝[9]，也可以在单孔下安全完成手术。

2.5 手术适应证与禁忌证

适用于成人各种类型的腹股沟疝，包括腹股沟斜疝、腹股沟直疝、股疝、复发疝等。有严重的下腹部粘连、手术分离困难为手术相对禁忌证，取决于术者的技术条件；不适合腹腔镜手术者，如严重心肺疾患等，为手术禁忌证。

（孙卫江　李明哲）

参考文献

[1] Feehan BP, Fromm DS. Laparoscopic pediatric inguinal hernia repair: overview of "true herniotomy" technique and review of current evidence [J]. S D Med, 2017, 70(5): 217 - 223.

[2] Lee SR, Choi SB. The efficacy of laparoscopic intracorporeal linear suture technique as a strategy for reducing recurrences in pediatric inguinal hernia [J]. Hernia, 2017, 21(3): 425 - 433.

[3] Miyake H, Fukumoto K, Yamoto M, et al. Risk factors for recurrence and contralateral inguinal hernia after laparoscopic percutaneous extraperitoneal closure for pediatric inguinal hernia [J]. J Pediatr Surg, 2017, 52(2): 317 - 321.

[4] Gause CD, Casamassima MG, Yang J, et al. Laparoscopic versus open inguinal hernia repair in children ≤3: a randomized controlled trial [J]. Pediatr Surg Int, 2017, 33(3): 367 - 376.

[5] Raveenthiran V, Agarwal P. Choice of repairing inguinal hernia in children: open versus laparoscopy [J]. Indian J Pediatr, 2017, 84(7): 555 - 563.

[6] Hyllegaard GM, Friis-Andersen H. Modified laparoscopic intraperitoneal onlay mesh in complicated inguinal hernia surgery [J]. Hernia, 2015, 19(3): 433 - 436.

[7] Haltmeier T, Groebli Y. Small bowel lesion due to spiral tacks after laparoscopic intraperitoneal onlay mesh repair for incisional hernia [J]. Int J Surg Case Rep, 2013, 4(3): 283 - 285.

[8] Tran H, Tran K, Zajkowska M, et al. Single-port onlay mesh repair of recurrent inguinal hernias after failed anterior and laparoscopic repairs [J]. JSLS, 2015, 19(1): e2014.00212.

[9] Tran HM, Tran K, Zajkowska M, et al. Single-incision laparoscopic intraperitoneal onlay mesh repair for the treatment of multiple recurrent inguinal hernias [J]. JSLS, 2014, 8(3). pii: e2014.00354.

第 19 章　腹股沟疝术后复发的原因及治疗

在组织修补术的时代，腹股沟疝手术后有较高的复发率，虽然在无张力修补术的时代，腹股沟疝手术后的复发率已经大幅降低，但复发仍然不可避免地发生，腹股沟疝手术后复发的原因复杂。

1　腹股沟复发疝的分类

一般认为传统的组织修补术复发率为 10%～15%，Samaali 报道 Lichtenstein 手术后 5 年的复发率为 2.6%[1]，腹腔镜手术（如 TEP 手术）的复发率较开放手术高[2]，但实际的复发率可能被低估[3]。对于与人类直立行走有关的特殊疾病，需要随访很长的时间才能发现其真正的复发率，短期的随访只能提供近似的复发率，Köckerling 等认为 10 年内的腹股沟疝复发病例只占全部复发病例的 57.46%，10 年以后仍有复发病例出现，腹股沟疝的随访需要 50 年以上的时间[4]。对于腹股沟复发疝的分类，传统上主要有两种分类方法。

1.1　按复发的时间进行分类

按照腹股沟疝复发的时间分为早期复发和晚期复发。早期复发是指手术后 18 个月内复发，又称机械性复发，复发的原因一般归因于手术因素；晚期复发一般指术后 3 年的复发，又称代谢性复发，一般归因于患者自身的代谢性因素。这种分类方法比较简便，在一定的程度上可以反映病理生理的因素。

1.2　按复发疝与原发疝的关系进行分类

根据腹股沟复发疝的类型，与原手术所见腹股沟疝的类型进行比较，分为三类，分别是：①真性疝，各种原因引起的原手术部位发生与术前相同类型的腹股沟疝；②遗留疝，指初次手术时未发现的隐匿腹股沟疝，如腹股沟直疝手术时未发现隐匿的斜疝，术后出现腹股沟斜疝；③新发疝，指初次手术时经过全面的探查，未发现同时合并其他类型的疝，手术后一段时间后再次发生的疝，但是发生的解剖部位与初次手术时不同，因此又称假性复发疝。鉴别的主要办法是查阅原手术记录，但是原手术记录要么没有记录该问题，要么记录了但没有办法排除是否为术者的主观判断因素，因此难以判断。

这种分类方法可在一定程度上反映手术技术因素和病理解剖因素。最大的缺点是，除了真性疝外，遗留疝和新发疝很难鉴别，主要的问题是如何界定第一次手术中探查时有没有发现隐匿疝，还是根本就没有隐匿疝。另外现在的腹股沟疝无张力修补术，网片的存在对复发类型也会产生影响。Bringman 等发现[5]，在 Lichtenstein 手术中，腹股沟直疝的再次手术率比腹股沟斜疝高 1.5 倍，在 2236 例复发病例中，复发部位在前一次手术疝囊所在的部位，比复发部位不是前一次手术所见的疝囊部位更加常见。Burcharth 等[6]研究也指出，腹股沟直疝复发往往是复发的腹股沟直疝，腹股沟斜疝术后复发往往是复发性腹股沟斜疝。

2 腹股沟疝手术后复发的原因

腹股沟疝复发的风险因素包括高龄、病态肥胖、糖尿病、结缔组织病、吸烟、腹水、便秘及小便不通畅造成的腹内压增高等，这些都是腹股沟疝复发的共同因素，Burcharth 等指出女性患者、腹股沟直疝和复发疝也是术后复发的危险因素之一[7]，Svendsen 等研究指出特殊的职业暴露与腹股沟疝的产生和复发有关[8]。除此以外，一些特殊因素也是复发的重要原因。

2.1 传统的组织修补术后复发原因

2.1.1 信息传递衰减导致对手术技术的不正确理解

由于历史或信息传播的原因，医学技术在传播的过程中出现了差错，这在信息学领域称为信息的衰减，主要由于语言和文字的不同而产生的错误。最典型的例子莫过于 Bassini 手术，在国内开展最多的是一种称为"改良"Bassini 手术，将联合腱与腹股沟韧带缝合，没有将腹横筋膜切开，与实际的 Bassini 手术相差较大，复发率也明显较高。国内另一种"自创"的组织修补术，将腹横筋膜进行

折叠后与腹股沟韧带进行缝合，也是对腹股沟疝组织修补术真谛的一种误解。

2.1.2 组织本身代谢改变大或缝合时张力过大

系统性结缔组织发育不良是腹股沟疝复发的原因之一[9]，组织本身的胶原代谢改变太大，导致组织的强度改变明显，此时已不适合进行有张力的组织修补术，如有家族史则可能带有相同的基因缺陷，而导致胶原蛋白的改变，是腹股沟疝复发的危险因素，此外长期吸烟引起的胶原代谢改变、老年患者的组织退变，也是有张力手术复发的危险因素。这种患者在目前的医疗条件下应该采用无张力修补术，如无特殊的原因，不应该进行传统的组织修补术。

2.1.3 有张力的组织修补术后对腹股沟韧带的牵拉导致股环扩大

在 Bassini 手术中，由于缝合后的组织对腹股沟韧带产生持续的拉力，可能导致股环的扩大，而形成股疝。这种现象可能在术后的早期或晚期发生，这属于新发疝，这种现象已经被很多学者观察到[10]。另一种原因是患者同时合并隐匿性股疝，术中由于主观原因或技术原因未发现，术后出现腹股沟疝即属于遗留疝。

2.1.4 手术缝线选择不当

传统组织修补术的手术效果取决于组织的愈合情况，当时由于有张力的原因，较没有张力的情况下组织愈合慢，并且由于腹股沟韧带的内侧面非常光滑，两种不同的结构缝合在一起无法愈合，因此在纯组织修补术中，不应该采用可

吸收缝线，否则由于缝线的吸收，有张力的组织无法愈合而裂开，导致复发。因此组织修补术应该采取不可吸收缝线进行修补，如加拿大的 Shouldice 医院采用钢丝进行手术。

2.1.5 组织的失神经支配

髂腹下神经及髂腹股沟神经是腹股沟的主要神经，手术时由于神经的损伤，造成组织失神经支配，导致组织失去张力和萎缩，也就是所谓的手术区腹肌无力[11]，导致修补的组织质量降低，是组织修补术复发的原因之一，这也是组织修补术强调保护神经的原因。但是髂腹下神经的腹股沟管段属于感觉神经（在第 4 章中有详细的论述），在手术中也没有见到发出分支支配肌肉的现象，因此组织失神经支配造成复发的理论是值得商榷的。

2.2 使用网片的腹股沟疝复发的原因

2.2.1 网片的面积过小

网片植入人体后都有皱缩的特性，不同材料和不同生产工艺的网片皱缩率不同，因此手术时应该考虑网片的皱缩问题。应使用足够大的网片，否则由于覆盖面积不够而导致复发。这种类型的复发通常发生在 Lichtenstein 手术、TEP 或 TAPP 手术中。

2.2.2 网片与耻骨结节分离

在 Lichtenstein 手术后复发的患者再次手术中发现，复发的原因主要是网片与耻骨结节部位未融合所致，导致小肠或网膜从网片与耻骨结节之间疝出[11]。在网塞＋平片的无张力修补术中，也发现同样的复发现象。

2.2.3 网片或网塞的移位

网片的移位在各种类型的无张力修补术中均是复发的原因之一，在免钉合的 TEP 或 TAPP 手术中，网片在患者麻醉复苏过程中由于患者腹压的瞬时增加，可造成网片移位而导致即刻复发。在手术后的患者中网片移位也是复发的原因之一，容易出现术后网片移位的是 Kugel 手术，另外在使用网塞的手术中，也可出现网塞移位，导致网塞的作用消失，腹腔内容物从原疝囊疝出。

2.2.4 网片通过精索部位扩张

在 Lichtenstein 手术中需要剪开网片，以便通过精索，由于网片剪开后网片的中心变成了网片的边缘，网片在皱缩时，由于皱缩力的作用会牵拉网片剪开部位，导致该部位扩大，形成类似内环口扩张的作用（图 19 - 1），从而引起复发[12]，但是该类复发较为少见。在早期的 TEP 及 TAPP 手术中，也有剪开网片通过精索的习惯，形成类似 Lichtenstein 的复发，但目前基本上由足够的输精管腹壁化所代替，不再剪开网片。因此在 Lichtenstein 手术中，一般将剪开的两叶重叠缝合，以避免该问题。

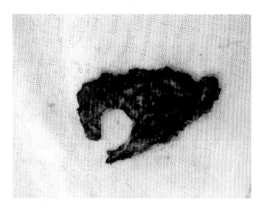

图 19 - 1 网片与组织融合好，但整体上皱缩严重。手术中发现耻骨结节部位结合紧密，网片相对于内环口部位扩张，形成复发

2.2.5 手术方式选择不恰当

对于女性的腹股沟斜疝或直疝，仍有很多学者选择 Lichtenstein 手术或网塞加平片的手术，结果导致术后出现股疝。女性患者的肌耻骨孔与男性具有完全相反的特点，腹股沟韧带的上半部肌耻骨孔比男性小，而下半部比男性大，单纯加强腹股沟管后壁的手术不适合于女性患者，必须进行全肌耻骨孔修补的腹膜前技术[13]。对于男性腹股沟斜疝及直疝患者，也不能想当然地采用加强腹股沟管后壁的无张力修补术，对于男性骨盆异常的患者，应特别注意男性骨盆女性化的现象，必要时进行骨盆 X 线检查，确定骨盆的类型，这种情况是不能采用单纯加强腹股沟管后壁的无张力技术的，而应该与女性一样，采用腹膜前技术的疝成形术。

2.2.6 腹股沟疝的滑动性太大

IPOM 手术中可见网片在腹腔内覆盖腹股沟区，由于腹膜是腹股沟疝的滑动层，在肥胖患者中，腹膜外脂肪层厚，此时采用生物蛋白胶固定或钉合固定的钉子过短，都无法固定网片，可能造成网片连同疝囊整体疝出的情况。这种情况，可以将腹膜切开，将网片直接固定在耻骨梳韧带等组织上。

2.2.7 输精管或子宫圆韧带腹壁化不彻底

在腹股沟疝的腹膜前技术中，需要对输精管或子宫圆韧带进行游离，即所谓的腹壁化，又称为去腹膜化，目的是使网片可以展平不至于卷曲，否则由于网片的卷曲，可能成为术后复发的根源。

2.2.8 瞬时过高腹内压的冲击

术后恢复期，网片未与身体完全融合，由于特殊的意外情况，如对突发伤害的躲避，造成的瞬时腹内压过高，可能造成网片移位而导致复发，甚至有的患者描述自己能感觉到缝线断裂。

由未受过正规疝和腹壁外科专业培训医生担任术者，也是导致腹股沟疝术后复发的原因之一。长期以来医学界和社会都习惯地认为腹股沟疝是简单的小手术，这种观念一直持续至今，虽然这种认识有其局限性，但仍然是一种较为普遍的观念。因此，重视腹股沟疝外科的培训和改变传统的观念势在必行。

3 复发疝的处理

3.1 复发疝的诊断

·详细询问病史，包括第一次发病之前的情况、治疗情况及复发的情况，有无明显的复发诱因。进行全面的物理检查，估计复发疝的类型。

·仔细阅读原手术记录，如有条件可以与原手术医生联系，了解手术情况。

·进行必要的辅助检查，如超声、CT、MRI 等。

·手术前采用腹腔镜检查的方法[14]，评估腹股沟疝复发疝的情况，以衡量腹股沟疝复发疝的手术风险，也是可以选择的评估方法之一。

3.2 复发疝的手术

腹股沟复发疝是复杂的手术，其复杂不仅是由于解剖结构的紊乱造成手术解剖时的困难，而导致手术操作困难，还表现为对其病理生理的准确判断上，根据患者和复发疝的特点选择正确的麻醉方式和手术式[15]。腹股沟复发疝的手术，需要在有经验的医生主导下手术，对于腹股沟复发疝的腹腔镜手术，建议在专业的疝外科中心进行[16]。

原则上复发疝的手术应避免不必要的操作，采用正确的修补方法，并且符合卫生经济学原则。原来采用组织修补术的复发疝，再次手术采用无张力修补术，原来采用前入路的手术，再次手术采用后入路的手术。例如：原来是 Lichtenstein 手术，再次手术宜采用腹腔镜技术[17]。以上并非一成不变的原则，而是根据具体的情况采用个性化的手术方法，不必完全遵照指南的要求[18]。

3.2.1　组织修补术后复发疝

原来采取组织修补术的腹股沟疝术后复发，除了技术因素外，还包括组织本身的质量差，不足以达到修补的要求。但无论是哪种原因，组织结构已经破坏，无法再次作为修补术的材料，因此必须采用无张力修补术，如 Lichtenstein 手术或网塞＋平片的技术等。特殊的情况是腹股沟斜疝或直疝手术后，如 Bassini 术后，继发股疝，这时手术本身是成功的，但由于组织的牵拉使股环扩张，导致股疝的出现，再次手术应该采用后入路的疝成形术，不应该采用前入路手术破坏已经成功修补的斜疝或直疝。

3.2.2　前入路的无张力修补术后复发

典型的是 Lichtenstein 手术和网塞＋平片手术后的复发，一般复发部位在网片与耻骨结节之间的部位，原则上应该采取后入路的疝成形术，采用腹腔镜技术，对于多次复发的复发性腹股沟疝，也可以采用开放的后入路技术[19]，避免对原手术入路不必要的解剖造成副损伤，并且再次采取原入路的手术与更高的围手术期并发症和复发率有关[20]。

但也有一种特殊情况，如网片或其他原因造成体表固定的外形改变，如隆起或网塞移位进入阴囊等，采用前入路的手术似乎更为合适，可以切除原补片或消除其他原因造成的体表改变。

Lichtenstein 手术的另外一种复发类型是网片通过精索的部位扩张引起复发，如术前通过适当的手段可以诊断出复发的类型，采用前入路手术更为合适，使用适当大小的网塞堵塞该部位是最理想的术式。

UHS 手术的网片在腹股沟管和腹膜前两个间隙之间，并且有适当的固定，因此移位的情况少见，主要的复发原因是腹股沟巨大直疝时输精管腹壁化不足，造成斜疝的疝囊从网片的两层之间疝出而复发，但是取出腹股沟管的上层网片尚可行，取出腹膜前间隙的网片有时相当困难，因此再次手术时建议进行 IPOM 手术。

Kugel 手术复发的主要原因是网片的移位，Kugel 手术属于腹膜前技术，行术后网片的取出是不现实的。如果术后出现继发性股疝，可以进行 IPOM 手术，如果是肌耻骨孔的上半部复发，可以采用 Lichtenstein 手术或网塞＋平片的无张力修补术，因为 Kugel 手术对腹股沟管的干扰并不严重，可以较方便地进行手术。

3.2.3　腹腔镜疝修补术的复发疝手术

TAPP 和 TEP 复发主要是网片的面积过小，复发疝的手术需要采用足够大的网片完全覆盖肌耻骨孔以外的区域，采用 IPOM 手术较为合适，虽然 TAPP 手术进入腹腔，腹腔会有一定的粘连，但是粘连一般较轻，可以顺利进行手术。早期的 TAPP 手术或 TEP 手术剪开网片通过输精管或子宫圆韧带，剪开的网片两叶有可能扩张导致复发，这时采用网塞技术是理想的术式。IPOM手术的复发主要是网片的移位，特别是在肥胖患者中，无论钉合固定还是生物蛋白胶粘合固定，由于腹膜的移动性很大，都有复发的可能。严重者甚至连同网片一同疝出，复发者可以重新进行固定。笔者的经验是在腹腔镜下切开腹膜，显露耻骨梳韧带等，直接将网片固定于这些坚固或固定的组织以减少移位。理论上在网片未固定的部位，如死亡三角部位，网片可能在网片和腹膜之间疝出，形成复发，这种情况笔者没有临床经验，但笔者认为将疝内容物拉出后采用生物蛋白胶将网片与腹膜粘合消除它们之间的间隙，同时达到固定的作用，可能是理想的办法。

4 腹股沟复发疝的手术相关问题

腹股沟复发疝的手术是一项复杂的操作，由于原手术造成结构的紊乱及网片与组织的融合，导致解剖结构难以清晰地分离，首当其冲的是网片的取出问题，其次是手术时间的问题，一般认为手术后1.5~2年再次进行手术较为合适，此时组织炎症反应已经完全吸收，组织分离相对较易。

·笔者的体会是腹股沟管的网片取出在技术上是可行的，笔者的经验是用电刀进行细致的分离，电刀贴着网片进行分离，分离最困难的是以下两种情况：①Lichtenstein手术网片通过精索的部位；②内环部位的网塞。在网片通过精索的部位，网片往往与输精管粘连，加上结构的凌乱，容易造成输精管的损伤。网塞由于与输精管接触面积更大，有时还会与股动脉、股静脉粘连，因此分离更

加困难。只要进行细致操作，多数情况下可以去除粘连，但股动脉或股静脉损伤的后果也比较严重，切勿强行分离。

·取出网片的过程中，由于精索与网片的粘连，造成分离的困难，因此精索血管的损伤也更多，往往分离后剩余的精索纤细，因此术后睾丸萎缩的发生率也高。

·笔者认为取出网片并非绝对必要，如果情况允许，完全可以不取出网片，但少见的情况是由于网片导致的体表变形，至少需要取出部分网片。如果发现是由网片固定问题引起复发，而此时网片覆盖的范围足够，也可以利用原网片重新进行固定，如Lichtenstein手术常见的复发部位是网片与耻骨结节之间，如果皱缩后的网片仍有足够的范围，重新固定原网片也是可行的[11]。这种处理方法属于经验之谈，缺乏足够的临床研究支持。

·腹膜前手术后的腹股沟复发疝，并且网片或网塞有时与股动脉及股静脉粘连，即使有足够的耐心，如果操作非常困难，也不主张取出。

·在国内，传统的慕丝线仍然广泛用于网片固定，甚至出现"高级"的网片用慕丝线固定的情况。这种线结在再次手术后可能成会成为感染的根源，因此在再次手术时应尽量取出线结，但即使非常细致，仍有遗留的线结无法发现和取出，在手术前应给患者说明该问题的可能，以免术后造成"有理说不清"的局面。

·对于首次手术为开放性手术的复发腹股沟疝，再次手术是采用TEP还是TAPP手术，没有明确的标准，具体的选择取决于手术医生的经验[21]。如果原来

采用腹腔镜技术，复发疝再次采用腹腔镜技术，再次手术时建议采用直视下置入套管的方法。Knyazeva 等[22]报道 TEP手术后复发，采用开放性手术将网片重新固定的简化技术成功治疗复发病例。

5 复发疝的预防

预防腹股沟疝的术后复发，首先应该具备全面的疝和腹壁外科知识，正确理解腹股沟区的解剖特点，特别是活体解剖特点，对腹股沟管各解剖成分的功能有充分的理解，对它们之间的功能配合有全面的把握，这是预防复发的前提。在此基础上，才可能正确地评估腹股沟疝的病情。其次对各种类型的腹股沟疝手术的真谛要有全面的认知，绝对避免参观几个手术就认为已经掌握了该手术的观念，必须对手术进行全面研究，掌握其中的技术细节。此外，紧密的专业团队合作[23]、标准的外科训练和有经验专家的监管指导[24]也是疗效的重要保证。总而言之，预防复发需要同时具备知识、技术和团队因素。

（李　亮　江志鹏）

参考文献

[1] Samaali I, Zenaidi HH, Dougaz W, et al. Treatment of inguinal hernia by Lichtenstein technique：an open prospective study [J]. Tunis Med,2016,94(12):872.

[2] Schjøth-Iversen L, Refsum A, Brudvik KW. Factors associated with hernia recurrence after laparoscopic total extraperitoneal repair for inguinal hernia：a 2-year prospective cohort study [J]. Hernia,2017,21(5):729 - 735.

[3] Nolsøe A, Andresen K, Rosenberg J. Repair of recurrent hernia is often performed at a different clinic [J]. Hernia,2016,20(6):783 - 787.

[4] Köckerling F, Koch A, Lorenz R, et al. How long do we need to follow-up our hernia patients to find the real recurrence Rate? [J]. Front Surg,2015,2:24.

[5] Bringman S, Holmberg H, Österberg J. Location of recurrent groin hernias at TEP after Lichtenstein repair：a study based on the Swedish Hernia Register [J]. Hernia, 2016, 20 (3): 387 - 391.

[6] Burcharth J, Andresen K, Pommergaard HC, et al. Recurrence patterns of direct and indirect inguinal hernias in a nationwide population in Denmark [J]. Surgery, 2014, 155 (1): 173 - 177.

[7] Burcharth J, Pommergaard HC, Bisgaard T, et al. Patient-related risk factors for recurrence after inguinal hernia repair：a systematic review and meta-analysis of observational studies [J]. Surg Innov,2015,22(3):303 - 317.

[8] Svendsen SW, Frost P, Vad MV, et al. Risk and prognosis of inguinal hernia in relation to occupational mechanical exposures—a systematic review of the epidemiologic evidence [J]. Scand J Work Environ Health,2013,39(1): 5 - 26.

[9] Dzheng Sh, Dobrovol'skiǐ SP. Connective tissue dysplasia as a reason of recurrent inguinal hernia[J]. Khirurgiia (Mosk), 2014, (9): 61 - 63. Russian.

[10] 姚建锋,王小强,闫立昆,等. 腹股沟疝术后再发股疝分析[J]. 临床外科杂志, 2012,20(2):111 - 112.

[11] Kapiris SA, Brough WA, Royston CM, et al. Laparoscopic transabdominal preperitoneal (TAPP) hernia repair：a 7-years two center experience in 3017 patients [J]. Surg Endosc,2001,15(9):972 - 975.

[12] 李亮,隋梁,吕国庆,等. 腹股沟疝平片无张力修补术复发原因及其再手术方法探讨[J]. 海南医学,2011,22(8):77 - 79.

[13] 李亮,隋梁,吕国庆,等. 女性腹股沟疝无

张力修补术原则探讨[J]. 中华疝和腹壁外科杂志,2010,4(2):96 – 99.

[14] Köckerling F，Schug-Pass C. Diagnostic laparoscopy as decision tool for re-recurrent inguinal hernia treatment following open anterior and laparo-endoscopic Posterior Repair［J］. Front Surg,2017,4:22.

[15] Erdas E，Medas F，Gordini L，et al. Tailored anterior tension-free repair for the treatment of recurrent inguinal hernia previously repaired by anterior approach ［J］. Hernia, 2016, 20 (3):393 – 398.

[16] Pisanu A，Podda M，Saba A，et al. Meta-analysis and review of prospective randomized trials comparing laparoscopic and Lichtenstein techniques in recurrent inguinal hernia repair ［J］. Hernia,2015,19(3):355 – 366.

[17] Öberg S，Andresen K，Rosenberg J. Surgical approach for recurrent inguinal hernias：a nationwide cohort study ［J］. Hernia, 2016, 20 (6):777 – 782.

[18] Köckerling F，Bittner R，Kuthe A，et al. Laparo-endoscopic versus open recurrent inguinal hernia repair：should we follow the guidelines?［J］. Surg Endosc,2017, 31(8): 3168 – 3185.

[19] Köckerling F，Koch A，Lorenz R，et al. Open repair of primary versus recurrent male unilateral inguinal hernias：perioperative complications and 1-year follow-up ［J］. World J Surg,2016,40(4):813 – 825.

[20] Yang B，Jiang ZP，Li YR，et al. Long-term outcome for open preperitoneal mesh repair of recurrent inguinal hernia ［J］. Int J Surg, 2015,19:134 – 6.

[21] Köckerling F,Bittner R，Kuthe A，et al. TEP or TAPP for recurrent inguinal hernia repair-register-based comparison of the outcome ［J］. Surg Endosc, 2017, 31 (10): 3872 – 3882.

[22] Knyazeva P，Alesina PF，Stadelmeier P，et al. A simplified surgical technique for recurrent inguinal hernia repair following total extraperitoneal patch plastic ［J］. Hernia,2017, 21(5):799 – 801.

[23] Prochotsky A，Dolak S，Minarovjech V，et al. Giant inguinoscrotal hernia repair［J］. Bratisl Lek Listy,2017,118(8):472 – 478.

[24] Mathur S，Lin SY. The learning curve for laparoscopic inguinal hernia repair：a newly qualified surgeon perspective ［J］. J Surg Res, 2016,205(1):246 – 251.

第 20 章　腹股沟疝的手术并发症

腹股沟疝手术一般很少发生致死性并发症，除了一般手术的并发症外，腹股沟疝手术的并发症也有其特殊的情况，主要表现在以下两方面：首先是与泌尿生殖系统有关的并发症，其次是与手术使用网片相关的并发症。腹股沟疝术后的复发、泌尿生殖系统方面的并发症及腹股沟疼痛均有专门的章节介绍，本章不再重复，可参见相关章节。

1　手术中的并发症

1.1　血管损伤

一般血管损伤在开放性手术中少见，常见的是腹壁下动脉及静脉损伤，多见于嵌顿疝的松解、疝囊粘连严重等情况，处理简单，直接结扎即可。

比较少见的是股动脉、股静脉损伤，多见于腹腔镜手术的意外损伤，如意外的电凝，开放手术多数是由于缝针的意外损伤，多见于 McVay 手术，或者游离腹膜前间隙的意外撕裂伤，损伤需要立即进行血管修补，术后抗凝治疗，鼓励患者注意活动下肢，增加股动静脉的血流，此时需要注意的是如无十分必要，不要在腹膜前间隙放置网片，以减轻对股动静脉的影响，减少血栓形成的可能性，建议改为 Lichtenstein 手术。

死亡冠的损伤主要见于腹腔镜下的腹膜前技术，偶见于开放的腹膜前技术，由于死亡冠有腹壁下动脉及闭孔动脉供血，因此止血时需要在两端均止血，多数电凝可以止血，如无效采用固定网片直接钉合止血。如术中无法发现出血，术后可出现腹膜前间隙或阴囊的巨大血肿，甚至有生命危险。为避免死亡冠的损伤，需要注意小心细致的操作和网片的钉合部位[1]。

1.2　肠管损伤

疝囊内容物常见为小肠和大网膜，有时为乙状结肠、盲肠，肠管损伤一般在切开疝囊时意外损伤，特别是嵌顿疝时，处理的办法是直接缝合，即使是结肠损伤，因为是新鲜的损伤，直接缝合也不影响愈合，但是一旦肠管损伤，切口即由原来的 I 类切口变成 II 类切口，因此放置网片应该慎重。TAPP 手术腹腔内操作，也有损伤肠管的风险，也有报道 TEP 手术时腹膜无破损而发生肠穿孔的报道[2]。

1.3　膀胱或输精管损伤

参见腹股沟疝泌尿外科问题的章节。

1.4　腹腔镜技术相关的损伤

常见的是肠管损伤，尤其是腹腔粘

连时，另一情况是套管穿刺时的损伤，损伤肠管或其他脏器，极端的情况是腹主动脉及腔静脉的损伤，往往是致死性的并发症，因此一般主张直视下置入套管。

CO_2 气腹相关的并发症，包括酸中毒、皮下气肿等。在考虑进行腹腔镜疝修补手术时，必须评价可能的酸中毒影响，对于心肺疾病患者，需要谨慎进行。

1.5　无法找到疝囊

少见的情况是手术中无法找到疝囊，未发现直疝三角鼓起之处，也未发现内环口扩张，此时可嘱患者咳嗽或做增加腹压的动作，注意有无内环口扩张。另外注意内环口是否存在腹膜外脂肪组织疝出，这种脂肪组织如果位于精索内即称为精索脂肪瘤，也称为脂肪疝，被认为是腹股沟疝的一种，原因是精索脂肪瘤将发展成一般意义上的腹股沟疝。

1.6　髂腹下神经及髂腹股沟神经损伤

髂腹下神经由外环口的上方穿出至皮下，分布于附近的皮肤及皮下组织；髂腹股沟神经在髂腹下神经的外下侧，在腹股沟管内位于精索的内前方。由于解剖位置的关系，髂腹下神经损伤的概率更高，预防的方法是要熟悉神经的解剖，先在远离外环口的位置做腹外斜肌腱膜的小切口，单纯切开腱膜，然后再在直视下剪开腹外斜肌腱膜。另外一种损伤是结扎或缝扎神经，如有发现应及时拆除缝线。预防的方法是注意精细操作，保持术野无血干洁。由于髂腹下神经及髂腹股沟神经的腹股沟管内这一段属于感觉神经，切除神经只是产生其支配区域的短时间感觉麻木，但损伤后的修复可能产生各种相关的并发症，因此不主张损伤后进行神经修复的处理。

2　手术后的并发症

腹股沟疝手术后的并发症包括与手术直接相关的并发症和其他并发症，如心血管相关的并发症，常见于急诊手术、双侧腹股沟疝的手术、滑动性腹股沟疝手术[3]，本章主要论述与手术有关的并发症。

2.1　术后出血

腹股沟疝术后出现的表现和病因差异很大，从轻微的瘀斑到大血肿都可能发生，原因有手术不够精细引起的渗血、华法林[4]等抗凝药物[5]引起的渗血及血管损伤引起的出血。

· 术后出血主要表现为皮下瘀斑、血肿或阴囊积血。皮下瘀斑主要为Camper筋膜与Scarpa筋膜之间的腹壁浅血管出血所致，可能的原因是术中电灼不充分引起术后的出血，瘀斑面积可局限于切口周围，也可以蔓延至一侧腹部和腰部，一般无须处理，可以自行吸收。

· 血肿可能是皮下血肿，原因与腹壁的瘀斑相同；也可能是腹股沟管内的血肿，原因以精索血管出血为主。如果血液进入阴囊，即为阴囊血肿，小的血肿或阴囊积血无须处理，大的血肿或逐渐增大的血肿，需要再次手术结扎出血血管，清除积血。

· 腹膜后或腹腔内出血：腹膜后出血主要来自血管的损伤，例如死亡冠或腹壁下动脉、腹壁下静脉，罕见的情况来源于股动脉股静脉的损伤，多数比较隐蔽，临床怀疑腹膜后出血时，可采用动态超声[6]等检查监测。腹股沟疝手术罕见腹腔内出血，主要见于大网膜粘连致疝囊无法回纳时，结扎切除部分大网膜，术后结扎线松动或滑脱造成出血，此时需要开腹手术进行再次结扎。另外腹腔镜穿刺孔持续向腹腔内渗血也是原因之一。

2.2 血清肿

血清肿是腹股沟疝手术较特殊的并发症，发生率各家报道不一，Castorina 等[7]报道 1194 例腹腔镜手术中，血清肿发生率为 10%。但血清肿也并非腹股沟疝手术所特有，在乳腺癌手术中，由于剥离面大，也有血清肿的并发症。血清肿主要发生于非体腔的手术，腹腔内的手术由于腹腔具有容纳渗液及腹膜具有强大的吸收能力，而无血清肿的发生。但腹股沟区由于手术后形成密闭的间隙，因此组织的渗出液容易积聚，如果超过组织的吸收能力就会形成血清肿。简单地说，就是组织的渗出和吸收失去了平衡，导致血清肿的发生。血清肿主要发生于三种情况：其一是手术创面的渗液多，导致血清肿的发生；其二是遗留较大的疝囊，如后入路的腹股沟手术无法剥除较大的疝囊，因为术前疝囊的分泌和吸收能力是与腹腔内的腹膜共同平衡的，当疝囊被横断，即与腹腔内失去联系，分泌与吸收的平衡被打破，导致术后疝囊分泌超过疝囊的吸收而形成积液；其三是手术创伤大的手术，腹股沟管后壁缺损大，或复发性腹股沟疝手术由于组织结构凌乱，手术分离困难，导致创伤增加，术后渗出多，从而导致血清肿的发生[8]；其四与植入网片的刺激有关，网片作为一种异物植入体内，导致组织渗出纤维蛋白、血浆、组织液等物质，少量的渗出有利于网片与组织的粘连，过多的渗出则导致血清肿。血清肿一般

无须特殊治疗，不主张进行穿刺抽吸，以免造成逆行性感染，多数可自行吸收而消失，国内学者主张观察 3 个月，而欧洲的学者主张观察 6 个月。如实在无法吸收可以进行穿刺，但需要注意无菌操作，因血清肿与网片相通，逆行性感染将造成比较严重的后果，也可以使用糖皮质激素治疗来减轻局部的炎症反应，减少渗出。有学者主张对形成血清肿风险较大的患者放置引流管，进行预防性引流[9]，并认为不增加感染的风险。

2.3 感 染

腹股沟疝手术属于 I 类切口的手术，感染概率小，但偶然也可在临床上遇到感染的病例，不同经济发展水平的地区之间并无差异[10]，国外的报道是 1% ~ 8%，占疝修补术不良事件的 40% 以上[11]，也是腹股沟疝复发的原因之一。网孔直径大于 $10\mu m$，可允许巨噬细胞和中性粒细胞通过，对清除细菌有利。大网孔网片的另外一个优点是可允许成纤维细胞及血管长入、组织细胞渗入和增生。感染多数原因是细菌渗入到植入材料的间隙中引起。理论上多股编织的网片感染率较单股编织的网片感染率高，因为多股编织的网片更容易藏匿细菌；小网孔的网片感染率较大网孔的网片感染率高，如果网片的网孔直径小于 $10\mu m$，平均直径 $1\mu m$ 的细菌无法被巨噬细胞和中性粒细胞清除。根据网片孔径的大小，将生物材料分为四类。

第 I 类，又称全大孔材料网片，网片孔径 $>75\mu m$，巨噬细胞、中性粒细胞、成纤维细胞、胶原、血管可以长入到网孔中，常见的有 Marlex、Atrium、Prolene、Trelex 网片，抗感染能力强。

第 II 类，又称全微孔材料网片，网

片孔径<1μm，巨噬细胞、中性粒细胞难以通过网片，常见的有 ePTFE 补片，抗感染能力差。

第Ⅲ类，又称多丝大孔材料网片，由成股丝编织而成的大孔径网片或含有大孔的材料，如 Teflon、Dacron 等。

第Ⅳ类，又称亚微孔材料网片，具有较小孔径的生物材料，一般不用于腹股沟疝的修补，与其他生物材料配合应用，垫于其他材料与网片之间，可减少粘连。

一般而言，植入的网片合并感染，细菌利用机体的间质分子和细胞形成所谓的"生物膜"，生物膜为细菌的群体状态，共同抵御外界的不利因素，具有类似多细胞生命的功能，导致抗生素或其他措施难以彻底清除细菌，成为持续感染的来源，所以应该手术取出网片，否则难以愈合。但在临床实践中，第Ⅰ类网片感染时，视病情的具体情况，可以不取出网片，彻底充分的引流可以治愈感染。这是个案还是普遍的规律，还需大量的病例证实；而其他类型的网片合并感染，即需要取出网片。

在国内另一个引起感染的重要原因是手术缝线的选择不当，使用慕丝线固定网片时，因慕丝线是多股编织的缝线，容易藏匿细菌，成为感染的来源之一，发生感染后需要取出线结，否则长期无法愈合。

2.4 腹腔粘连或粘连性肠梗阻

腹腔粘连主要见于 TAPP 手术、IPOM 手术或腹腔镜下的内环口缝扎术，但是腹腔镜手术腹腔粘连较轻，更少见粘连性肠梗阻。使用防粘连补片术后的病例中，因为其他原因而再次进行腹腔镜探查的病例中，仍然可见到腹腔组织与网片粘连的情况，因此不能完全避免粘连的风险。笔者认为，防粘连的意义，更多是对腹腔内脏器没有侵蚀作用，长远不会导致空腔脏器的穿孔。

2.5 网片对空腔器官的侵蚀

网片对于空腔器官的侵蚀，主要见于对肠管[12]和膀胱[13]的腐蚀。网片对于膀胱的侵蚀，主要见于腹膜前技术，如 TEP 手术，但并不多见。一般而言，IPOM 使用的防粘连网片不会对肠管产生侵蚀作用。由于腹膜的破裂，侵蚀作用导致的穿孔主要见于非防粘连的网片与肠管粘连造成，如 TAPP 手术[14]、UHS、Lichtenstein 手术时腹膜的小裂孔等，甚至可造成肠瘘等严重的并发症[15]，预防的方法是仔细检查腹膜裂孔并进行修补。

2.6 网片的皱缩或移位

网片植入人体后其面积或体积逐渐缩小，称为网片的皱缩，Ozog 等报道[16]，PP-s 皱缩率为70%，PP-32 没有发生皱缩，PVDF 的皱缩率为20%。对于网片的皱缩问题，各种报道差异很大，并且临床应用与动物实验观察到的结果也有差异[17]。网塞的皱缩导致其体积缩小，因此单纯的网塞修补术，网塞的收缩可导致腹股沟疝的复发，但目前单纯的网塞手术已经很少使用。在 Lichtenstein 手术和腹膜前的疝成形术中，网片的皱缩使网片覆盖区域缩小，也是腹股沟疝复发的原因之一，因此网片的面积应该足够大，一般要求超过2cm 以上。网片由于固定问题或其他原因发生移位，使网塞脱离原来的位置或平片覆盖的部位发生改变，也可以导致腹股沟疝的复发。

2.7 套管穿刺孔疝

腹腔镜技术使用的套管穿刺部位有

形成疝的可能，其本质上是一种切口疝，一旦发现，应立即进行手术修补。

2.8 术后肠道出血

术后肠道出血见于腹股沟疝合并小肠嵌顿，多见于高龄患者，特别是伴有糖尿病的患者。由于嵌顿疝导致小肠缺血，首先发生缺血坏死的是黏膜，可使黏膜坏死脱落形成溃疡，而小肠的肌层及浆膜可能未发生缺血性的改变，术后发生黏膜下的小血管出血，一般表现为暗红色的血便，出血量不多，多数经保守治疗后痊愈。此外在小肠坏死时，除坏死肠段外，其他肠管在浆膜面观察未见坏死的肠段，但由于黏膜的缺血坏死形成溃疡也可能发生术后出血[18]，此时注意与吻合口出血鉴别。

2.9 术后腹膜炎

术后腹膜炎表现为腹肌紧张、腹部压痛和反跳痛，可表现为局部的下腹部疼痛或弥漫性腹膜炎，主要的原因有以下几种。

·小肠嵌顿疝术中采用各种标准判断肠管有活性，但术后出现小肠坏死穿孔。

·手术中由于小肠滑回腹腔，导致坏死小肠无法被发现。

·逆行性嵌顿疝，满足于疝囊内肠管活性的判断，忽略了中间坏死肠段的探查，术后出现小肠穿孔。

·术中使用暴力挤压小肠，出现小肠破裂。

·小肠切除后吻合口瘘。

·腹腔内积血、积液，或坏死物质未清除，或并发腹腔内感染。

·急性阑尾炎、上消化道穿孔等疾病导致腹膜炎，腹壁肌肉紧张，将小肠挤向疝囊，形成嵌顿疝的假象，单纯腹股沟疝手术后，急性阑尾炎等继续发展。

预防的办法是注意全面探查小肠，避免疝囊内小肠滑回腹腔，必要时扩大切口，拉出小肠探查，操作轻柔，注意手术技巧，规范进行小肠吻合。对于嵌顿疝的假象，如术中发现小肠等疝内容物并无受压的情况，注意疝囊内容物的性质和气味，如为胃十二指肠穿孔则有消化液的外观，急性阑尾炎的脓液有特殊的气味等，这时需要另做切口探查。

2.10 TAPP 手术后腹内疝

TAPP 手术后，由于腹膜缝合部位裂开，小肠进入腹膜前间隙，形成腹内疝[19]。这种类型的腹内疝除了一般腹内疝的问题外，小肠与网片的接触也会引起一些特殊问题，一旦发现，应及时手术。腹膜裂开的原因包括腹膜菲薄、腹膜损失太多、缝合后存在较大的张力、缝合技术和缝线的选择等问题。腹膜菲薄为客观问题，只能细致操作，避免裂开；对于腹膜损失过多问题，应切开腹膜，剥离疝囊，注意预留足够的腹膜；缝合腹膜时注意足够的边距和针距，选择直径较粗的缝线，避免缝线对腹膜的切割，有学者选择 1-0 的微荞缝线；此外还要注意切实的打结，避免术后线结松动；对于腹膜菲薄的情况，不适合选择免打结的"倒刺线"，因倒刺可能撕破菲薄的腹膜，导致覆膜裂开。TAPP 术后的腹内疝是比较严重的并发症，一旦术后出现肠梗阻的临床表现，应及时行腹部平片或 CT 检查，以及时发现问题，及时处理。CT 可以提供的信息明显比腹部平片丰富，并且可以进行冠状面和矢状面的重建，更有利于诊断。

2.11 睾丸萎缩

参见第24章腹股沟疝手术相关的泌尿生殖系统问题。

2.12 射精疼痛、无精症、性功能障碍

参见第24章腹股沟疝手术相关的泌尿生殖系统问题。

2.13 腹股沟疼痛

参见第22章腹股沟区疼痛的诊治及第23章腹股沟疝术后慢性疼痛的诊治。

2.14 手术后复发或遗漏疝

参见第19章腹股沟术后复发疝的原因和治疗。

（李 亮 洪楚原）

参考文献

[1] Ates M, Kinaci E, Kose E, et al. Corona mortis: in vivo anatomical knowledge and the risk of injury in totally extraperitoneal inguinal hernia repair [J]. Hernia, 2016, 20(5):659 – 65.

[2] Kojima S, Sakamoto T, Honda M, et al. Rare complication after totally extraperitoneal endoscopic inguinal hernia repair: Small bowel perforation without peritoneal disruption [J]. Asian J Endosc Surg, 2016, 9(4):311 – 313.

[3] Nilsson H, Angerås U, Sandblom G, et al. Serious adverse events within 30 days of groin hernia surgery [J]. Hernia, 2016, 20(3): 377 – 385.

[4] Zeb MH, Pandian TK, El Khatib MM, et al. Risk factors for postoperative hematoma after inguinal hernia repair: an update [J]. J Surg Res, 2016, 205(1):33 – 37.

[5] Köckerling F, Roessing C, Adolf D, et al. Has endoscopic (TEP, TAPP) or open inguinal hernia repair a higher risk of bleeding in pa-

tients with coagulopathy or antithrombotic therapy? Data from the Herniamed Registry [J]. Surg Endosc, 2016, 30(5):2073 – 2081.

[6] Pochhammer J, Lang S, Scuffi B, et al. Are routine ultrasound examinations helpful in the detection of bleeding complications following laparoscopic inguinal hernia repair[J]. J Clin Ultrasound, 2017, 45(3):145 – 149.

[7] Castorina S, Luca T, Privitera G, et al. An evidence-based approach for laparoscopic inguinal hernia repair: lessons learned from over 1,000 repairs [J]. Clin Anat, 2012, 25(6):687 – 696.

[8] 李亮, 方丹, 隋梁, 等. 多次手术与腹股沟疝术后血清肿关系的临床分析[J]. 河南外科学杂志, 2013, 19(5):6 – 7.

[9] 吴日钊, 隋梁, 李亮, 等. 开放式双侧腹股沟疝腹膜前修补术防治血清肿的临床研究[J]. 中华疝和腹壁外科杂志（电子版）, 2011, 5(3):14 – 17.

[10] Cai LZ, Foster D, Kethman WC, et al. Surgical site infections after inguinal hernia repairs performed in low and middle human development index countries: A systematic review [J]. Surg Infect (Larchmt), 2018, 19(1):11 – 20.

[11] 李非. 外科失误的预防和处理[M]. 北京: 北京大学医学出版社, 2012:462.

[12] Aggarwal S, Praneeth K, Rathore Y, et al. Laparoscopic management of mesh erosion into small bowel and urinary bladder following total extra-peritoneal repair ofinguinal hernia [J]. J Minim Access Surg, 2016, 12(1):79 – 82.

[13] Funada S, Kanno T, Otsuka K, et al. Laparoscopic partial cystectomy with excision of mesh migration into the bladder following repair of inguinal hernia[J]. Urol Case Rep, 2016, 8:52 – 54.

[14] Mulleners G, Olivier F, Abasbassi M. A minimally invasive treatment of an asymptomatic case of mesh erosion into the caecum after to-

tal extraperitoneal inguinal hernia repair [J].
Acta Chir Belg,2017,28:1 – 6.

[15] Al-Subaie S, Al-Haddad M, Al-Yaqout W, et
al. A case of a colocutaneous fistula：A rare
complication of mesh migration into the sig-
moid colon after open tension-free hernia re-
pair [J]. Int J Surg Case Rep, 2015, 14:
26 – 29.

[16] Ozog Y, Konstantinovic ML, Werbrouck E, et
al. Shrinkage and biomechanical evaluation of
lightweight synthetics in a rabbit model for
primary fascial repair [J]. Int Urogynecol J,
2011,22(9):1099 – 1108.

[17] Carter PR, LeBlanc KA, Hausmann MG, et
al. Does expanded polytetrafluoroethylene
mesh really shrink after laparoscopic ventral
hernia repair? [J]. Hernia, 2012, 16 (3):
321 – 325.

[18] 李亮,方丹,隋梁,等. 高龄患者腹股沟斜
疝并小肠嵌顿术后便血原因及治疗的临床
分析[J]. 中华疝和腹壁外科杂志(电子
版),2013,7(1):51 – 52.

[19] 钟锋,王金重,周杰. 经腹腹膜前疝修补术
后腹内疝致肠梗阻一例[J]. 中华疝和腹壁
外科杂志(电子版),2014,8(5):480 – 481.

第21章 负压封闭引流技术在腹股沟疝术后感染中的应用

腹股沟疝术后感染包括两方面的问题，即术后切口皮下部位的感染和网片所在部位的感染。对于术后切口皮下部位的感染，通过敞开切口，引流后即可治愈。网片所在部位的感染，由于涉及感染并同时存在异物问题，以及取出网片后容易导致腹股沟疝的复发，能否不取出网片，一直是疝和腹壁外科的争议热点。

1 网片合并感染的现实医疗问题与治疗

腹股沟术后感染的原因是细菌污染的问题，通常是皮肤的常驻菌群，不再赘述。理论上腹股沟疝使用的合成网片属于异物，发生感染后应该取出网片，充分引流，使用抗生素抗感染等措施，但在实际工作中也存在现实的问题，包括医生对医疗纠纷的担心等。

· 感染本身是一种难以完全避免的并发症，但也存在医疗纠纷的风险。网片去除后，腹股沟疝复发风险加大，可能引起不理性患者更多的不满，特别是在目前特殊的医患关系背景下，对这个问题的担心更加明显。

· 网片本身属于贵重的材料，对患者是比较大的经济负担，保守治疗成功，可以减轻患者负担。

· 临床实践中部分病例通过不取出网片的保守治疗可以"治愈"。

· 手术取出网片在技术上比较困难，副损伤大。

鉴于以上原因，往往首先选择保守治疗，主要的方法是敞开引流、抗生素治疗，在临床上也可以观察到成功的案例。

在疝和腹壁外科的理论上，多股编织的网片感染率较单股编织的网片感染率高，因为多股编织的网片更容易藏匿细菌；小网孔的网片感染率较大网孔的网片感染率高，如果网片的网孔直径小于 $10\mu m$，巨噬细胞和中性粒细胞无法通过网孔，因而平均直径为 $1\mu m$ 的细菌就无法被巨噬细胞和中性粒细胞清除。因此，不同的网片合并感染，保守治疗效果也存在差异，效果最理想的是大部分可吸收大网孔的单股编织网片。

2 负压封闭引流技术的应用

传统的敞开引流和换药的措施效率较低，工作量大并且烦琐，负压封闭引流技术在网片合并感染的治疗中应用可以提高引流的效率，因此应用逐渐增多，特别是在复杂和严重的感染案例中。

2.1 负压封闭引流的原理

在伤口中填充医用海绵包裹多侧孔引流管，并利用具有生物阀功能的半透性粘贴薄膜封闭被引流区域，接通负压，形成一个负压引流区。负压经过引流管传递到海绵的各个区域，并且分布均匀，形成全方位的引流，引流效率高，同时引流区域被封闭，防止外界细菌等微生物入侵，可有效防止交叉感染。此外，在引流的同时，可以增加冲洗管，冲洗液同样可以通过海绵的作用，持续均匀冲洗，使坏死物质脱落。负压产生的机械力作用于细胞膜可以转化为生物化学的变化，从而促进细胞增殖、血管生成，有利于组织愈合[1]。

2.2 负压封闭引流技术的操作

首先是消毒、清除坏死物质及纤维素团块等，然后放置负压引流装置和冲洗管，贴好薄膜，最后连接生理盐水和负压，调整冲洗液的流量（图 21-1，图

21-2，图 21-3）。体积较大的物质不能通过海绵的缝隙，而附着于海绵表面，因此需要定期更换负压引流装置。

2.3 负压封闭冲洗与引流的治疗效果

注意观察冲洗后吸引出来液体的性质，一般负压冲洗吸引 1~2 周后，冲洗液变得清亮，伤口的创面清洁，肉芽组织逐渐长出。如果创面清洁，肉芽组织质量高，可以缝合创面。

3 保守治疗的争议

持续负压冲洗引流最初在骨科的感染、慢性伤口或创面的治疗中使用，疝和腹壁外科借鉴其经验，应用于网片合并感染的案例中，也取得较好的疗效。但是不同角度的观察和分析可以得出不同的结论，对其争议一直存在。

3.1 临床案例观察

在经典的外科原则中，异物合并感染需要将异物取出，在网片合并感染的情况下也是多数医疗机构的常规手段[2]。

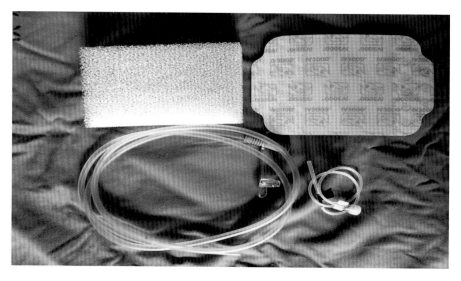

图 21-1　所用的材料

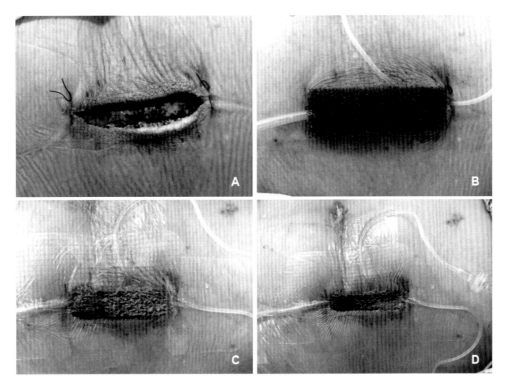

图 21 - 2　操作过程

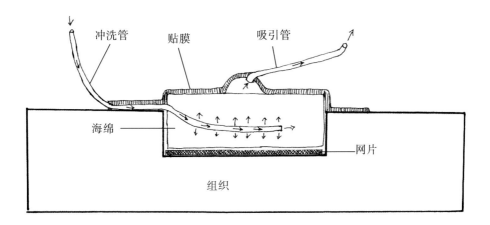

图 21 - 3　负压冲洗引流原理

这种不取出异物的治疗方式与经典的外科原则有所不符,但目前所观察的病例中,缝合后未出现感染再发的现象,这些案例确实有一定的说服力,但是观察时间不长,远期的疗效如何,需要继续观察。

3.2 细菌学分析

不少临床医生对于细菌在现实环境中的生存状态存在片面的理解,认为细菌是单细胞的浮游状态存在,就像显微镜下观察到像一个个小虫子在游动的景象,这种现象只是在培养基上可以看到,在现实环境中细菌也面临生存环境的压力，而以细菌群体的形式，即以生物膜的形式存在。真实人体中的细菌，面临体内免疫系统的压力，外科植入物合并感染也是群体的生物膜形式存在[3]。金黄色葡萄球菌是顽固性感染的原因之一[4]，铜绿假单胞菌的小菌落生物膜可以发生变异[5]，以逃避宿主的清除。生物膜包含细菌生命周期中不同阶段的细菌，外面包被外膜，形成群体的屏障，内部包括处于休眠状态、对药物不敏感的细菌。这种生物膜牢固附着于组织和异物上，难以用普通的冲洗完全去除，因此负压冲洗引流后组织仍可能存在生物膜。生物膜里处于休眠状态的细菌可以长时间保持休眠状态，理论上在合适的环境下，如机体的免疫力降低，休眠的细菌可以再次唤醒，而进入生长繁殖的状态，再次引发感染的发生。因此在足够长的时间后，是否会发生感染的再发，目前的文献随访时间短，也缺乏关于生物膜与网片关系的研究。目前主要借鉴骨科植入物感染与生物的研究进行理解，尚无法对疝外科网片合并感染的问题作出全面的回答。

3.3 医疗责任问题

持续负压冲洗引流术在骨科主要用于大面积的创面合并感染，或者关节腔合并感染的情况，不存在明显异物的问题。疝和腹壁外科对于网片合并感染的情况，存在是否取出网片的问题。不取出网片的情况下，感染清除过程顺利，切口愈合，可以取得满意的效果，但如果感染清除过程不顺利，或者以后发生感染再发的情况，这种不取出异物，与常规医疗原则不符合的情况，可能面临医疗责任的问题。

持续冲洗负压引流术作为网片合并感染的治疗是目前可用的有效的保守治疗手段[6]。临床实践可以采用一些特殊的网片，如有表面银涂层[7]或抗菌材料[8]网片，可以减少生物膜的定植，保守治疗效果更佳。对于尚无定论的治疗方式，又确实有利于患者，需要注意医疗伦理的问题，落实知情同意制度，让患者在真正全面了解情况的前提下，自主选择是否实施该治疗，从而避免医疗责任的争议。同时，考虑到生物膜内的细菌重新唤醒和感染，延长随访时间，甚至终生随访是有必要的[9]。

（江志鹏　李　亮）

参考文献

[1] 任建安,赵允召,王革非,等. 腹腔开放疗法[M]. 北京:科学技术出版社,2017:60-63.

[2] Shubinets V, Carney MJ, Colen DL, et al. Management of infected mesh after abdominal hernia repair: systematic review and single-institution experience[J]. Ann Plast Surg,2018, 80(2):145-153.

[3] Edwards C, Sheppard NN. Prevention, diagnosis, and treatment of implant infection in the distal upper extremity [J]. J Hand Surg Am, 2018,43(1):68-74.

[4] Kim SJ, Chang J, Rimal B, et al. Surface proteins and the formation of biofilms by Staphylococcus aureus [J]. Biochim Biophys Acta, 2018,1860(3):749-756.

[5] Pestrak MJ, Chaney SB, Eggleston HC, et al. Pseudomonas aeruginosa rugose small-colony variants evade host clearance, are hyper-inflammatory, and persist in multiple host environments [J]. PLoS Pathog, 2018, 14 (2):e1006842.

[6] Narkhede R, Shah NM, Dalal PR, et al. Post-

operative mesh infection-still a concern in lapa-
roscopic era[J]. Indian J Surg,2015,77(4):
322 – 326.

[7] Oliveira WF, Silva PMS, Silva RCS, et al.
Staphylococcus aureus and staphylococcus epi-
dermidis infections on implants [J]. J Hosp In-
fect,2018,98(2):111 – 117.

[8] Hickok NJ, Shapiro IM, Chen AF. The impact
of incorporating antimicrobials into implant Sur-
faces [J]. J Dent Res,2018,97(1):14 – 22.

[9] Dietz UA, Spor L, Germer CT. Management of
mesh-related infections [J]. Chirurg,2011,82
(3):208 – 217.

第22章　腹股沟疼痛的诊治

髂腹股沟区是腹躯干与下肢的过渡区域，看似简单的部位，实际具有复杂的解剖结构。虽然没有临床研究的统计数据，但在实际的临床工作中，门诊就诊的腹股沟疼痛患者并不少见。腹股沟疼痛的性质和程度差异很大，涉及运动医学、疝和腹壁外科及疼痛科等专业的知识。掌握腹股沟疼痛的知识，对腹股沟疝外科的诊治，尤其是在门诊接诊腹股沟疼痛为首诊症状的情况下，有重要的临床意义。

1　疼痛的定义、分类和评估

疼痛是一种与伤害和痛苦关联的令人不愉快的复合感觉，疼痛在疼痛程度、持续时间等组成因素上具有很大的个体差异，因此难以满意定义。一般将疼痛定义为：一种与组织损伤或潜在的损伤相关的不愉快的主观感觉和情绪体验。这个定义考虑的是组织损伤因素，并没有考虑心理因素引起的疼痛。一个痛觉过程分为感觉维度、情绪维度和认知维度。患者对疼痛发生的位置、程度、性质和时间的体会为感觉维度；不同患者对疼痛的体会有很大的差别，可能是轻微的反应，可以正常生活，也可能具有强烈的反应，为情绪维度；疼痛也会受主观因素的影响，如果患者有足够的心理准备，或者受到不同的心理暗示，对同样的疼痛可能产生不同的体会，为认知维度。

1.1　疼痛的神经学基础

人体的感觉由背根结的假单极初级感觉神经元支配，根据神经元的大小，分为大、中、小三类，分别为：小细胞的轴突属于无髓鞘的 C 类纤维，中等细胞的轴突属于有髓鞘的 $A_δ$ 类纤维，大细胞的轴突属于有髓鞘的 $A_β$ 类纤维，另外还有 $A_α$ 类神经纤维，属于肌肉的传入神经。在正常生理状态下，伤害性的冲动一般由 C 类和 $A_δ$ 类纤维传导，特点是潜伏期长，呈高频率长时程发放，发放的数量与刺激的强度成正比；非伤害性刺激由 $A_β$ 类纤维传导，特点是潜伏期短，发放少，发放不随刺激的强度增加而增加。刺痛由 $A_δ$ 类纤维传导，而灼痛由 C 类纤维传导。在正常生理情况下，相当数量的 C 类纤维的感受器对伤害性刺激不产生反应，但是当出现组织炎症时，可产生强烈的持续反应，这类感受器被称为"沉默"伤害感受器，这类感受器在肌肉、关节和内脏中普遍存在。伤害性刺激可激活不同的感受器，释放各种化学因子，不同类型的受体通道传递不同的化学信号。

1.2 疼痛的分类

按照疼痛的部位与传导途径，疼痛可分为皮肤痛、内脏痛、深部痛、牵涉痛。根据疼痛的起因、部位、性质和时程，可以将疼痛分为伤害性疼痛和病理性痛。

1.2.1 伤害性疼痛

伤害性刺激是损伤直接作用于伤害性感受器引起的疼痛，如针刺、切割等，损伤修复后，疼痛停止，一般持续时间不长。根据疼痛的部位，分为浅表痛和深部痛。浅表性疼痛由刺激作用于皮肤引起，有刺痛和灼痛之分，分别由 A_δ 类和 C 类纤维传导。深部疼痛定位模糊，由肌腱、肌肉、骨膜等伤害性感受器引起，表现为钝痛或痉挛性疼痛。

1.2.2 病理性疼痛

病理性疼痛按照病因分为三类，分别为炎症性疼痛、神经病理性疼痛、功能性疼痛。由于创伤或者病原微生物引起的感染而引起的外周组织损伤，刺激损伤细胞、免疫细胞和神经末梢释放多种炎症介质，导致局部组织的炎症而引起的疼痛，为炎症性疼痛。其特点是：局部具有炎症表现，如红肿、发热、功能障碍等；对伤害性刺激敏感性增强，热和冷也可引起刺激而导致疼痛，也可以出现无刺激引起的"自发痛"，炎症消失或组织修复后，炎症性疼痛可以减弱或者消失。创伤、炎症或代谢性疾病引起外周神经或中枢神经出现痛觉过敏，经触觉、温度诱发的疼痛或自发痛，为神经病理性疼痛。如糖尿病、带状疱疹等引起的疼痛。没有神经损伤、炎症等因素引起的神经系统功能异常和反应异常引起的疼痛，称为功能性疼痛，如偏头痛等。

1.3 神经病理性疼痛、伤害性疼痛及病理性疼痛的关系

疼痛通常分为三个阶段：①单纯伤害的刺激过程；②持续的伤害性刺激引起的组织损伤和外周炎症；③神经损伤导致一系列外周神经病变和中枢疼痛状态，此时可能已经没有神经系统的器质性损伤，而存在一种神经性疾病的症状，疼痛是自发性的，由非伤害性的刺激就可以激化，对微小的伤害性刺激反应明显增强，是中枢或外周神经对外界的应答发生改变所致。不是所有的患者都会发生这种转变，其与遗传、情绪等有关。伤害性疼痛是由于机体的结构受到损伤后造成的，如手术切口的疼痛等，有时被认为是"正常"的疼痛，随着创伤的愈合后疼痛多数会消失，部分患者可逐渐发展为慢性的神经病理性疼痛，而没有实际的神经系统损伤。主要的原因是伤害性疼痛的感受器可以感受和传递多种类型的感觉，如热、冷、化学、炎症等，伤害造成的外周神经和中枢神经的敏化，以及慢性炎症的持续刺激，使其他非疼痛感觉的信号经共同的感受器和异常敏化的传导通路，导致病理性信号的产生而发展为慢性神经病理性疼痛。

1.4 疼痛的评估

疼痛是一种感觉体验，不同个体的体会会有很大的差异，目前开发了各种的测量模型或评估工具都不能完全达到量化的原则。主要的方法有痛阈测定法、客观测定法和行为测定法。痛阈测定法主要根据患者对疼痛的感受与耐受程度进行测量，受患者的主观感受影响较大。间接测量是根据疼痛引起的生理变化，如血压、心率等，间接评估疼痛的程度。

客观测定法即利用脑电图、诱发电位等客观指标对疼痛进行评估。目前临床使用的测定办法主要是视觉模拟评分法、口述评分法、数字评分法、疼痛问卷调查法、面部表情评分法及行为疼痛测定法。具体的方法参见相关文献。

2 不同病变引起的髂腹股沟疼痛

从临床实践的角度考虑，髂腹股沟疼痛主要分为五类，分别为腹腔内（或盆腔）疾病引起的疼痛、腹壁或下肢肌筋膜引起的疼痛、腹股沟疝引起的疼痛、腹壁神经引起的疼痛，以及与腹股沟疝手术有关的疼痛。

2.1 腹腔内或盆腔疾病引起的腹股沟疼痛

腹腔内或盆腔内疾病可引起腹股沟疼痛，但单纯表现为腹股沟疼痛的病例少见。主要的疾病包括子宫及其附件的疾病、盆位阑尾引起的急性或慢性阑尾炎、乙状结肠疾病、输尿管下段的结石等。睾丸疼痛和精索静脉曲张，有时也合并腹股沟疼痛。一般通过详细的病史询问及辅助检查可以正确鉴别。

2.2 腹壁或下肢肌肉筋膜引起的腹股沟疼痛

腹壁或下肢肌肉筋膜引起的疼痛包括两类主要的问题，分别为运动损伤引起的腹股沟疼痛和慢性肌筋膜炎引起的腹股沟疼痛。

2.2.1 运动损伤引起的腹股沟疼痛

髂腹股沟区是腹部和下肢的结合部。腹壁的肌肉及下肢的肌腱附着于髂腹股沟区的骨骼。该部位的运动损伤常见于踢足球、登山、骑自行车等需要依赖下肢的运动，如运动员股内收肌损伤或髂腰肌损伤[1]，是由于下肢的外翻、外展和外旋运动造成的损伤，表现为大腿根部疼痛，查体可触及股内收肌肌腱的压痛，主要的原因是股内收肌的肌腱起自狭窄的耻骨支到耻骨结节，各肌腱解剖关系紧密，下肢运动时容易造成局部的损伤。从事足球、曲棍球、橄榄球、棒球等运动的运动员，需要进行快速加减速、重复扭曲和旋转运动，容易发生腹股沟损伤，引起慢性下腹部或腹股沟慢性疼痛，这种运动损伤习惯上称为"运动疝"。实际上这是一种运动损伤，一般认为并非真正的疝，但也有研究[2]认为与腹股沟疝有关，多数为腹股沟直疝，腹股沟疝成形术有明显疗效。

2.2.2 慢性腹壁肌筋膜炎

腹壁肌筋膜炎是少见的疾病，是一种慢性劳损引起的肌肉筋膜组织的无菌性炎症，由于腹直肌在腹壁肌中的特殊作用，因此以腹直肌的肌筋膜炎多见，并且多发生于右侧腹直肌，通常被误诊为慢性胆囊炎或慢性阑尾炎等疾病。腹壁的其他肌肉及筋膜组织与腹直肌一样，可发生慢性肌筋膜炎，一般多发生于老年患者，常被误诊为腹腔内的疾病，有时可表现为腹股沟区的慢性疼痛。

2.3 腹股沟疝引起的疼痛

腹股沟疝有时可出现腹股沟区的疼痛，表现为腹股沟区的隐痛或胀痛，站立位或运动时更明显，平卧位减轻或消失，可见于腹股沟斜疝、直疝或股疝。在站立位或腹内压增加时，可以看到或触及腹股沟包块，也有隐匿疝的患者无法观察到腹股沟包块。

2.4 腹壁神经引起的疼痛

腹壁神经引起的疼痛称为腹壁皮神经前支牵拉综合征，多见于第7~11肋间神经及肋下神经的前支，约在腋中线附近分出外侧皮支后，本干继续向前行于腹横肌与腹内斜肌之间，至腹直肌外缘时穿过腹直肌鞘后壁于腹直肌肌腹之后行进，然后穿过腹直肌及肌鞘的前壁而浅出，即为前皮支，支配腹前壁。肥胖患者腹壁神经通过处松弛扩大，由于咳嗽等原因导致腹内压突然增加，腹膜外脂肪乘势疝入，压迫或牵拉神经导致腹壁疼痛，这是腹壁痛的神经学基础。这种腹壁痛有时可导致误诊，误诊为腹腔内疾病而反复检查无果，但是这种腹壁痛一般无胃肠道症状，思想上重视是避免误诊的根本。与腹股沟疼痛有关的腹壁神经包括髂腹下神经、髂腹股沟神经、生殖股神经。髂腹下神经及髂腹股沟神经本质上与其他腹壁神经或肋间神经相同，具有相同的结构模式。研究指出手术前的腹股沟疼痛与神经压迫有关[3]。但由于人类直立行走的原因，外环口通过精索（或子宫圆韧带）和腹直肌的下部缺乏后鞘，因此也与其他腹壁神经具有不同的特点，但其引起腹股沟疼痛的本质原因基本相似，在神经走行的各个部位受到的影响皆可引起腹股沟疼痛。

· 非损伤引起的外周神经疼痛主要见于女性患者，主要的原因是女性的腹股沟管较男性窄，特别是外环口部位，男性有提睾肌的软组织保护，神经受到外环口卡压的机会较小，而女性却不然，神经的通过路径可能被压迫，引起病理性的疼痛，也见于长期从事站立或使用脚力的劳动者。由于髂腹下神经在腹股沟管的上方（头侧）走行，并在外环口的上方穿出腹外斜肌腱膜，因此受压迫的机会较小，较少引起疼痛；髂腹股沟神经通常在髂腹下神经的下方，与精索或子宫圆韧带伴行，穿出外环口的位置在外环口的下方，较为接近耻骨结节，容易受到外环口或耻骨嵴的压迫，引起疼痛；生殖股神经的腹股沟段与精索或子宫圆韧带伴行，也经外环口处腹股沟韧带，是在外环口最容易受到压迫的神经。这种类型的疼痛主要表现为大腿内侧、外生殖器和耻骨结节周围的疼痛，可伴有感觉迟钝或提睾反射减弱。

· 腰椎间盘突出症导致的神经压迫，可引起腰痛和下肢疼痛，根据压迫的神经不同，有时也可表现为腹股沟区的疼痛[4]，甚至有患者以此为主诉首诊于普外科，此时需要注意是否合并腰痛、下肢疼痛、麻木等症状。一般认为腹股沟外侧的疼痛为L4/5椎间盘突出，腹股沟内侧的疼痛和会阴部的疼痛为L5/S1椎间盘突出，为中等程度的酸痛，无压痛点，也无其他阳性体征。有时臀部肌肉和关节的病变，也可能与腹股沟的疼痛有关[5-6]。

· 除了以上三根神经的起点及穿出外环口的部位容易受到解剖等因素的影响外，在其行程中还会受到卡压等因素的影响，如神经通过腹内斜肌及腹横肌处受到卡压等，也容易引起腹股沟的疼痛。这种类型的腹股沟疼痛诊断较为困难，需要在排除其他原因的基础上才能诊断，必要时可使用局部的单根神经阻滞技术进行诊断。

· 腹壁神经引起的腹股沟疼痛还有一种罕见的情况，就是髂腹下神经及髂腹股沟神经的带状疱疹病毒感染引起的疼痛，这种情况在临床中较少见到。

2.5 腹股沟疝手术后相关的腹股沟疼痛

具体情况参见第 26 章。

3 腹股沟疼痛的诊断

腹股沟区疼痛的病因众多，从腹腔、盆腔内的疾病到外周神经的问题都可能是疼痛的原因，因此正确的诊断需要排除较多的问题，正确诊断的前提是对于各种类型的疼痛特点进行判断。根据患者的病史、受伤情况、手术史，可以初步判断疼痛的性质。外周神经疼痛可以出现神经损伤部位的压痛和痛觉过敏、神经叩击试验和诱发试验阳性、提睾反射丧失。必要时可以进行诊断性神经阻滞试验，在髂前上棘内上 2cm 阻滞，如症状缓解，说明为髂腹下神经及髂腹股沟神经有关的疼痛；在外环口下耻骨结节外 1.5 ~2.5cm 阻滞，如症状缓解，而髂前上棘内上 2cm 阻滞无效，即为生殖股神经有关的疼痛。在超声引导下阻滞髂腹下神经、髂腹股沟神经及生殖股神经无疑是更为精确的手段，但生殖股神经与髂腹下神经及髂腹股沟神经支配区域多有重叠。多数情况下疼痛的部位与神经病变的部位密切相关，神经病理性疼痛存在自发性疼痛、痛觉过敏或触觉诱发疼痛等情况，也可出现疼痛与病变部位不一致的情况。

3.1 腹股沟疝手术后疼痛的特点

具体情况参见第 23 章。

3.2 无腹股沟疝手术者腹股沟神经痛的特点

这类患者多见于女性，主要表现为大腿内侧、外生殖器和耻骨结节周围的疼痛，与外环口对腹股沟区三根神经的压迫有关。

3.3 其他原因导致的腹股沟疼痛特点

· 腹腔或盆腔疾病引起的腹股沟疼痛，通过详细的病史询问可得到胃肠道疾病或妇科疾病的症状线索。

· 腰椎间盘突出症引起的腹股沟疼痛，同时有腰痛、下肢麻木等神经根压迫的症状，当同时合并腹股沟疝时，可能误认为是腹股沟疝引起的疼痛，但手术后仍可能出现与手术前同样性质的疼痛。

· 运动引起的腹股沟疼痛，主要发生于年轻的患者，多见于下肢运动，疼痛的部位主要位于大腿根部的内侧肌腱附着部位。

· 慢性的腹壁肌筋膜炎，多见于老年或高龄患者。

· 其他很少见的疾病，只要在临床工作中能够想到该疾病，并注意详细的病史询问，即可避免漏诊和误诊。

4 腹股沟疼痛的治疗

腹股沟疼痛治疗的基础是正确的诊断，对于病因明确的疼痛，针对病因治疗并不困难，但一些无法明确病因的疼痛或神经病理性疼痛，即为治疗上的难题。

· 对于运动引起的腹股沟疼痛，或者腹壁的慢性肌筋膜炎，可以采用物理治疗[7]、口服非甾体类抗炎药物等治疗，也有采用康复训练成功的报道[8]。

· 对于非损伤引起的腹股沟神经痛，这类患者多是外环口对神经的压迫造成的，可以采用泼尼松龙局部注射，按照最可能压迫的部位进行注射，也可以注射局麻药进行阻滞。如局部注射糖皮质激素或局麻药无效，应该采取手术进行松解。

·手术后腹股沟疼痛的治疗。具体情况参见第 23 章。

（杨　毅　李　亮）

参考文献

[1] Mosler AB, Weir A, Eirale C, et al. Epidemiology of time lossgroin injuries in a men's professional football league: a 2-year prospective study of 17 clubs and 606 Players [J]. Br J Sports Med,2018,52(5):292-297.

[2] Vasileff WK, Nekhline M, Kolowich PA, et al. Inguinal hernia in athletes: role of dynamic ultrasound. Sports Health, 2017, 9 (5): 414-421.

[3] Wright R, Born DE, D'Souza N, et al. Why do inguinal hernia patients have pain? Histology points to compression neuropathy [J]. Am J Surg,2017,213(5):975-982.

[4] Kurosawa D, Murakami E, Aizawa T. Groin pain associated with sacroiliac joint dysfunction and lumbar disorders [J]. Clin Neurol Neurosurg,2017,161:104-109.

[5] Kaya M. Impact of extra-articular pathologies on groin pain: an arthroscopic evaluation [J]. PLoS One,2018,13(1):e0191091.

[6] Tak I, Engelaar L, Gouttebarge V, et al. Is lower hip range of motion a risk factor for groin pain in athletes? A systematic review with clinical applications [J]. Br J Sports Med,2017,51 (22):1611-1621.

[7] Moreno C, Mattiussi G, Núñez FJ, et al. Intratissue percutaneous electolysis combined with active physical therapy for the treatment of adductor longus enthesopathy-related groin pain: a randomized trial [J]. J Sports Med Phys Fitness,2017,57(10):1318-1329.

[8] Dello Iacono A, Maffulli N, Laver L, et al. Successful treatment of groin pain syndrome in a pole-vault athlete with core stability exercise [J]. J Sports Med Phys Fitness,2017,57(12): 1650-1659.

第 23 章　腹股沟疝术后疼痛的诊治

腹股沟疝术后的疼痛包括手术损伤引起的疼痛和各种慢性过程的疼痛。由于手术后创伤引起的疼痛属于围手术期的疼痛管理问题，将不在此处讨论。本章主要是讨论各种慢性过程的疼痛问题，包括腹股沟疝术后慢性疼痛、神经病理性疼痛和心理因素相关的疼痛。这些疼痛病因复杂，对患者造成很大的困扰，同时慢性疼痛的诊治涉及多学科的问题，尤其是疼痛学和心理学，因此是临床的疑难问题之一。

1　腹股沟疝术后慢性疼痛的病因及临床表现

腹股沟疝术后慢性疼痛一般是指手术后持续至少 3 个月疼痛的临床综合征，不包括术前已经存在的疼痛。Lundström 等的研究认为常规腹股沟疝手术后 1 年出现明显的慢性疼痛概率为 15.2%[1]，Ergöneç 等的研究认为腹股沟疝手术后慢性疼痛发生率为 23.48%[2]，其原因复杂，往往难以明确，临床表现异质性明显[3]，主要病因如下。

1.1　对腹股沟区神经的直接损伤

腹股沟疝手术涉及的三根神经，即髂腹下神经、髂腹股沟神经、生殖股神经，在手术中都可能受到损伤，如手术中的钳夹、切断、缝线的结扎、网片的刺激等，都可能导致手术后的腹股沟疼痛。研究表明手术后腹股沟神经炎的总发生率达 34%[4]。腹股沟疝术后慢性疼痛被认为是腹股沟区感觉和运动神经功能紊乱的结果，主要表现为腹股沟区、大腿内侧和阴囊后方的疼痛。与神经损伤有关的疼痛，主要有以下三种类型。

1.1.1　神经瘤性疼痛

由于神经部分或全部被切断，导致神经纤维在神经鞘外增生形成神经瘤。临床表现为相应的皮区出现感觉迟钝或过敏，疼痛呈持续性或短暂性，具有类似电击样的激烈放射痛。

1.1.2　传入神经阻滞性疼痛

神经被结扎或缝扎，神经的连续性发生中断，出现皮肤麻木，随后出现皮肤感觉迟钝，最后相应的区域可出现感觉过敏，但触摸不会引起剧痛。

1.1.3　投射痛

由于神经被包裹在瘢痕内或被缝扎，但神经的连续性未受影响，轻触神经走行区域的皮肤，即可引起持续性的痛觉过敏，但无阵发性发作。

1.2 网片缝合固定过深，引起耻骨结节骨膜炎

这种类型的疼痛主要发生在腹股沟韧带与耻骨结节的结合部，表现为钝性疼痛和压痛，可向大腿内侧放射，牵拉或活动时加剧。对于其原因没有确切的研究，一般认为其与缝合固定网片时缝合到骨膜引起的慢性刺激有关。

1.3 术后愈合过程中瘢痕收缩、网片皱缩导致神经结构变形及功能紊乱

由于手术后的愈合过程实际上是瘢痕愈合，形成的瘢痕可能出现压迫神经的情况；无张力修补术中植入的网片也具有不同程度的皱缩，从而形成对神经的压迫。网片与神经的粘连，也可能对神经的功能造成影响。

1.4 组织修补术后的慢性疼痛

在缝合组织进行腹股沟疝治疗的传统手术中，将有张力的组织缝合在一起，这种张力和解剖结构的改变，也是腹股沟疝术后慢性疼痛的原因[5]。疝囊结扎位置越高，对腹膜的牵拉越明显，更容易产生术后的慢性疼痛，但多数可逐渐消失。

1.5 腹股沟疝术后复发

腹股沟疝术后复发，当复发疝未表现为可见的腹股沟包块而是以隐匿疝存在时，有时表现为腹股沟疼痛，当隐匿疝的疝囊通过神经所在的部位，可能牵拉或压迫神经，产生类似神经痛的症状。在第二次复发后的修补术后，慢性疼痛发生机会增加[6]。

2 腹股沟疝术后神经病理性疼痛

按疼痛的生理机制分为生理性疼痛（伤害感受性疼痛）和病理性疼痛，病理性疼痛又分为神经病理性疼痛和炎症性疼痛。

2.1 神经病理性疼痛的发病机制

神经病理性疼痛（neuropathic pain）的定义为由躯体感觉神经系统的损伤或疾病所直接引起的疼痛。神经病理性疼痛是腹股沟疝手术后棘手的并发症，发病机制复杂，总体来说包括外周和中枢机制，由外周敏化和中枢敏化引起。外周敏化是指外周组织的初级传入神经元的兴奋性持续异常升高，使疼痛信号产生增多，包括损伤的外周神经传入纤维异常放电、交感和感觉偶联作用和邻近的未损伤神经纤维兴奋性增加；而中枢敏化指痛觉传导通路上各级中枢内突触传递效率长时程增强，对疼痛信号起放大作用，包括脊髓背角的敏化、中枢抑制性中间神经元的功能下降、A_β纤维长芽、下行易化系统激活、脑部高位中枢敏化和胶质细胞激活等；可见外周敏化和中枢敏化是神经系统电生理异常的结果，形成了一种异常的神经电生理模式，这种异常的神经电生理模式即为神经病理性疼痛的机制。伤害性疼痛，特别是长时间疼痛，可以引起外周神经的敏化，外周敏化可引起中枢敏化，中枢敏化一旦形成，可不依赖于外周的伤害性传入而持续存在，仅需要数秒的刺激，即可引起持续性的痛觉过敏，持续时间甚至长达数周。

2.2 神经病理性疼痛的特征

Ergönenç等报道腹股沟疝手术后病理性疼痛为2.95%[7]，不同患者的神经病理性疼痛的部位、性质及程度可能差异很大，可能没有明确的疼痛部位，也可

能出现自发性疼痛、痛觉过敏或触觉诱发疼痛等，有时患者表现出非常夸张的症状，轻微的环境或情感刺激就可能诱发出与实际情况"不符"的症状。神经病理性疼痛不是单一的疾病，是由各种不同的疾病或损伤所引起或诱发，主要涉及参与传导疼痛信号的躯体感觉系统，表现为各种症状和体征的复杂临床综合征。神经病理性疼痛临床表现复杂，主要的特征如下。

· 自发性疼痛：没有伤害性刺激的情况下出现疼痛。常为持续性灼痛、间歇性麻刺痛、跳动样疼痛、点击样疼痛、射击样疼痛，等等。

· 感觉超敏：患者痛阈下降，非伤害性的刺激即可引起疼痛。

· 痛觉过敏：疼痛反应增强，轻微的疼痛刺激即可引起强烈的疼痛。

· 继发性痛觉过敏：疼痛和痛觉过敏扩大到未受损的组织。

· 可能伴有疼痛部位的感觉缺失、皮肤自主神经功能紊乱等症状。

· 病灶去除或损伤痊愈后，疼痛依然长时间存在，甚至终身存在。

· 有的患者，特别是长期疼痛患者，可能出现心理障碍，被称为神经病理性疼痛心理综合征。表现为焦虑、紧张、抑郁、强迫症、疑病观念等，可发展为自杀倾向，甚至发展为对医生或身边人员的攻击行为，因此对于这类患者需要注意其心理上的变化。

3 心理因素与腹股沟疝术后疼痛

在一般的观念看来，疾病或损伤产生的不适症状是客观存在的，但从心理学的角度看来，这种认知是不全面的。

躯体症状是组织损伤和潜在损伤相关的不愉快的感觉，这是目前临床上较为公认的定义，因此躯体症状实际上是一种"感受"，而这种"感受"相关的因素是"损伤"和"潜在损伤"，同时又和个体的体验有关。

3.1 任何躯体症状的产生都不是纯生物的，与认知、情感、个性等心理因素有密切的关系，具有以下的特点

3.1.1 躯体症状是躯体组织或器官对外界环境的诉求

人类是具有价值观和道德的物种，人类表达诉求的主要方式是言语和情感，但一些与自身价值观和道德产生冲突的诉求往往以其他方式表达出来，即通过某器官功能的病理变化作为表达诉求的主要途径，称为述情障碍。这种述情障碍不为主观意识所感受到，而是无意识地将自己的躯体功能障碍作为获得实际利益的筹码，这种情况被称为继发获益。

3.1.2 躯体症状是缓解内心冲突的重要途径

当个体不能意识到自己深层的内心冲突，就会在潜意识的层面转化为躯体的症状，内心的冲突以躯体症状的方式表达出来，可以缓解内心的冲突。这种躯体症状的表达形式可以不威胁个体的自我形象，保护个体精神免于崩溃，同时还可以在潜意识的水平抗议现实的生活压力。

3.1.3 躯体症状就是情绪本身

焦虑可以使生物体保持必要的警戒性，例如疼痛提示需要增强自我防卫，因此躯体症状本身具有生物学的意义，

躯体症状本身就是情绪。

3.1.4 躯体症状是个体对躯体感受的负性解读

各种感受同时存在，通过认知的作用，如机体作正性解读，即为机体潜意识所接受；如作负性解读，即为被排斥的感受，可能转化为躯体症状的形式表达出来。

3.1.5 躯体症状是学习模仿的结果

在暗示或自我暗示的情况下，个体可以再现以往的症状或复制别人的症状。暗示和自我暗示是人体的心理特性，5～7 岁暗示性最高，女性暗示性高于男性。暗示性的躯体症状不是提示器官的病理损害，而是异常的暗示本身。

3.2 躯体形式障碍的相关概念

心理问题可以表现为躯体的症状，与疼痛密切相关的心理问题称为躯体形式障碍。躯体形式障碍包括躯体化障碍、未分化的躯体形式障碍、转化障碍、疼痛障碍、做作性障碍、诈病和疑病。腹股沟手术后的疼痛是腹股沟疝手术的顽固性并发症之一，对医生和患者本人都会造成严重的困扰，因此了解一些躯体化形式障碍的概念和特征，有利于临床的诊治。

· 躯体形式障碍是一组明显的功能紊乱症状，不能完全用躯体疾病、药物影响或其他精神疾患所解释。

· 躯体化是指患者能感受和表达躯体的不适，但却找不到合理的病理依据来解释这些症状。

· 躯体化障碍，曾称为癔症和 Briquet 综合征，其基本特点是反复出现、变化多样的躯体不适症状，甚至可导致功能障碍。症状多出现在 30 岁之前，迁延数年，具有多部位的疼痛及胃肠道、性功能障碍和假神经系统症状。

· 未分化的躯体形式障碍是一类持续存在的躯体化表现，尚不能满足躯体化障碍的诊断条件，基本特征是一个或多个症状持续至少 6 个月，表现为疲乏、食欲减退等。

· 转化障碍的基本特征是自主运动或感觉障碍，酷似神经系统或其他系统的躯体疾病，如瘫痪、失声、失明、尿潴留、抽搐等，与心理应激有关。

· 疼痛障碍的基本特征是以疼痛为症状的核心表现，严重程度足以引起临床重视。心理因素在疼痛的诱发、加重、恶化、持续中起重要作用，疼痛可导致明显的痛苦体验和社会、工作等功能损害。

· 做作性障碍是人为产生的生理或心理症状，其动机是获得患者角色的心理需求，以获得利益、逃避义务等外在动机。

· 诈病是为获得外在动机，如获得利益、逃避义务等，故意装出的躯体症状或心理症状。

· 疑病是患者有害怕或恐惧的先占观念，对自生的症状有错误的认知，坚持认为有严重的疾病。

3.3 腹股沟疝术后慢性疼痛的躯体形式障碍因素

躯体化障碍是躯体形式障碍的常见类型，但相对而言，在腹股沟疝手术后的慢性疼痛中不常见，患者描述病史往往采用夸张的言辞和方式，经常缺乏具体的内容，与做作性障碍或诈病相比，躯体化障碍的症状不是本人意愿[8]，既非获得患者角色的动机，也非获得外在利益的动机。对在腹股沟疝术后出现的慢性疼痛，不能用腹股沟疝术后慢性疼痛或神经病理性疼痛来解释时，要注意患者是否存在心理问题的可能。对于腹股沟疝术后与心理因素有关的疼痛，相对较为常见的有做作性障碍、疼痛障碍和诈病。

3.3.1　做作性障碍

对于独居的老人，生活孤独，获得儿女或家属的关心是强烈的内心需求，但同时主观上又不愿意影响儿女或家属的工作和生活，手术前腹股沟疝的存在是获得这些需求的重要手段，是一种潜意识的需求。但当手术治愈腹股沟疝后，由于患者已经不是疾病的状态，儿女或家属可能无意识地减少了对老人的探视等，使老人感到孤独，老人有获得关心的强烈诉求，但这种获得关心的内心强烈诉求如果无法在意识层面直接表达，就会转化为躯体的症状，表现为腹股沟的疼痛，以获得患者的角色，期待获得儿女和家属的关心，这种情况属于做作性障碍。做作性障碍很难治愈，症状控制是最好的选择。

3.3.2　疼痛障碍

疼痛障碍的患者潜意识是通过疼痛表达对现实情况不满的，或转移自己的责任，或掩盖自己的愧疚。对自己性功能不满意的男性患者，这种情况可能在手术前就已经存在，手术后为缓解自己内心男性自尊心的冲突，也可能在手术后转化为躯体的症状，表现为腹股沟疼痛，需要注意腹膜前手术也可能引起性功能障碍，但一般是短暂性的，3个月后多数可以恢复，在做出疼痛障碍的诊断时需要排除这个因素。甚至对现实生活和工作环境的不满，也可能转化为躯体的症状，而表现为手术后腹股沟区的疼痛。

3.3.3　诈　病

腹股沟疝手术后的患者，为了获得超出正常休假的时间，可能会出现诈病的情况，故意装出腹股沟疼痛的症状，或者放大轻微的疼痛，而获得医生的病假证明，从而获得额外的利益。

4　腹股沟疼痛的诊断

腹股沟疝手术后出现腹股沟疼痛，首先根据疼痛的特点，考虑是否符合神经损伤等因素有关的腹股沟疝术后慢性疼痛的特点，或者是否符合神经病理性疼痛的特点。如果排除以上性质的腹股沟疼痛，应考虑心理因素引起的腹股沟疼痛可能，注意观察患者有无潜在的心理冲突，但需要与神经病理性疼痛引起的心理问题相鉴别，可以邀请心理科或精神科医生会诊。对于腹股沟疝术后慢性疼痛，神经的定位诊断比较重要，但可供选择的辅助性诊断手段有限，超声下的神经阻滞手段可以明确受损的神经，也有采用肌电图结合实时超声的手段进行诊断[9]。

5　腹股沟疼痛的治疗

腹股沟疼痛治疗的基础是正确的诊断，对于病因明确的腹股沟疝术后慢性疼痛患者，治疗并不困难。神经病理性疼痛是临床上疑难的问题，处理起来非常困难，心理因素相关的腹股沟疝术后慢性疼痛往往需要求助于心理科或精神科医生。

5.1　手术后腹股沟疼痛的治疗

伤害性疼痛随着切口和手术创面的

愈合，逐渐减轻或消失，手术后短期的疼痛可以采用药物治疗，时间较长的疼痛可以采用理疗如红外线治疗等，促进创面的愈合。如手术 3 个月后还有明显的腹股沟疼痛，根据疼痛的特点和程度，采取相应的治疗。

5.1.1 药物治疗

目前治疗周围神经痛的药物包括麻醉性镇痛药、非甾体抗炎药、局麻药等。药物治疗是基础治疗的手段，可以采用口服、注射局部外用药物等途径。

5.1.2 物理疗法

针灸是我国传统医学的特色，有些情况下也可达到治疗的效果，针灸可以产生内源性阿片肽，从而产生止痛的作用，可适用于腹股沟疝手术后的慢性疼痛等。其他的物理治疗手段如红外线疗法、射频治疗、牵引、推拿按摩等，也可以根据各地的医疗条件和腹股沟疼痛的病因适当选用。

5.1.3 神经阻滞疗法

原则是首先进行外周神经的阻滞，效果不佳或无效时在靠近中枢的部位进行阻滞，如脊神经根或硬膜外。通过超声的引导穿刺注射局麻药阻滞神经，可以达到局部封闭的目的，在腹股沟区可同时注射泼尼松龙减轻局部炎症反应，可以软化瘢痕，减轻神经的压迫。

5.1.4 手 术

对于慢性腹股沟疼痛而言，手术并非首选的方法，原来手术后大量瘢痕组织导致手术的困难，并可能导致新的神经损伤，但通过非手术手段，包括药物和介入治疗，无法治愈腹股沟疼痛，则需要考虑手术疗法[10]，手术后往往可以使疼痛减轻[11]。手术的时间应至少在原

手术后 6 个月，手术前尽可能通过神经阻滞技术确定是哪一根神经损伤。一般通过原来的切口进行手术探查，手术方式包括：松解神经，如松解瘢痕或补片对神经的卡压；或者切除一段神经，需要尽量切除整段腹股沟管的神经，将神经的断端埋于腹壁肌下，避免神经瘤的形成，这种方式最适合神经与补片粘连引起的疼痛。由于网片引起的腹股沟疼痛往往不典型，手术松解神经或切除一段神经后，网片仍可与神经粘连或卡压神经，因此主张取出网片。在实际的手术操作中，有局部瘢痕解剖不清的局限，又往往难于找到真正的症结点，因此选择瘢痕切除加局部神经切除，以丧失感觉功能来缓解疼痛，以达到治疗的目的，但有时可造成感觉缺失。如果手术前可以确定是生殖股神经引起的疼痛，可以不经原切口进行手术，于腰切口在腹膜后切断生殖股神经的生殖支即可缓解症状，可以避免原切口手术造成的解剖上的困难。腹腔镜手术作为治疗手段，也有成功的尝试。对于原手术为腹腔镜手术的，Slooter 等认为[12]：对于熟练的外科医生，也可以选择合适的病例，在腹腔镜下取出网片。Karampinis 等[13] 为 8 例腹股沟疝手术后慢性腹股沟疼痛患者实施了腹腔镜下的经后腹膜神经切除术，效果理想。

5.2 神经病理性疼痛的治疗

5.2.1 药物治疗

腹股沟疝术后神经病理性疼痛是棘手的临床问题，一般的非甾体抗炎药或麻醉性止痛药物效果往往不理想。三环类或四环类抗抑郁药物常用于慢性疼痛的治疗，特别是神经病理性疼痛的治疗。

抗抑郁药是一大类精神活性药物，有较长的历史，但最近才被批准用于慢性疼痛尤其是神经病理性疼痛的治疗。抗抑郁药物可以降低对疼痛的敏感性，同时可改善患者的情感，常用的是三环类抗抑郁药或四环类抗抑郁药。一些抗癫痫类药物对神经病理性疼痛也有疗效，常用的有卡马西平、苯妥英钠、丙戊酸钠、加巴喷丁、拉莫三嗪等。药物治疗效果不确定，也有部分患者疗效不理想，并且有困倦、便秘等相应的副作用。

5.2.2　手术治疗

手术治疗的效果是有争议的，多数患者在神经切除加网片取出后效果良好，但有人认为手术可能只是一种心理安慰，是对患者的一种心理暗示而已。偶有手术后仍有腹股沟疼痛，并且与已知的神经支配区域都不符合，这种情况可能与中枢的敏化机制有关，尽管已经没有局部的神经紊乱，但仍可遗留疼痛，不应再进行手术，因为手术对神经病理性疼痛可能无效，并且会增加组织损伤，与中枢敏化机制形成互动，不利于治疗。

5.3　心理因素有关的腹股沟疝术后疼痛的治疗

神经病理性疼痛往往存在心理的问题，也有单纯属心理因素造成的腹股沟术后的腹股沟疼痛，特别是躯体形式障碍，这种情况可转诊至心理科或精神科寻求专业治疗。

6　减少腹股沟疝术后慢性疼痛的经验

随着各种无张力疝修补术的广泛推广，复发已经不是腹股沟疝手术的主要问题，目前的临床工作重点已经转到减少手术后的并发症上来，包括减少手术后的慢性疼痛等并发症的发生。术后治疗往往很被动，准确预测手术后是否发生慢性疼痛往往很困难，但对手术细节的重视，可以最大限度减少术后慢性疼痛的发生，是较为可行的措施。

6.1　传统的组织修补术

· 在临床体会上，单纯的疝囊高位结扎术后出现的腹股沟疼痛概率最低，而张力最大的 McVay 手术后出现疼痛的概率最高，提示减少张力可能是减少术后疼痛的方法之一，因此无张力修补术较传统的组织修补术后腹股沟慢性疼痛的发生率明显降低。

· 缝合耻骨结节骨膜引起的慢性疼痛，以 Bassini 手术为例，第一针的缝合穿过腹横筋膜、腹横肌、腹内斜肌和腹直肌外缘的腱膜，然后将针缝合至耻骨结节骨膜和紧靠耻骨结节内侧面的腹直肌腱鞘，缝线引起的慢性炎症及张力性的牵拉是术后慢性疼痛的原因之一。

· 避免神经的损伤或误扎可有效减少术后的腹股沟疼痛，髂腹股沟区的三根神经在位置和大小上有时变异非常大，因此手术时应注意辨认，防止损伤和误扎，在手术中髂腹下神经最容易在切开腹外斜肌腱膜时损伤。为了避免损伤，有学者建议应该在内环口处首先切开腹外斜肌腱膜。一个容易被忽略的细节是生殖股神经的生殖支，生殖支有三种方式进入腹股沟管。最常见的形式是经内环进入，少见的是在大腿侧经腹股沟韧带进入和穿腹内斜肌进入；穿出腹股沟管也有三种形式，分别是穿外环口、穿腹股沟韧带、与髂腹股沟神经形成吻合支出外环口。生殖股神经与精索或子宫圆韧带的解剖关系是可在其外侧、腹外侧或背内侧。因此从生殖股神经（子宫圆韧带）的关系看，在精索（子宫圆韧带）内侧切开较为安全，疝环高位结扎时注意应单纯结扎腹膜，避免将周围的脂肪组织也结扎在一起；在切开提睾肌、游离疝囊时，也要注意生殖股神经的损伤。

6.2 开放的前入路无张力修补术

6.2.1 髂腹下神经及髂腹股沟神经的处理

前入路的无张力修补术不强调疝囊的高位结扎术，仅依靠植入网片，加强腹股沟管后壁而达到治疗的目的，因此对腹股沟的影响与组织修补术不同。髂腹股沟神经、生殖股神经的生殖支与精索伴行，一般不影响网片的放置。但髂腹下神经与精索有一定的距离，呈平行走行，可能影响网片的放置。对髂腹下神经的处理一直有两种争论，并且有较多的文献报道：其一，主张成段切除神经，神经断端埋于肌肉层，避免神经影响网片的放置，也避免网片与神经的粘连或压迫造成的术后神经疼痛；此外，剪开网片通过神经的情况下，在网片收缩后可能压迫神经造成慢性疼痛。其二，有学者认为切除神经可造成神经损伤，并有形成神经瘤可能，导致手术后的慢性疼痛，其主张在网片上剪出缺损通过神经，避免损伤神经引起的术后慢性疼痛[14]。Muneeb 等[15]认为，切除髂腹股沟神经可减少腹股沟疝成形术（无张力修补术）后的顽固性腹股沟疼痛。

6.2.2 网片的固定问题

就固定网片的问题而言，在耻骨结节部位的固定是讨论较多的问题，避免缝合耻骨结节骨膜是减少术后慢性疼痛的重要步骤，不同的学者从不同的角度出发，有不同的操作偏好：①将网片固定在耻骨结节筋膜；②有学者在固定补片前，在耻骨结节筋膜下注射生理盐水或局麻药 2ml，据此将耻骨结节骨膜与其上的筋膜分开，从而避免缝合到骨膜；③也有学者将网片固定在耻骨结节的附着结构，如腹直肌前鞘或腹股沟韧带。对于固定的缝线选择，有人主张采用不可吸收的缝线，认为可以达到长久的固定，特别是耻骨结节这种关键部位，可以减少复发。也有学者主张采用可吸收缝线固定，认为随着缝线的吸收，由于缝合固定造成的慢性疼痛也就会消失。目前比较为大家认可的办法是将网片粘合固定于耻骨结节等部位，避免缝合带来的慢性疼痛问题；另一种避免缝合的方法是采用带有倒刺的自固定网片。这些经验都带有较为明显的个人经验色彩，可以根据实际的情况，灵活采用。

6.2.3 网片的放置问题

Takata 等[16]研究认为：腹股沟后壁前放置网片是术后慢性疼痛的主要原因，腹膜前间隙放置网片可以减少术后的慢性疼痛。生殖股神经的生殖支及髂腹股沟神经可能从内环口穿出，网塞的放置和固定可能影响到这些神经分支，双侧网片如 PHS 或 UHS，上片和下片的连接部会也可能产生与网塞类似的作用，对于网塞加平片的术式，或双侧网片的术式，网片的放置可能对术后的慢性疼痛也产生影响。Ilic 等[17]建议：在应用双侧网片修补腹股沟斜疝时将网片通过直疝三角放置，可以明显减少术后的慢性疼痛。

6.3 腹腔镜技术下的腹股沟疝术后慢性疼痛

腹腔镜技术下的腹股沟疝修补术后的慢性疼痛，与补片的钉合固定有关。与开放的前入路手术不同，损伤的神经多见于股外侧皮神经，避免在神经走行的可能部位钉合固定网片是有效的方法。在髂耻束以上钉合固定补片，可有效避免对神经的损伤；另一原因是网片钉合固定于耻骨结节部位引起的慢性疼痛，为了避免该问题，可以将网片固定于耻骨梳韧带，而神经末梢不够丰富的耻骨结节部位，粘合固定网片成为目前较多学者主张的网片固定方法[18]，较钉合固定有更少的疼痛发生率[19]。也有学者主张不固定网片，特别是采用"3D"网片等情况[20]。

6.4 神经病理性疼痛和心理因素相关疼痛的预防

神经病理性疼痛与一般慢性疼痛的病理生理机制不同，目前对神经病理性疼痛的认识有限，从病因的角度去考虑预防问题颇为有效。理论上预防心理因素相关的疼痛，识别患者的潜在心理问题是有效的措施，但要求医生在与患者交流中要有敏锐的观察能力并具备心理学的知识。

一旦发生手术后腹股沟疼痛，诊断及处理均非常棘手，一部分患者治疗效果也不理想，因此预防仍是最好的方法。Pierides[21]等认为：复发疝手术、出现并发症、网片的重量、术前的 VAS 评分、年龄等，是术后发生慢性疼痛的预测因素。这些预测因素，可以提高对发生腹股沟疝术后慢性疼痛的重视，但实际临床工作中，预防的主要手段是对细节的

重视，讲究精细的外科操作，注意辨认神经的走行，避免损伤。术后有效的疼痛管理，使患者无明显的疼痛，可减少由于中枢神经敏化或外周敏化引起的腹股沟区神经病理性疼痛。

（李　亮　江志鹏）

参考文献

[1] Lundström KJ, Holmberg H, Montgomery A, et al. Patient-reported rates of chronic pain and recurrence after groin hernia repair [J]. Br J Surg,2018,105(1):106 – 112.

[2] Ergönenç T,Beyaz SG,Özocak H,et al. Persistent postherniorrhaphy pain following inguinal hernia repair：A cross-sectional study of prevalence, pain characteristics, and effects on quality of life [J]. Int J Surg, 2017, 46: 126 – 132.

[3] Molegraaf M, Lange J, Wijsmuller A. Uniformity of chronic pain assessment after inguinal hernia repair：A critical review of the literature [J]. Eur Surg Res, 2017,58(1 – 2): 1 – 19.

[4] Wright RC, Sanders E. Inguinal neuritis is common in primary inguinal hernia [J]. Hernia,2011,15(4):393 – 398.

[5] Kocijan R, Sandberg S, Chan YW, et al. Anatomical changes after inguinal hernia treatment：a reason for chronic pain and recurrent hernia? [J]. Surg Endosc, 2010, 24 (2): 395 – 399.

[6] Sevonius D, Montgomery A, Smedberg S, et al. Chronic groin pain, discomfort and physical disability after recurrent groin hernia repair： impact of anterior and posterior mesh repair [J]. Hernia,2016,20(1):43 – 53.

[7] Ergönenç T,Beyaz SG,Özocak H,et al. Persistent postherniorrhaphy pain following inguinal hernia repair：A cross-sectional study of

prevalence, pain characteristics, and effects on quality of life [J]. Int J Surg, 2017, 46: 126 – 132.

[8] 于生元,王家双,程志祥,等. 疼痛医学精要 [M].3 版. 北京:北京大学医学出版社, 2017:37 – 41.

[9] Cho HM, Park DS, Kim DH, et al. Diagnosis of ilioinguinal nerve injury based on electro-myography and ultrasonography: A case report [J]. Ann Rehabil Med, 2017, 41 (4): 705 – 708.

[10] Engelen M, Dilen K, Baten E. Laparoscopic treated neuralgia after inguinal hernia repair: case report and literature review [J]. Acta Chir Belg,2017,117(5):283 – 289.

[11] Magnusson N, Gunnarsson U, Nordin P, et al. Reoperation for persistent pain after groin hernia surgery: a population-based study [J]. Hernia,2015,19(1):45 – 51.

[12] Slooter GD, Zwaans WAR, Perquin CW, et al. Laparoscopic mesh removal for otherwise intractable inguinal pain following endoscopic hernia repair is feasible, safe and may be effective in selected patients [J]. Surg Endosc, 2018,32(3):1613 – 1619.

[13] Karampinis I, Weiss J, Pilz L, et al. Transabdominal laparoscopic retroperitoneal neurectomy for chronic pain after inguinal hernia repair and appendicectomy—a matched-pair study [J]. BMC Surg, 2017, 20; 17 (1):85.

[14] Reinpold WM, Nehls J, Eggert A. Nerve management and chronic pain after open inguinal hernia repair: a prospective two phase study [J]. Ann Surg,2011,254(1):163 – 168.

[15] Muneeb MD, Baig MAN. Elective division of ilioinguinal nerve in inguinal hernioplasty: remedy for the morbid postoperative inguinal pain [J]. J Coll Physicians Surg Pak,2017, 27(11):682 – 685.

[16] Takata H, Matsutani T, Hagiwara N, et al. Assessment of the incidence of chronic pain and discomfort after primary inguinal hernia repair [J]. J Surg Res, 2016, 206 (2): 391 – 397.

[17] Ilić MD, Putnik SS. 'Plug free' connector placement modification of a bilayer patch device in male indirect inguinal hernioplasty [J]. Acta Clin Croat, 2016, 55 (4): 644 – 649.

[18] Liew W, Wai YY, Kosai NR, et al. Tackers versus glue mesh fixation: an objective assessment of postoperative acute and chronic pain using inflammatory markers [J]. Hernia, 2017,21(4):549 – 554.

[19] Chandra P, Phalgune D, Shah S. Comparison of the clinical outcome and complications in laparoscopic hernia repair of inguinal hernia with mesh fixation using fibrin glue vs tacker [J]. Indian J Surg,2016,78(6):464 – 470.

[20] Aliyazicioglu T,Yalti T, Kabaoglu B. Laparo-scopic total extraperitoneal (tep) inguinal hernia repair using 3-dimensional mesh without mesh fixation[J]. Surg Laparosc Endosc Percutan Tech,2017,27(4):282 – 284.

[21] Pierides GA, Paajanen HE, Vironen JH. Factors predicting chronic pain after open mesh based inguinal hernia repair: A prospective cohort study [J]. Int J Surg, 2016, 29: 165 – 170.

第 24 章　腹股沟疝手术相关的泌尿生殖系统问题

腹股沟疝是一种常见疾病，髂腹股沟区是连接腹部与下肢的区域，腹股沟管是精索通过的部位，生理状态下腹股沟区的腹膜前间隙是膀胱扩张时的储备区域，因此腹股沟疝的治疗与泌尿生殖系统具有重要的关系。在手术操作上，也经常涉及泌尿外科的问题。另外，男性腹股沟疝手术是否对生殖功能产生影响，一直是争议的焦点。

1　隐睾与腹股沟疝

隐睾症导致内环口的扩张并影响腹横筋膜的发育，是腹股沟疝的病因之一。隐睾与腹股沟疝的关系主要体现在腹股沟管隐睾症上，也就是隐睾处于腹股沟管内环口与外环口之间，这个位置的隐睾对腹股沟管的解剖，特别是腹股沟管的后壁产生了不同程度的影响，从而导致腹股沟疝的发生。

1.1　腹股沟管隐睾症与腹股沟疝的关系

· 内环口的隐睾症使腹膜鞘状突开放，亦即鞘状突未闭，是腹股沟斜疝的因素之一。

· 隐睾与腹横筋膜粘连，影响腹横筋膜的发育，由于手术切除隐睾后，腹横筋膜的薄弱因素被暴露出来，导致术后形成腹股沟疝。

1.2　腹股沟管隐睾症手术时对存在腹股沟疝（或可能性）的处理

1.2.1　儿童或小儿的腹股沟管隐睾症

根据具体的情况或做睾丸下降固定，或者切除睾丸。儿童或者小儿患者随着身体发育，腹壁肌力量逐渐增强，腹股沟管的保护机制可以得到不同程度的重建。对并存的腹股沟疝的危险因素，需要根据具体的情况进行评估。

· 单纯内环口的扩张，行疝囊高位结扎术即可，如果疝囊比较明显，内环口较大，内环口周围的腹横筋膜存在薄弱或缺损者，特别是年龄较大的儿童，单纯的疝囊高位结扎可能效果不佳，此时可采用 Marcy 手术，完全切除和消除疝囊，然后向外侧牵拉精索，见扩张的内环口周围的腹横筋膜、腹横肌和腹内斜肌间断缝合，缩小内环口，以容纳血管的尖端通过为原则。笔者认为这种术式操作简单，又可加强腹股沟管后壁，是最理想的术式。

·对于无内环口扩张的情况，如果没有腹横筋膜破坏，无须处理；如果存在隐睾部位腹横筋膜缺损，年龄较大的患者可采用 Bassini 手术，也可以不做处理。

1.2.2 成人腹股沟管隐睾症

成人腹股沟管隐睾症与小儿患者不同，需要切除隐睾，并需要对腹股沟管的解剖进行评估。内环口扩张是腹股沟斜疝的病因之一，而腹横筋膜的强度是维持腹股沟管后壁张力的最重要条件之一，成人由于年龄的增长胶原代谢出现变化，腹横筋膜强度多数不符合缝合的要求，笔者的体会是采用无张力修补术比传统的 Bassini 手术或疝囊高位结扎术效果更理想[1]，但需要根据具体的情况分析各种术式的利弊。在技术上，Lichtenstein 手术在隐睾切除后，网片容易放置且固定更加方便，相对 Bassini 手术而言，操作更加简洁。同时，由于隐睾已经被切除，对网片植入引起的生殖问题的担心也不存在。需要考虑的医学问题是网片引起的异物感等并发症，以及网片的价格导致的经济因素。综合考虑手术后腹股沟疝的风险、技术因素等，如果不考虑价格，Lichtenstein 手术更具优势。其他的无张力修补手术也可采用，但是需要游离腹膜前间隙等操作，相对于简洁的 Lichtenstein 手术而言，操作相对复杂。

2 腹股沟疝手术中泌尿生殖系统的损伤

与腹股沟疝手术损伤有关的因素，主要是精索血管的损伤、输精管损伤、膀胱损伤，其中以精索血管损伤最为常见，输精管损伤及膀胱损伤偶有发生。

2.1 精索血管的损伤

2.1.1 精索血管解剖与睾丸的血供（图 24 - 1）

·精索血管损伤的后果是睾丸的动脉血供或静脉回流受到影响，严重者表现为睾丸萎缩。睾丸起源于紧靠肾脏的生殖嵴上的 Wolffian 小体，因此血供主要来源于肾动脉水平以下的主动脉，是睾

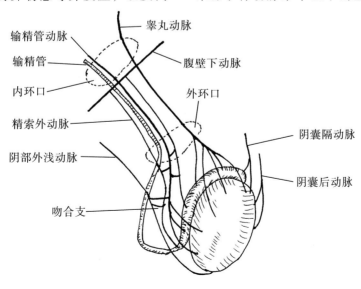

图 24 - 1 睾丸血供模式图

丸的主要营养血管，称睾丸动脉，在内环口与输精管组成精索，行至睾丸后缘分支进入睾丸和附睾。

· 睾丸的次要血供来自输精管动脉，为髂内动脉前干或膀胱下动脉的分支，紧贴输精管走行，主要供应输精管、附睾尾部和体部及睾丸的下部分，这部分的血管也能维持睾丸的活力。

· 睾丸的第三个血供来自精索外动脉，为睾丸下降过程中形成的腹壁下动脉的一个分支，主要供应提睾肌及筋膜，分为两支，一支位于精索的正外侧，一支位于精索的后外侧，在外环口与输精管动脉吻合，一起供应鞘膜、睾丸的下极及附睾的尾部。

· 供应睾丸的动脉分支在腹股沟管的外环口处，睾丸以上有分支相互吻合，其后进入睾丸成为终末动脉。如果在外环口的下方损伤这些终末动脉，将影响睾丸某一部分的血供。

· 睾丸的血液回流是通过多支蔓状静脉丛在精索上端会合成单支精索静脉，然后随精索内动脉（睾丸动脉）回到腹膜后，右侧回流到下腔静脉，左侧回流到左肾静脉。睾丸的淋巴精索管和腹股沟管回流到髂总动脉和主动脉旁淋巴结。

2.1.2 睾丸的其他血供

· 阴部外浅动脉：来自会阴动脉，经会阴浅横肌面进入阴囊，有较多的分支在平附睾的睾丸鞘膜，与精索外动脉吻合，分布区域较小。

· 阴囊后动脉：为会阴动脉的另一分支，向前行，其末梢小分支分布于睾丸鞘膜的后端。

· 阴囊隔动脉：在睾丸鞘膜的内侧，平附睾平面，有分支至睾丸和附睾。

以上三支动脉对睾丸血供的贡献有限，其静脉与之伴行。

2.1.3 睾丸萎缩的因素

睾丸有主要的三支动脉供应，最重要的是睾丸动脉，其次是输精管动脉，最后是精索外动脉，一般而言，除睾丸动脉外，其他血管的血供缺失，不影响睾丸的整体血供。由于三支动脉分布上的差异，可以人为将其分为三段，以利于理解其对睾丸血供的影响，其一是腹腔内，其二是腹股沟管内，其三是外环口下，因此讨论睾丸萎缩的问题应该分为三种情况。

· 腹腔内，只有睾丸动脉一支，结扎后仍有其余两支血管代偿，例如：泌尿外科治疗精索静脉曲张的腹腔镜手术，可以在腹腔内将精索动静脉予钛夹完全结扎，此时仍有输精管动脉及精索外动脉的血供，因此不至于出现缺血性睾丸炎或睾丸萎缩，保障睾丸的存活，但也有不同的意见，Hagood 认为原则上应该保留精索动脉（睾丸动脉），否则容易引起不同程度的睾丸萎缩。

· 腹股沟管内的情况相对比较复杂，其中有两支血管走行，即睾丸动脉（精索内动脉）和输精管动脉。输精管动脉对睾丸的血供有一定的代偿能力，在睾丸动脉损伤时，有可能代偿睾丸的血液供应，但也存在不能代偿的风险，保护睾丸动脉（睾丸内动脉）是保护睾丸血供的最重要措施。腹股沟管内的手术，如果损伤睾丸动脉（精索内动脉），也就破坏了睾丸的主要血供，只有输精管动脉这一次要的血管供应，即有睾丸萎缩的可能。如果输精管动脉的血供也损伤，即睾丸萎缩的风险更大。精索外动脉来源于腹壁下动脉，与提睾肌一起走行，由于一些传统的腹股沟疝修补术，需要切除提睾肌，同时也就破坏了精索外动脉的血供。复发疝的手术，由于解剖结构紊乱，副损伤的风险高，发生睾丸萎缩的风险也就高。

· 外环口以下，是睾丸三支供血动脉分支广泛吻合的部位，是睾丸血氧供应血管损伤的重要代偿结构，如果对此部位进行广泛的分离，就有损伤其吻合支的风险，因此应避免在外环口的耻骨结节水平以下解剖精索。

· 其他的三支动脉，即阴部外浅动脉、阴囊后动脉、阴囊隔动脉，对睾丸的血供虽然有一定的代偿能力，但是贡献有限，多数情况下不足以完全代偿睾丸的血供。

2.2 输精管损伤

输精管损伤在腹股沟疝手术中并不常见，一般见于复发疝的手术，特别是需要取出补片的手术，损伤概率加大。输精管损伤应该采取显微外科技术进行吻合，以保证吻合口的通畅。输精管的内径细小，钳夹输精管可能造成输精管的闭塞，因此输精管在手术中是需要避免钳夹的。对于预防输精管损伤，这个细节通常被外科医生忽略。

2.3 膀胱损伤

膀胱损伤主要见于滑动性疝的手术，此时膀胱壁成为疝囊的一部分，损伤后直接修补即可，术后需要留置导尿管一周。

3 腹股沟疝术后的泌尿生殖系统并发症

腹股沟疝手术后泌尿生殖系统的并发症，主要是睾丸和输精管的并发症，膀胱的并发症罕见，表现为手术后睾丸萎缩、射精疼痛、性生活时腹股沟疼痛等，对性功能的影响也是患者较为关注的问题。

3.1 急性缺血性睾丸炎或睾丸萎缩

睾丸组织对缺血十分敏感，在腹股沟疝手术后出现急性缺血性睾丸炎，主要的原因如下。

· 精索血管的损伤，特别是多根动脉的损伤，超过睾丸血管的代偿能力，即可能发生睾丸缺血。

· 精索扭转使精索的血管中断或者严重不足，导致睾丸血供受到影响。

· 精索血管血栓形成，由于手术创伤或患者特殊的血液因素，手术后出现精索动静脉的血栓，导致睾丸缺血。

· 外环口重建过紧，导致睾丸动脉、输精管动脉及精索外动脉和精索静脉皆受压，影响血供。

急性缺血性睾丸炎初期表现为睾丸的肿胀和疼痛，一般在术后3～5d表现出来，容易误诊为疝囊积液。根据缺血的程度，临床表现也有所差异。可以持续长时间出现以上症状，也无法缓解。以后睾丸肿胀减退，可能出现睾丸萎缩，表现为睾丸缩小变硬，甚至无法触及睾丸，病情发展的时间个体差异较大，可能很快发生睾丸萎缩，也可能几个月后才出现。对于精索扭转和外环口过紧者，及时发现可以进行手术纠正，可能有较好的疗效，但其他原因引起者，目前没有理想的治疗方法，关键在于预防。睾丸萎缩对患者的身体健康并不造成影响，但对患者的心理影响较大，特别是中青年患者，或者一些特殊文化背景的患者，可能成为医疗纠纷的根源。

3.2 阴囊积液或积血

腹股沟疝手术后的阴囊积液与两方面的因素有关，其一是手术创面的渗液，其二是手术后残留疝囊的分泌和吸收失去平衡，导致积液，主要表现为阴囊的肿胀，一般无须处理，可以完全吸收，只需告知患者需要有足够的耐心。阴囊积血是手术创面的渗血或由血管结扎滑脱或电凝的血管再次出血引起，静止性的阴囊积血，无须处理，如积血在逐渐增大，一般是血管性的出血，需要手术探查进行结扎。

3.3 射精障碍

3.3.1 射精的生理

射精是指在性高潮时精液通过尿道被射出尿道，它依赖于会阴部横纹肌的强力收缩功能的发挥，同时出现快感。涉及射精的解剖结构包括输精管、射精管、精囊、前列腺及会阴部肌肉即坐骨海绵体肌和球海绵体肌。射精是脊髓的"射精中枢"发出射精的信息，通过输精管上神经、输精管中神经、输精管下神经整体控制射精的过程。先是睾丸的输出小管发生收缩，以后附睾、输精管、射精管和前列腺相继收缩，再通过射精管将精液挤入前列腺段的后尿道，膀胱颈部收缩关闭，防止逆向射精，会阴部的肌肉发生强烈收缩而射精。射精可以分为三个步骤：先是尿道收缩，射出的是尿道球液；接着是前列腺收缩，射出的是前列腺液，同时睾丸输出小管、输精管、射精管排泄出精子，最后精囊腺收缩，射出精囊液。输精管在静息时，可以产生节律性的收缩，在射精过程中输精管的作用是收缩的节律和力度加大，推动精液前进。

3.3.2 射精疼痛和无精症的影响因素

腹股沟疝手术后可出现与输精管结扎后的射精疼痛类似的射精时疼痛感或烧灼感，也可出现无精症，是腹股沟疝手术的特殊并发症。根据腹股沟疝手术的特点，手术可能造成对射精的影响局限在髂腹股沟区的输精管阶段，无论是腹股沟管的手术还是腹膜前手术皆是如此，因此影响因素可能包括以下方面。

3.3.2.1 射精时输精管扩张障碍

由于手术造成的瘢痕压迫，或者补片皱缩造成的限制[2]，使射精时输精管推动精液前进的过程中扩张受限，而引起不适。与空腔器官通过障碍产生的症状类似，如肠梗阻等，即所谓的"不通即痛"。相对于肠管而言，输精管的肌层较厚，射精时产生的推动力相对更大，而输精管的管腔较小，如果扩张受限所产生的阻力也较大，输精管梗阻时产生射精时不适是完全有可能的。

3.3.2.2 输精管与网片粘连

网片与输精管的粘连主要发生在腹膜前的疝成形术，由于需要有足够的空间放置网片，需要对精索进行游离，也即所谓的输精管腹壁化，此时输精管的脂肪筋膜囊被破坏，网片直接与输精管接触，导致较长的输精管与网片粘连，对输精管的活动产生限制的作用，并且不能充分扩张。理论上，与非防粘连网片侵蚀肠管一样，合成网片对输精管有侵蚀的作用，如果时间足够长，完全侵蚀输精管，可能造成输精管的闭塞[3]。

3.3.2.3 输精管被误扎或切断

由于手术时的副损伤而导致输精管被结扎或切断，或者手术时钳夹输精管，虽然输精管没有成为物理上的离断，但已经出现输精管的损伤而导致输精管不通畅，使输精管在射精的环节上出现障碍，输送精液受阻，产生射精时不适，但关于腹股沟疝中输精管损伤的报道很少。

3.3.2.4 精神心理因素

由于不良的心理因素，如担心术后对性功能和生殖功能的影响，性生活时心理负担重，不仅性器官表面会敏感起来，整个与射精有关的器官都会产生影响，如会阴部筋肉的痉挛性收缩，也会产生射精疼痛。

3.3.2.5 输精管自主神经损伤

由于输精管位于腹壁，其自主神经系统常被忽略，输精管和睾丸本质上属于内脏，其功能受自主神经系统的控制，控制输精管、射精管、精囊、前列腺及睾丸的自主神经是精索上神经、精索中神经及精索下神经，这些神经的交感神经成分来自第 11 ~ 12 胸节和第 1 ~ 3 腰节，支配睾丸和输精管的神经丛相互吻合，支配附睾和输精管的自主神经参与射精活动[4]。在腹股沟疝的腹膜前手术中，由于需要游离腹膜前间隙，特别是输精管的腹壁化，可能损伤其自主神经系统，使整体的射精过程的控制出现异常而出现逆行射精的情况，这种情况常见于曾接受前列腺电切术的老年患者。

3.3.2.6 其他导致射精疼痛的疾病

泌尿系统的炎症，包括尿道炎、前列腺炎、精囊炎、输精管炎、附睾炎、睾丸炎等，可以在射精时出现疼痛的症状。泌尿系结石，如输尿管结石、膀胱结石、尿道结石、前列腺结石及精囊结石等，以及泌尿系肿瘤，如附睾、前列腺、精囊腺等肿瘤，也可能引起射精时疼痛。

3.3.3 诊断与治疗

多数情况下，即使输精管损伤也不会出现射精异常的症状。腹股沟疝手术后的射精异常是少见的并发症，多数在疝修补术后 1 年内完全康复，因此部分患者可以随诊观察。如果长期不愈，可以进行输精管造影，观察输精管有无狭窄及横断。另一种情况是术前精液正常，手术后出现无精症，也可能是输精管梗阻，泌尿外科称之为梗阻性无精症，需要进行输精管造影检查。治疗的办法主要是手术治疗，手术探查腹股沟管，松解网片或瘢痕对输精管和腹股沟区神经的压迫，或切除神经取出网片，多数患者在取出网片和切除神经后射精疼痛的症状可以缓解[5]。对于输精管横断或造影发现完全堵塞者，需要对输精管进行重新吻合，可采用同侧输精管断端吻合术、交叉输精管吻合术、输精管附睾吻合术等，需要采用显微外科技术进行吻合，以保证吻合后的复通率。但由于腹股沟段输精管固定性差，常常造成损伤后输精管回缩等情况，因此原位再通容易导致失败或根本无法吻合，常常需要改变其行程，以保证断端可以无张力吻合，部分患者需要绕过腹股沟管段，直接与腹膜后的输精管进行吻合。需要指出的是射精疼痛也可能是泌尿生殖系统的其他疾病造成，需要在诊断时予以排除，特殊情况可能涉及患者的精神和心理因素。

3.4 腹股沟疝手术是否可导致男性性功能障碍

性功能是一个非常复杂的生理问题，腹股沟疝是否对性功能有影响也是一个争议很大的问题，Sönmez 等[6]研究认为：与手术前相比，手术后 6 个月以内，性功能受到影响，但 6 个月以后性功能较手术前相比有改善的情况。由于腹股沟疝导致的勃起功能障碍罕见，但在实际医疗过程中仍可见一些个案，部分学者将其归为心理因素。这种解释不够客观，从解剖学的角度分析，可得到解剖学的依据。阴茎的运动神经包括交感神经和副交感神经，交感神经来自盆丛，副交感神经来自第 2～4 骶神经，海绵体的勃起主要受海绵体神经支配，海绵体神经并不经过腹股沟区，参与构成泌尿生殖器短轴突神经元系统在结构上与肠道的神经系统相似，在器官旁或器官壁内相互密切联系，功能上相互调节[7]。盆丛支配勃起的神经主要汇集组成海绵体神经，但内脏的自主神经系统其实是一个网状的神经丛，支配勃起的神经纤维也可能加入支配输精管、睾丸、附睾的自主神经，即精索上神经、精索中神经、精索下神经，也对勃起功能起作用，但其支配勃起的贡献比较低，不属于主要作用。因此，腹股沟疝手术后的勃起功能障碍多属于暂时性障碍，多数在 3 个月后可恢复正常。在一些特殊情况下，例如：患者本身勃起功能存在潜在的缺陷，手术对输精管周围自主神经的损伤，虽然损伤的是起次要支配作用的神经，理论上也可以引起勃起功能障碍，在特殊的个体中，也可能对勃起功能的神经支配起较大的破坏作用。双侧腹股沟疝手术，尤其是双侧复发性腹股沟疝的手术，对双侧输精管等自主神经的破坏作用大，手术后发生短暂的性功能障碍可能性更大[8]。

3.5 腹股沟疝手术后性活动时疼痛

除了射精疼痛和性功能障碍的典型手术后并发症外，男性患者腹股沟疝术后性活动时，是否有导致腹股沟疼痛的发生，也是一个有争议的问题。这种疼痛原因复杂，可能伴有阴囊疼痛，射精环节输精管的运动问题、网片对腹股沟区神经的刺激，都可能对其产生影响。疼痛原理在解剖学上可以得到合理的解释，盆腔的内脏神经不仅是盆腔反射活动的主要传入神经，也是痛觉的主要传入神经，因此输精管的梗阻，引起反射活动同时引起牵涉性的疼痛[7]。在文献报道中，不同的临床观察有不同的角度和结果，Tolver 等的临床观察认为[9]：腹股沟疝腹腔镜手术治疗后，与手术前相比，可以减轻性活动时的疼痛，但也观察到手术前性活动时存在疼痛的患者，手术后性活动时更容易发生疼痛。

3.6 预防

腹股沟疝的手术并发症有其特殊性，主要是泌尿生殖系统的损伤和性功能问题。手术并发症是客观存在的，不可能完全杜绝，但一些措施可以减少并发症的发生和医疗纠纷的可能。首先，手术前应该询问患者性生活和生育情况，对其异常的情况应记录在案；其次，由于现代社会的工作节奏快，生活压力大，注意患者一些潜在的心理问题；其三，注意精细的操作，避免对输精管过度分离，避免钳夹，特别是复发疝的手术。总之，对年轻患者来说，时刻关注泌尿外科的并发症问题，小心细致地处理输精管和精索是非常重要的预防措施。

（丁　宇　李　亮）

参考文献

[1] 丁宇,李亮,关志忱,等.成人隐睾症腹股沟

情况评估与一期无张力修补术［J］. 海南医学,2011,22(4):14 - 16.

［2］Andresen K, Burcharth J, Fonnes S, et al. Sexual dysfunction after inguinal hernia repair with the Onstep versus Lichtenstein technique: A randomized clinical trial［J］. Surgery,2017, 161(6):1690 - 1695.

［3］申英末,陈杰. 疝修补手术后遗症［M］. 北京:人民军医出版社,2015:38 - 43.

［4］刘树伟,杨晓飞,邓雪飞,等. 临床解剖学腹盆部分册. 2 版. 北京:人民卫生出版社,2014:500.

［5］Verhagen T, Loos MJ, Scheltinga MR, et al. Surgery for chronic inguinodynia following routine herniorrhaphy: beneficial effects on dysejaculation［J］. Hernia,2016,20(1):63 - 68.

［6］Sönmez MG, Sonbahar BÇ, Bora G, et al. Does inguinal hernia repair have an effect on sexual functions?［J］. Cent European J Urol, 2016;69(2):212 - 216.

［7］梅骅,苏泽轩,郑克立,等. 泌尿外科临床解剖学［M］. 济南:山东科学技术出版社, 2001:95 - 96.

［8］Jangjoo A, Darabi Mahboub MR, Mehrabi Bahar M, et al. Sexual function after Stoppa hernia repair in patients with bilateral inguinal hernia［J］. Med J Islam Repub Iran,2014,28: 48.

［9］Tolver MA, Rosenberg J. Pain during sexual activity before and after laparoscopic inguinal hernia repair［J］. Surg Endosc,2015,29(12): 3722 - 3725.

第 25 章 　儿童及青少年腹股沟疝

按照生长发育阶段进行划分，从脐带结扎到刚满 28d 为新生儿期，出生到满 1 周岁为婴儿期，满 1 周岁至 3 周岁为幼儿期，3 岁至学龄前的 6~7 岁为学龄前期，6~7 岁至 12~14 岁为学龄期，女孩 11~17 岁或 12~18 岁、男孩 13~18 岁或 14~20 岁为青春期。因此疝和腹壁外科通常所指的儿童腹股沟疝是个模糊的概念，一般是指未成年患者，与不同年龄阶段的划分并非完全等同。

1 病因及流行病学

儿童及青少年的腹股沟疝绝大多数为发生于男性的腹股沟斜疝，罕见于女性，并且罕见腹股沟直疝及股疝，主要与鞘状突未闭有关。

1.1 睾丸下降的时间

腹股沟管的发育与睾丸的下降有密切关系。在胚胎的 12~24 周，睾丸位于腹股沟的内口，从胚胎的 7 个月开始，沿腹股沟管下降，在胚胎 8 个月时已完全下降至阴囊内。睾丸的发育与小肠的发育基本同步，胚胎第 6 周是由于小肠发育迅速，从脐部膨出形成脐腔。胚胎第 10 个月时，由于中肾的萎缩，肝脏生长减慢，腹腔增大，小肠退回腹腔，导致脐腔消失闭锁，但脐环仍然存在，腹股沟的闭锁基本上与脐同步，是否为同样的力量造成，不得而知。由于功能上的消失，在出生后脐环闭锁较腹股沟管彻底，出生时很多婴儿的内环口并没有完全闭锁。

1.2 睾丸下降的过程及层面

很多文献将睾丸进入阴囊的过程称为睾丸穿越腹壁进入阴囊，实质上这是一种错误的描述。肾脏由肾前筋膜与肾后筋膜包裹，其他腹膜后器官与肾脏一样，同样由两层筋膜包裹，分别是腹膜下筋膜的深层和浅层，也就是我们所说的腹膜外脂肪，只是由于器官（如睾丸）的移动或扭转（如小肠等），使其两层筋膜变得不典型，没有典型的肾脏脂肪囊结构。在睾丸的发育过程中阴囊是腹壁的憩室状突出，阴囊完整保持了腹壁的各层结构，睾丸是在腹膜下筋膜的深层及浅层之间移动，一直移动到阴囊，所以阴囊各层保持着腹壁的结构。然后阴囊憩室状突出相当于内环口部位出现闭锁，接着是提睾肌上部，最后是整个精索腹膜退化为纤维索，闭锁时腹内斜肌及腹横肌形成提睾肌，腹横筋膜（与通常所指的腹横筋膜不同，不包括腹膜下筋膜）形成精索内筋膜，内环口部位的腹横筋膜因而折叠形成凹间韧带，而腹膜下筋膜的深层及浅层形成精索的脂肪，与腹膜外脂肪同源，其中未闭锁的腹膜称为鞘状突。正常情下，在内环口部位也存在不同程度的凹陷，可见睾丸的发育与鞘状突并没有必然的关系，因此我们不能将鞘状突的形成理解为睾丸带着腹膜穿透腹壁造成的，认为所有的斜疝都是先天性的是不全面的。鞘状突未闭只是先天性腹股沟疝的可能病因之一，部分交通性鞘膜积液并不发展成为腹股沟斜疝，只有部分鞘状突未闭会导致腹股沟斜疝的发生。

1.3　影响睾丸下降的因素

由于睾丸的下移过程中存在睾丸引带，因此睾丸引带牵拉学说用来解释隐睾的发生，但动物实验表明，切断一侧睾丸引带并不影响睾丸的下降。由于睾丸引带经附睾间接附着于睾丸，因此也有附睾发育诱导睾丸下降的学说。也有学者针对激素的作用，提出内分泌调节学说。游离梨状肌综合征患者通常合并隐睾，原因是腹内压不足，也有人认为腹压增高是睾丸进入腹股沟管的原始动力。以上种种学说都缺乏有力的依据，无法得到一致认可的结论。

1.4　卵巢的下降

卵巢在发育的过程中也存在下移的现象，在后腹膜的移动路径与睾丸相同，但是不像睾丸那样进入腹股沟管，而是停留于盆腔。卵巢在下降的过程中也存在男性类似的引带结构，引带的头侧发育成卵巢悬韧带，尾侧为子宫圆韧带。子宫圆韧带发自子宫角，通过腹股沟管进入大阴唇，也可形成类似鞘状突的结构，直通大阴唇，称为 Nuck 管。与男性类似，其发育异常，可导致腹股沟斜疝或子宫圆韧带囊肿。

1.5　小儿外科关于腹股沟疝的观点：腹壁受力点机制

腹壁受力点是指腹压的最大集中点，也称冲击点，如果该处腹壁有薄弱处，即可形成疝。新生儿的腹壁受力点在脐部，因而容易出现脐疝。1 岁以后受力点下移，在腹股沟和骨盆，因而容易出现腹股沟疝和直肠脱垂。婴儿在小便时腹壁受力点集中在腹股沟的下部，靠近外环处，因此容易出现腹股沟疝，并且婴儿腹股沟管短，内环与外环容易重叠而出现腹股沟斜疝，因此提高疝囊的位置可以提高腹股沟疝的疗效。这与疝和腹壁外科关于腹股沟疝的理论其实本质上是相同的。疝和腹壁外科认为：腹股沟管变宽变短是腹股沟疝的病因，而提高内环口的位置实质上是增加腹股沟管的长度和倾斜度。另外小儿组织娇嫩，弹性好，腹腔内脏器容易扩张内环而疝出。

1.6　流行病学

小儿的腹股沟疝发病率高于青壮年，早产儿的发病率更高。研究表明[1]：出生体重低于 1500g，腹股沟疝的发病率为 13.7%；体重在 1500～1999g，腹股沟疝的发病率为 8.2%；体重在 2000～2499g，腹股沟疝发病率为 7.7%；体重 > 2500g，腹股沟疝的发病率为 6.3%。并且男孩比女孩多见，右侧比左侧多见。从病因上考虑无论是男童还是女童，腹股沟直疝罕见，特别是女童，由于没有精索通过，腹股沟管后壁保护更加完美，直疝更是少见。女童的双侧腹股沟疝少见，如果出现，无论是斜疝或直疝，均应该考虑其他病因可能，如睾丸女性化导致的发育畸形。

2　病理学

典型的腹股沟疝病理解剖结构包括

疝囊、疝囊颈部和腹壁缺损。但由于儿童和青少年的腹股沟疝常与睾丸的发育异常关联，因此需要注意是否合并隐睾的情况，还有可能合并鞘膜积液等异常情况。腹股沟疝主要的病理类型是被称为精索疝的腹股沟斜疝，这种疝即使疝囊进入阴囊，睾丸也在疝囊之外；另外少见的类型称为睾丸疝，睾丸与疝内容物同在疝囊内，这种疝囊是先天性存在的，实质就是鞘状突，因此为先天性疝，而精索疝为后天性疝。区分两种疝的病理意义在于，精索疝疝囊与睾丸没有直接的关系，容易分离和高位结扎，而睾丸疝由于睾丸在疝囊内，分离疝囊困难。由于婴儿腹股沟管短，内环较大时易出现内环与外环重叠，这种疝称为直接性疝，实质上仍是腹股沟斜疝，疝囊颈部仍在腹壁下动脉的外侧。

3 临床表现

男童表现为腹股沟可复性包块，可进入阴囊，女童的腹股沟包块一般在耻骨联合上方。哭闹或大便用力时出现，安静合作、睡眠时可回纳腹腔而消失。除非出现嵌顿，一般儿童和青少年的腹股沟疝没有症状，但巨大的疝可能影响学龄前儿童的行动。青少年的腹股沟疝临床表现与成人相同。

4 诊断与鉴别诊断

根据临床表现，可以基本做出正确的诊断，一般无须特殊的检查，如诊断出现困难，超声检查是理想的手段。但对于儿童和青少年的腹股沟疝，应该注意一些特殊情况的可能。儿童和青少年绝大多数为腹股沟斜疝，腹股沟直疝及股疝罕见，特别是双侧的腹股沟直疝及

股疝更为罕见，此时需要注意合并其他发育异常的可能。主要与下列疾病进行鉴别。

4.1 鞘膜积液或子宫圆韧带囊肿

鞘膜积液、先天性的腹股沟疝和隐睾都与腹股沟管的发育异常有关。表现为腹股沟或阴囊囊性包块，不随体位或者挤压而发生变化，如果有残余的鞘状突与腹腔相通，即为交通性鞘膜积液，挤压时包块可以缩小，容易与腹股沟疝混淆。鞘膜积液一般透光试验阳性，但儿童及婴儿组织娇嫩，即使是腹股沟疝也可能呈透光试验阳性。子宫圆韧带囊肿与鞘膜积液具有相同的临床表现。

4.2 睾丸下降不全

睾丸在下降过程中停留在腹股沟管或阴囊根部，形成腹股沟区包块，并且多数合并腹股沟疝，但患者阴囊空虚，无法触及阴囊内容物。

4.3 睾丸肿瘤

睾丸肿瘤形成的阴囊肿大，有时类似于腹股沟疝，但肿瘤触诊质地较硬，与腹股沟疝内容物进入阴囊有明显不同。

5 腹股沟疝的治疗

儿童和青少年的腹股沟疝很少能够自愈，一般需要手术治疗，但这个年龄段，身体处于发育时期，并且不同的发育阶段有不同的特点，因此应该区别对待，进行个体化处理，根据医生的知识、技能和资源为每个病例制定合适的治疗方案[2]。

5.1 非手术治疗

6月龄以内的婴儿腹股沟疝有自愈的可能，考虑婴儿发育未成熟及麻醉等风

险，一般主张 6 月龄以上再进行手术，也有学者主张 1 岁以内的婴儿可以暂不手术治疗。一项针对低出生体重婴儿腹股沟疝的研究表明[3]，早期和推迟手术的获益并没有区别。是否进行手术取决于婴儿的身体条件和当地的技术条件，尤其是麻醉和监护条件，一般主张早期进行手术。其他的特殊情况，如合并婴儿的便秘、长期咳嗽，或合并其他畸形，如严重的先天性心脏病等，也不主张手术。

非手术治疗可以用特制的软纱布带压迫内环口，防止疝内容物脱出。具体的办法是：回纳疝内容物后，用特制的软纱布带对折，对折部位为头端，位于内环口位置，然后横扎腰部，跨过对折处的髂骨翼上方，将尾端穿过对折的头端，拉紧，产生适当的压力，然后向后绕过阴囊的外侧，在腰部打结（图 25 - 1）。主要是注意对皮肤的擦伤和过度压迫，可以适当放置棉垫，当婴儿有大小便污染时，注意更换和清洁。一般治愈的标准是，6 月龄以上的婴儿连续 2 个月无疝出。

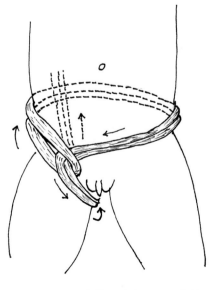

图 25 - 1 纱布带压迫内环口示意图

5.2 手术治疗

本章只介绍一般性手术原则，详细的手术步骤参见本书其他章节。

5.2.1 开放性手术的疝囊高位结扎术

儿童的腹股沟疝只要采用疝囊高位结扎术已经足够，无须进行修补，笔者一般采用静脉镇静和局部麻醉下进行手术。在内环口水平，做长约 1cm 的切口，逐层切开，游离和高位结扎疝囊，然后再逐层缝合切口。熟练的术者可以很快完成手术，但由于儿童及婴幼儿组织较嫩，输精管与精索的组织有时在质地上差别不大，需要注意精细操作，损伤输精管会影响成年后的生殖能力。早产儿和小于 6 个月的婴儿，腹股沟管很短，有时其外环口已被疝内容物扩张，内环口与外环口重叠，不需要切开腹外斜肌腱膜即可完成手术。

5.2.2 腹腔镜疝囊高位结扎术

腹腔镜疝囊高位结扎术有腹腔镜下缝合内环口的疝囊高位结扎术和腹腔镜监视下以带线的缝针直接缝合内环口。该术式可以实现疝囊高位结扎术的要求，手术时间短。利用微型腹腔镜监视下带线缝针的疝囊高位结扎术，无须解剖腹股沟管，手术方便快捷，切口小，外表美观，适合婴儿和青少年的心理特点。腹腔镜手术与开放性手术在手术疗效上没有差异，目前可以安全开展[4]，孰优孰劣没有定论。也有采用单孔腹腔镜的方式，与开放手术相比，有更好的美容效果[5]。

5.2.3 青少年的腹股沟疝手术

年龄较小的未成年人腹股沟疝，疝囊高位结扎术已经足够，但年龄较大的未成年人，其腹股沟疝虽然多数与先天性的因素有关，但已经有不同于年龄较小的未成年的特点，具有部分成年人腹股沟疝的特点。一项针对 12～25 岁的青少年和青年腹股沟疝的治疗研究表明[6]：疝囊高位结扎和网片修补手术结果类似；这个独一无二的群体，需要更显著的个体化处理和进一步的研究[7]。因此对于这类患者，需要评估疝囊颈部的大小和腹股沟管后壁的情况，疝囊不大，腹股沟管后壁无缺损，单纯的疝囊高位结扎术可以作为选择的术式，如果腹股沟管后壁有缺损，或者疝囊较大，单纯的疝囊高位结扎术，已经不适合，可以采用 Marcy 手术[8]，也可以采用操作相对复杂的 Bassini 手术。对于腹横筋膜薄弱的患者，如隐睾造成的腹横筋膜发育不全、先天性的胶原代谢障碍的马方综合征，或巨大的腹股沟疝等，由于尚处于生长发育阶段，是否采用人造网片进行无张力修补术仍有较大的争议。有人认为 12 岁以上即可采用人造网片，也有人认为 18 岁以上才可以采用网片，但没有具体的标准。也有学者将脱细胞真皮基质的补片[9]应用于该类患者，但目前只是初步的尝试。

6 腹股沟疝的急诊问题

小儿腹股沟疝发生嵌顿的概率是 4.19%[10]，年龄越小发生嵌顿疝威胁生命的可能性就越大，尤其是低出生体重的婴儿[11]，但由于小儿疝环弹性较成人高，一般不至于短时间内发生坏死。主要表现为婴儿烦躁不安、哭闹、拒食，有语言表达能力的儿童，可以诉说腹股沟疼痛、阴囊疼痛、腹胀等不适。局部体征为疝内容物突然增大、变硬，逐渐

出现皮肤发红、腹胀甚至腹膜刺激征。一般认为，出现嵌顿疝应该行急诊手术，时间越晚处理起来越困难。但由于婴儿组织弹性较好，12h 以内也可能无明显疝内容物坏死，可试行手法回纳；甚至有学者认为应该首选手法回纳[12]。由于小儿组织脆弱，应注意操作轻柔，可以在镇静甚至麻醉下进行。但出现以下情况需要急诊手术：①嵌顿时间较长，在 12h 以上，或者新生儿无法确定嵌顿时间；②便血者；③出现全身症状；④女性卵巢及输卵管嵌顿不易复位者；⑤复位失败，或者复位后或复位过程中，出现腹膜刺激征者。手术方法与平诊手术基本相同，以全麻为宜，必要时进行剖腹探查术。少见的情况下，嵌顿的内容物是睾丸，对于睾丸缺血，Ozdamar 等[13]认为：在谨慎的选择下，可以暂时保留局部缺血的睾丸，并进行多普勒彩超随访至少 6 个月。

7 术后并发症

腹股沟疝术后并发症有专门的章节介绍，但是儿童并非小大人，手术并发症仍有其特殊的情况，本章只介绍儿童和青少年腹股沟疝的特殊问题。

7.1 输精管损伤

成年人输精管的质地与精索的其他组织相比差别明显，但是儿童及青少年，特别是儿童，输精管质地软，直径小，容易损伤，并且损伤后修复也较成年人困难，需要使用显微外科技术修复。

7.2 内脏损伤

主要的副损伤发生在肠管和膀胱损伤，儿童解剖结构较成人精致，组织菲

薄，容易在高位缝针时缝及内脏，滑疝内脏成为疝囊的一部分而更易损伤，注意精细和直视下的操作是避免和及时发现损伤的主要手段。

7.3 睾丸悬吊

在缝合外环时，不慎将睾丸缝合固定，缝合前注意将睾丸复位进入阴囊，不要位于阴囊的顶部，如发现缝合睾丸，应及时拆除缝线，避免成年后睾丸仍位于外环口位置。

7.4 睾丸萎缩

睾丸的萎缩原因与成人相似，但造成的后果较成人严重，造成的生殖系统问题将是家长难以接受的并发症。如果发生精索血管的损伤，有学者建议针刺睾丸，如流出的是鲜血可以不处理，如流出的是黑色的血液，必须将血管进行显微吻合，保护睾丸的血供。

7.5 复发或残余疝囊积液

复发主要有几种情况，其一是即刻复发，患儿在麻醉复苏时挣扎，腹股沟疝再次疝出，主要的原因包括：疝囊未结扎；由于儿童疝囊菲薄，手术中划破疝囊而未发现；疝囊结扎线滑脱。处理的方法是即刻行再次麻醉、手术。其二是早期复发，在小儿外科，一般认为2周内复发为早期复发，其原因包括：疝囊未高位结扎，剩余的疝囊逐渐发展形成腹股沟疝；腹壁肌肉或筋膜发育异常，存在较严重的缺损；存在腹腔内高压的因素，如婴儿便秘等。处理的原则仍是再次手术进行确切的疝囊高位结扎术，必要时可进行自体组织的腹股沟管后壁修补。晚期复发，与前次手术没有直接的因果关系，一般指一年以后的复发，

根据复发的原因和患儿的年龄进行具体的处理。

（李 亮 周学付）

参考文献

[1] Fu YW, Pan ML, Hsu YJ, et al. A nationwide survey of incidence rates and risk factors of inguinal hernia in preterm children [J]. Pediatr Surg Int, 2018, 34(1):91 - 95.

[2] Shalaby R, Abd Alrazek M, Elsaied A, et al. Fifteen years experience with laparoscopic inguinal hernia repair in infants and children[J]. J Laparoendosc Adv Surg Tech A, 2018, 28 (1):101 - 105.

[3] Pandey R, Dako J, Venus S, et al. Early versus late inguinal hernia repair in extremely low birth weight infants [J]. J Matern Fetal Neonatal Med, 2017, 30(20):2457 - 2460.

[4] Galván Montaño A, Ouddane Robles PMA, García Moreno S. Sutureless inguinal hernia repair with creation of a peritoneal lesion in children: a novel laparoscopic technique with a low recurrence rate [J]. Surg Endosc, 2018, 32 (2):638 - 642.

[5] Amano H, Tanaka Y, Kawashima H, et al. Comparison of single-incision laparoscopic percutaneous extraperitoneal closure (SILPEC) and open repair for pediatric inguinal hernia: a single-center retrospective cohort study of 2028 cases [J]. Surg Endosc, 2017, 31 (12): 4988 - 4995.

[6] Criss CN, Gish N, Gish J, et al. Outcomes of adolescent and young adults receiving high ligation and mesh repairs: a 16-year experience [J]. J Laparoendosc Adv Surg Tech A, 2018, 28(2):223 - 228.

[7] Bruns NE, Glenn IC, McNinch NL, et al. Treatment of routine adolescent inguinal hernia vastly differsbetween pediatric surgeons and general surgeons [J]. Surg Endosc, 2017, 31

（2）:912－916.

[8] Pogorelic Z, Rikalo M, Jukic M, et al. Modified Marcy repair for indirect inguinal hernia in children：a 24-year single-center experience of 6826 pediatric patients[J]. Surg Today,2017, 47(1):108－113.

[9] 申英末,陈杰,杨硕,等.脱细胞基质材料生物补片在青少年(6～18岁)患者腹股沟疝修补术中应用的研究[J].中华疝和腹壁外科杂志(电子版),2011,5(1):53－56.

[10] Chang SJ, Chen JY, Hsu CK,et al. The incidence of inguinal hernia and associated risk factors of incarceration in pediatric inguinal hernia：a nation-wide longitudinal population-based study [J]. Hernia, 2016, 20（4）:

559－563.

[11] de Goede B, Verhelst J, van Kempen BJ, et al. Very low birth weight is an independent risk factor for emergency surgery in premature infants with inguinal hernia. J Am Coll Surg, 2015,220(3):347－352.

[12] 周良,侯广军,耿献杰,等.小儿腹股沟嵌顿疝诊治体会[J].中华疝和腹壁外科杂志(电子版),2012,6(4):49－51.

[13] Ozdamar MY, Karakus OZ. Testicular ischemia caused by incarcerated inguinal hernia in infants：incidence, conservative treatment procedure, and follow-up[J]. Urol J,2017,14 (4):4030－4033.

第 26 章　女性腹股沟疝

由于临床上腹股沟疝主要见于男性患者，女性腹股沟疝在临床上少见，因此长期以来在女性腹股沟疝的治疗上研究欠缺，在很多地方仍套用男性腹股沟疝的治疗办法。这种做法是错误的。

1　女性肌耻骨孔的解剖特点

在女性胚胎的发育过程中，卵巢与睾丸一样下降，只是卵巢到达盆腔后即停止继续下降，女性的腹膜鞘状突未闭称为 Nuck 管，是先天性腹股沟斜疝发生的因素之一。与男性不同，女性的髂窝更浅，骨盆更宽，因此导致女性肌耻骨孔与男性相比有不同的特点。肌耻骨孔以腹股沟韧带为界可以划分为两部分，其上为腹股沟管，是腹股沟直疝和斜疝的发病部位，但是女性腹股沟直疝罕见，多数为腹股沟斜疝，这与其腹股沟管的保护机制有关。女性的肌耻骨孔及胶原代谢问题与男性相比具有以下特点。

1.1　女性腹股沟管的形态更利于发挥保护作用

由于女性没有像男性那样出现睾丸下移进入阴囊的问题，没有形成精索的结构，只是子宫圆韧带通过，内环口及外环口细小，在立体的结构上形成的腹股沟管相对于男性更长，角度相对于腹壁更加倾斜，因此腹股沟管在结构和功能上的保护作用更强。

1.2　女性在解剖上具有相对较小面积的直疝三角

女性的腹横肌呈弓形附着于 Cooper 韧带，附着面积较男性宽，并且女性的腹直肌附着部位也较男性低，因此女性的直疝三角更小。

1.3　女性的腹壁成分可以发挥更好的保护作用

男性形成精索的提睾肌实质上是腹横肌和腹内斜肌的一部分，提睾肌在收缩时，对腹横肌和腹内斜肌发挥的保护作用有一定程度的影响，女性没有精索的影响，腹壁的各个成分可以更完美地配合，发挥更好的腹壁保护机制。因此女性的腹横肌和腹内斜肌下缘，在腹股沟管保护机制的"百叶窗"机制中更加有效，在腹股沟区的"板层构造学说"上也更加完整。

1.4　女性较男性具有较少的胶原代谢问题

女性的腹横肌及腹横筋膜非常坚固，很少发生弥漫性组织断裂的现象，并且女性纤维缺陷性疾病也较男性少见。但是孤立的腹横筋膜对腹股沟管的保护作用并不强,腹股沟管功能的发挥必须有其他解剖成分的动态配合。一个有力的依据是,女性的半月疝较男性多,主要的原因是女性的骨盆较宽,导致下腹部的半月线较宽,因此半月疝发生率较高。

1.5 女性股环围成结构的特点更易发生股疝

股环在腹股沟韧带以下,为肌耻骨孔的下半部,由于女性骨盆的特点,女性股环较男性宽大。股环的周围为腹股沟韧带、耻骨梳韧带、腔隙韧带等,韧带之上为腹横筋膜,但腹横筋膜单独对抵抗腹腔内压力的作用有限。女性由于妊娠的原因,这些韧带变得松弛,虽然腹横筋膜较男性坚固,但更容易患股疝。

所以,由于男性及女性肌耻骨孔不同的特点,腹壁肌肉及筋膜保护作用的发挥也会产生差异,女性的腹股沟管后壁被完美地保护起来,所以女性腹股沟直疝罕见。因此男性及女性的腹股沟疝修补术应该有不同的原则[1]。

2 女性不同类型腹股沟疝的临床特点

2.1 小儿女性腹股沟疝

小儿女性腹股沟疝的发病率远低于男性,绝大多数为腹股沟斜疝,与 Nuck 管未闭有关。但也有学者认为,小儿女性腹股沟疝的发病率可能被低估。主要的观点是女性腹股沟疝的临床表现隐蔽,不容易引起家长的注意,也容易漏诊。小儿女性腹股沟疝的主要特点是:①由于内环口细小,嵌顿疝比率高;②滑动疝比率高;③临床症状不明显,部分患者只有在哭闹时才出现腹股沟包块。

2.2 成年女性腹股沟斜疝和直疝

由于女性腹股沟的解剖特点,女性的腹股沟疝绝大多数为腹股沟斜疝,但发病率明显低于相同年龄的男性。女性原发性腹股沟直疝罕见,即使是明显的腹横筋膜薄弱,腹股沟直疝也非常少见。所以一般而言,除非有足够的证据证明是腹股沟直疝,腹股沟区的可复性包块多数可诊断为腹股沟斜疝。此外,妊娠期的腹股沟包块容易被误诊为腹股沟疝[2],此时可借助多普勒超声技术进行诊断[3]。

2.3 成年女性的股疝

相对于男性而言,女性的股疝发病率明显增高,女性除了股环相对偏大外,多次妊娠造成的盆腔韧带松弛,导致股环进一步扩大是股疝主要的原因。女性股疝也是女性肠梗阻的原因之一,与肠管的嵌顿有关,并且往往造成误诊。

3 女性腹股沟疝的手术原则及争议问题

由于女性肌耻骨孔的解剖特点与男性不同,女性腹股沟管的保护机制也与男性有差异,因此不能完全套用男性腹股沟疝的治疗原则,应根据具体的情况区别对待。

3.1 小儿女性腹股沟疝

小儿女性的腹股沟疝绝大多数为斜疝,与腹股沟管的发育异常有关。与小儿男性一样,随着患儿的成长,腹股沟管的保护机制得到加强,因此单纯的疝囊高位结扎术已经足够，可以采取开放性或腹腔镜技术进行，Hirabayashi等认为9月龄以后就可以安全进行手术[4]。

3.2 成年女性腹股沟斜疝和直疝

由于女性的腹股沟斜疝和直疝发病的绝对数明显少于男性，长期以来女性的腹股沟疝手术得不到重视，主要套用男性的腹股沟疝无张力修补术原则。实践证明，这种观点是错误的。在没有条件的医院，采用组织修补术，将腹股沟韧带与联合腱缝合，在国内部分地区或医院对女性的腹股沟斜疝和直疝主要采用平片的无张力修补术和网塞加平片的技术，这些都是不恰当的手术方式。结果导致继发性或遗漏性股疝，而不得不再次手术，这与腹股沟管后壁加强后，股环的薄弱因素开始显示有关，从而很快出现股疝。为避免这个问题，早期的文献建议第一次手术时应探查股环[5]。目前已经达成共识，欧洲的疝外科指南也主张对于女性的腹股沟斜疝和直疝采用腹膜前技术、网片加强全肌耻骨孔的疝成形术。如果由于其他原因而没有条件或无法采用人造网片进行手术，应该将腹内斜肌、腹外斜肌、腹横筋膜与耻骨梳韧带及髂耻束进行缝合，即自体组织的全肌耻骨孔修补术。

3.3 股　　疝

股疝的手术包括纯组织修补术。纯组织修补术包括经腹股沟入路和经股入路的两种类型。前者主要是指McVay手术，将腹内斜肌、腹横肌及腹横筋膜与耻骨梳韧带及髂耻束缝合；后者是经股三角区做切口，将腹股沟韧带与耻骨梳韧带进行缝合，但这些手术属于组织修补术，存在复发的风险。

3.4 妊娠期女性的腹股沟疝手术

妊娠期女性的腹股沟疝原则上不进行手术，应该在妊娠前，或者生产后身体完全恢复正常、哺乳期结束后进行手术为佳。由于妊娠期腹壁强度和腹内压增高引起的妊娠期新发腹股沟疝，也应以谨慎观察为主[6]，并预防嵌顿的发生。但妊娠期出现腹股沟疝的急诊情况，如腹股沟嵌顿疝或绞窄疝，即应该急诊手术。手术的主要问题不在于手术技术本身，主要的难点有两个：其一是要尽量避免坏死的物质流入腹腔和盆腔，否则有刺激子宫引起流产可能，因此应该尽量避免肠管滑回腹腔或坏死物质经过内环口流入腹腔；其二，怀孕期间腹内压高，并且随着妊娠的继续和生产期间的用力，如果采用单纯的内环结扎术或组织修补术，复发率较普通人群高，因此是否放置网片将是两难的选择。目前对于嵌顿的腹股沟疝，手术中是否进行无张力修补术没有肯定性的意见。但大量的临床实践已经证明其安全性，因此可以进行无张力修补术。问题在于，对于妊娠期的女性病例，临床实践很少，没有太多的参考经验，但对于绞窄性肠梗阻即绝对禁止放置人造网片。随着材料科学的发展，脱细胞真皮细胞外支架补片已经市场化，条件允许时，可以在嵌顿疝或绞窄疝中采用，以避免妊娠期间的复发或生产时的复发，并且这种类型的补片允许在感染或可能感染的情况中采用。

3.5 对于手术中子宫圆韧带处理的争议

由于女性腹股沟斜疝的解剖特点，疝囊与子宫圆韧带之间分离相对困难，特别是在腹腔镜手术下，是手术的难点之一。由于子宫圆韧带与疝囊分离困难，需要切断子宫圆韧带，抑或子宫圆韧带纤细，在很难完全避免游离疝囊的过程中有离断子宫圆韧带的可能。对于是否切断子宫圆韧带，在国内的疝和腹壁外科界是个热门的争论话题。主张保留子宫圆韧带的理由是担心对生殖功能的影响，而主张不必强求保留子宫圆韧带者即认为子宫圆韧带对生殖无影响。笔者认为从盆底学和生殖的两个角度进行分析，对手术中处理子宫圆韧带有参考意义。

3.5.1 从盆底学分析子宫圆韧带的意义

子宫主要由肛提肌和增厚的盆腔筋膜固定，盆腔筋膜形成三条重要的韧带：①宫颈阔韧带又称子宫主韧带，自盆腔侧壁延伸至宫颈和阴道上壁；②子宫骶韧带，骶骨下部延伸至宫颈和阴道上部，子宫颈韧带和子宫骶韧带对子宫的固定起主要作用；③子宫阔韧带和子宫圆韧带是较为松弛的结构，使子宫能前后移动一定的距离，这两条韧带对子宫的固定作用较小[7]。子宫圆韧带含有平滑肌纤维，以近子宫端最明显，腹股沟段子宫圆韧带含平滑肌纤维明显减少，子宫圆韧带的平滑肌纤维在妊娠期增粗。从盆底学的角度来说，子宫是内脏脱垂的中心器官。在与子宫脱垂的有关学说中[8]，都没有提到子宫圆韧带的意义，

子宫脱垂的手术修复时子宫圆韧带也不在处理的范围内。

3.5.2 从生殖的角度分析子宫圆韧带的意义

子宫圆韧带还有保持子宫前倾前屈位的作用，但在身体发育完成后，子宫的前倾前屈位已经固定，不会因为切断子宫圆韧带而有明显的改变。另外从女性生殖的角度来看，卵巢排卵并进入输卵管等过程，与子宫圆韧带并无解剖学上的联系。因此切断子宫圆韧带不会带来生殖上不利的影响。

所以，笔者认为从生殖和盆底学的角度看，切断子宫圆韧带不会带来不利的影响。可以切断子宫圆韧带，但目前缺乏这方面的临床研究。在技术可能的情况下，以尽量保留子宫圆韧带为好，有的专家将切断的子宫圆韧带缝合在网片上，或者重新缝合接在一起，也可以作为一种处理的方法。

（李　亮　谢肖俊）

参考文献

[1] 李亮,隋梁,吕国庆,等. 女性腹股沟疝无张力修补术原则探讨[J]. 中华疝和腹壁外科杂志(电子版),2010,4(2):96 – 99.

[2] Lechner M, Fortelny R, Ofner D, et al. Suspected inguinal hernias in pregnancy—handle with care! [J]. Hernia, 2014, 18 (3): 375 – 379.

[3] Qi Hui Bernice Heng, MBBS, Dinesh Chinchure, et al. Clinics in diagnostic imaging (183) [J]. Singapore Med J,2018, 59(1): 12 – 16.

[4] Hirabayashi T, Ueno S, Hirakawa H, et al. Surgical treatment of inguinal hernia with pro-

lapsed ovary in young girls：emergency surgery or elective surgery［J］. Tokai J Exp Clin Med，2017，20，42（2）：89 – 95.

［5］ Bay-Nielsen M，Kehlet H. Inguinal herniorrhaphy in women ［J］. Hernia，2006，10（1）：30 – 33.

［6］ Oma E，Bay-Nielsen M，Jensen KK，et al. Primary ventral or groin hernia in pregnancy：a cohort study of 20，714 women ［J］. Hernia，2017，21（3）：335 – 339.

［7］ 丁自海，原林. 局部临床解剖学［M］. 西安：世界图书出版公司，2009：218.

［8］ 丁曙晴，王建六，陈忠，等. 盆底疾病影像学及多学科临床实践［M］. 北京：人民卫生出版社，2013：3 – 20.

第27章　老年腹股沟疝

在腹股沟疝领域，由于老年人特殊的解剖学、组织学、生理学因素，无论是择期手术还是急诊问题都有其特殊性。此外，由于人口结构的老龄化逐渐加剧，腹股沟疝的治疗已经成为老年医学的重要组成部分。

1 高龄患者解剖学及组织学因素的变化与腹股沟疝的关系

1.1 老年患者胶原代谢的改变

胶原纤维是重要的细胞外基质，与组织的强度有关，Ozdogan 等[1]认为：腹股沟疝可能不是局部疾病，而是与胶原蛋白的全身因素有关。人体的胶原纤维主要是Ⅰ型和Ⅲ型胶原纤维，Ⅰ型胶原纤维具有较高的韧性，Ⅲ型胶原纤维的分子比Ⅰ型胶原纤维纤细，强度也较差，但是比Ⅰ型胶原纤维的弹性及柔性好。故Ⅰ型胶原纤维占优势，组织强度高，而Ⅲ型胶原纤维含量越高，组织强度越差。Ⅰ型和Ⅲ型胶原纤维共同存在于一组织中，其比例决定了组织的强度。在伤口愈合的过程中，开始以Ⅲ型胶原纤维为主，逐渐Ⅰ型胶原纤维增多。目前的很多研究已经表明Ⅰ型胶原纤维含量

的降低是腹壁疝的始动因素之一。随着年龄的增长，人体的胶原代谢也在发生改变，改变的结果是Ⅰ型胶原纤维逐渐减少，而Ⅲ型胶原纤维逐渐增多。并且随着年龄的增长，胶原蛋白的总量也在减少，腹股沟的腹横筋膜胶原含量也随年龄的增长而减少。此外，多种因素可以对胶原纤维的代谢产生影响，如吸烟通过基质金属蛋白酶（MMP）改变了Ⅰ型和Ⅲ型胶原纤维比例，导致Ⅲ型胶原纤维增多，组织的强度改变；年龄有关的体内激素的变化，如低雌激素导致胶原含量减少，组织强度降低。

1.2 老年人筋肉及韧带强度发生改变

人体由于年龄的增长而逐渐老化，组织的强度也在逐渐降低，主要表现在肌肉和筋膜两个方面。肌肉减少症是指成年以后随着年龄的增长，肌肉的质量逐渐减少，包括肌肉细胞数量与体积的减少两个方面，但是增加肌肉量的因素，如体育锻炼并不能增加肌肉的质量，其机制不明。40 岁以后，男性和女性肌肉质量分别以每 10 年 2% ~ 3% 和 1% ~ 2% 的速率减少[2]。快速收缩的肌肉比大的肌肉群更易受影响，如控制手精细运动

的肌肉较易受肌肉减少症的影响。目前尚不清楚关于人类肌肉减少症的确切机制，但动物研究表明：神经肌肉接头或运动终板的数量和功能的减少，可导致年龄相关的肌肉纤维失用和凋亡[2]。如果将腹股沟管视为一个有闭合机制的器官，腹壁的肌肉减少症造成张力降低，导致闭合腹股沟管的保护机制减弱，即类似腹股沟管的"百叶窗"机制的减弱，或是导致老年人腹股沟疝的主要原因之一。

1.3 老年人的韧带松弛

老年人韧带及筋膜发生松弛变化，与筋膜的胶原蛋白改变类似[3]，特别是女性多次妊娠后，骨盆韧带的松弛而导致股环的围成结构松弛、扩大，导致股疝的发生。韧带的松弛，也表现在凹间韧带的松弛，导致内环的"悬吊"作用均减弱，这也是发生腹股沟斜疝的原因之一。

1.4 老年人脂肪的分布发生改变

老年人腹股沟疝合并精索脂肪瘤的比例较高，即使没有精索脂肪瘤，精索血管之间的脂肪组织也较多。这种脂肪分布的改变，主要表现为与腹膜前脂肪同时增多，而精索脂肪瘤或精索血管之间的脂肪组织，本质上就是腹膜前脂肪组织，这些脂肪组织的再分布对老年腹股沟疝的发生具有重要的意义。在人体直立行走的状态下，脂肪瘤牵拉腹膜，使腹膜随之下移，成为打破平衡的起始因素，同时下移的腹膜在腹腔内压力的作用下，逐渐形成腹股沟疝，此即所谓的脂肪下移学说。疝囊最常见的部位为精索与腹壁下动静脉之间，与直立位脂肪下移的方向相一致，也可见于精索的外侧或上方。

1.5 老年人存在较多的基础疾病

老年人通常患有某些导致腹内压增高的慢性疾病，如慢性咳嗽、便秘、前列腺增生症等。这些疾病导致的腹内压增高，成为腹股沟疝的发病因素之一。并且有些问题如便秘，治疗非常困难，往往又成为腹股沟疝术后复发的因素。

腹股沟疝的发生是综合因素改变的结果，以上的这些因素，并不都会导致腹股沟疝的发生，例如很多高龄及多次生产的女性，胶原蛋白改变及盆腔韧带松弛，但真正发生腹股沟疝的并不多。

2 老年腹股沟疝的临床特点

老年期出现的新发腹股沟疝包括腹股沟斜疝、腹股沟直疝和股疝，与中青年出现的腹股沟疝有不同的病因，对治疗的侧重点也有不同的考虑。人体的组织衰老和退化在中年即已出现，并在老年阶段表现出来，肌肉和筋膜质量的降低是各种腹股沟疝共同的特点。除此以外，还表现出以下特点。

2.1 滑疝发生率高

临床实践表明，老年患者滑疝发生率明显高于中青年患者，这与老年患者的胶原蛋白改变或韧带的张力降低对器官的支持及悬吊作用降低有关。

2.2 巨大疝发生率高

临床上所见的巨大腹股沟斜疝或直疝主要见于老年患者，有时也可见到巨大的双侧腹股沟斜疝或直疝，与老年躯体的特殊改变有关，也与老年患者的腹股沟疝往往病程较长、腹壁破坏大有关。

2.3　合并精索脂肪瘤比例高

由于脂肪分布随年龄的增长而改变，精索脂肪瘤的发生率升高。精索脂肪瘤是腹股沟疝发生的因素之一，如手术中未发现疝囊，也有人称单纯的脂肪下移为脂肪疝。

2.4　可能出现特殊类型的腹外疝

人体的脂肪堆积随着年龄的增长而逐渐增多，但当年龄增长到一定程度时，脂肪量开始减少，实际是肌肉和脂肪的量都在减少[2]，结果使肌肉松弛和脂肪堆积的间隙增大，形成凹陷。由于腹直肌的外侧缘为直疝三角的边缘，当这个凹陷逐渐加深时，形成从直疝三角腹直肌外侧缘疝出的腹壁疝，在外观上类似于腹股沟疝，在高龄患者中更容易出现。这种腹壁疝在腹股沟前入路的手术中，容易被误诊为腹股沟直疝，但在腹腔镜下可以清楚判断疝囊的位置。

2.5　复杂腹股沟疝发生率高

由于肌耻骨孔的封闭结构组织存在更为严重的退行性改变，再加上腹横筋膜松弛，常常出现合并疝、双侧疝或手术后的继发疝。

2.6　就诊率低，伴发病多

老年人由于受思想观念、经济因素或不愿意过多给家人增加负担等因素的考虑，往往不愿主动就诊，有些患者是出现嵌顿疝或绞窄疝时才就诊。老年患者的伴发病也较多，常见的主要是糖尿病、心血管疾病、便秘及慢性咳嗽等疾病，这些伴发病可能是围手术期并发症或复发的因素之一。

3　老年腹股沟疝的治疗

老年患者基础疾病的发病率高，心血管疾病对麻醉及手术会造成一定的风险，糖尿病也会增加感染的风险等，这些疾病在手术前应该得到控制。对于便秘、前列腺增生症及慢性咳嗽等疾病，术前也应该尽量控制，以减少手术后复发的风险。由于医学的发展，目前的麻醉及手术技术相对安全，除非年老体弱不适合手术或不能配合手术，一般主张手术治疗。非手术治疗的措施是佩戴疝气带，但对于滑动性疝的患者不适宜使用。老年腹股沟疝，因其特殊的解剖及胶原蛋白的改变，在手术原则上应该与中青年患者有不同的侧重，需要根据具体的情况综合考虑。

3.1　自体组织的修补手术

自体组织的腹股沟疝修补术，如Bassini手术及Shouldice手术，由于老年人自体组织出现退化，组织质量较差，这种术式的总体复发率在老年及高龄患者中复发率更高，一般不主张使用，但并非绝对的禁忌证，在谨慎的评估和知情同意制度落实的情况下，也可作为术式之一，特别是鉴于我国特殊的国情，在经济欠发达的地区，也是可选择的手段之一。

3.2　开放性的前入路无张力修补手术（疝成形术）

因为老年患者，无论是男性还是女性，股环的韧带均存在不同程度的松弛，以腹膜前的全肌耻骨孔修补术最为合适，如使用双层疝修补装置的无张力修补术（UHS手术）或Kugel手术等。单纯加强腹股沟管后壁的手术，如 Lichtenstein 手术或网塞加平片的手术，不能加强肌耻骨孔股环部位的强度，术后有继发股疝的可能。理论上这种现象在高龄患者中更加明显，但老年男性患者中的实际情况究竟如何，尚缺乏临床观察的资料。从老年性的腹股沟疝特殊解剖学、组织学的角度，并且人口预期寿命越来越长的情况下，应该有更全面的考虑，因此对于老年患者的腹股沟疝建议尽量使用腹膜前技术的人造网片疝成形术，如 PHS 或 UHS 手术、Kugel 手术或改良 Kugel 手术、Stoppa 手术等。

在实际的诊疗中，开放性的腹膜前手术相对于加强腹股沟管后壁的无张力修补术，手术技术要求相对较高，往往需要椎管内麻醉，如采用局部麻醉，对术者的局麻经验也有较高的要求。因此在患者身体状况对椎管内麻醉或全麻不理想的情况下，对于高龄男性患者或合并较严重的基础疾病患者，局麻下行加强腹股沟管后壁的无张力修补术也是理想的术式。

3.3 老年患者腹股沟疝的急诊问题

老年患者腹股沟疝合并嵌顿的比例比中青年患者是高是低，没有准确的统计，但一般认为，发生率较中青年患者高，Ohana 研究表明，嵌顿疝手术的死亡率与美国麻醉师协会(ASA)评分的关系比外科手术的并发症关系更加密切。老年患者的腹股沟嵌顿疝与一般的嵌顿疝原则相同，但需要注意老年患者肠管耐受缺血的能力较中青年患者差，因此一旦出现嵌顿，应该即刻复位或者手术。老年患者由于耐受缺氧能力低及肠黏膜修复较慢，因此发生小肠嵌顿或绞窄时，手术后可能出现便血，表现为少量的血便，与肠黏膜的缺血坏死而脱落或手术后再灌注损伤等原因导致微血管出血有关，而此时尚未出现肠壁的全层坏死(图27-1)，因此手术时也无

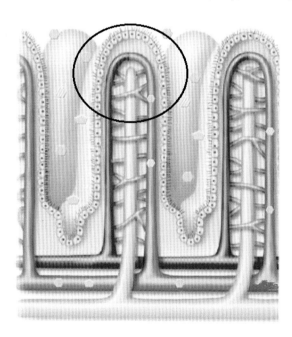

图27-1 小肠绒毛血供模式图。红色为动脉，蓝色为静脉，两者之间为乳糜管，可见小肠绒毛的末端最易出现缺血而坏死脱落，即图中椭圆形区域

法在外观上观察到，这种情况在合并糖尿病者中发生率更高[4]。

3.4 老年腹股沟疝的腹腔镜手术

由于翻译等原因，腹腔镜外科被翻译成微创外科，形成了一种腹腔镜手术等同于微创手术的理念。Minimally Invasive Surgery 或 Minimally Access Surgery 正确的翻译是最小侵入性外科或最小通路外科，而微创外科是指对生理最小干扰的技术，两者具有本质不同的概念。腹腔镜外科是一种最小通路外科技术，不能等同于微创外科理念。开放的前入路腹股沟疝手术本身切口创伤不大，腹腔镜技术在手术入路上的优势并不明显。相反由于老年人合并心肺等疾病概率高，腹腔镜手术及相应的麻醉方式带来的并发症增加，甚至可能出现严重的并发症风险。因此腹腔镜技术在老年腹股沟疝中手术入路创伤的微创优势并不明显。然而，腹腔镜手术对老年腹股沟疝的治疗风险是多因素的[5]，不能一概而论，老年患者也应有多样化的医疗选择，在身体情况允许，有足够的代偿能力，可以耐受麻醉及手术的影响，并且手术技术评估适合的患者，腹腔镜手术也具有较好的安全性[6]，可作为手术方式。

3.5 老年患者腹股沟疝手术麻醉选择

老年患者的身体机能差异很大，但总体上身体代偿能力有限，特别是年龄>75 岁的患者[7]，常合并心血管及呼吸系统的疾病，因此全身麻醉的风险较高。另外老年患者存在脊柱韧带钙化、腰痛等问题，因此椎管内麻醉的实施也较中青年患者困难及后遗症发生率高，尿潴留的发生率也更高。对于老年患者的腹股沟疝手术，既然首选开放性手术，顺理成章局部麻醉也就是理想的选择，局麻下的腹股沟疝手术通常具有更少的术后并发症[8]，局部麻醉的缺点是与实施者的经验存在很大的相关性。条件具备时超声引导下的髂腹下神经及髂腹股沟神经阻滞麻醉，可以达到更理想的局部麻醉效果。特殊的情况下，如巨大的腹股沟疝，涉及肠管大网膜回纳腹腔的问题，并且可能对呼吸产生影响，这种情况可以选择气管插管进行全麻，以有利于呼吸的控制。

（洪楚原　李　亮）

参考文献

[1] Ozdogan M, Yildiz F, Gurer A, et al. Changes in collagen and elastic fiber contents of the skin, rectus sheath, transversalis fascia and peritoneum in primary inguinal hernia patients [J]. Bratisl Lek Listy, 2006, 107 (6 - 7): 235 - 238.

[2] 王超, 张果. 衰老生物学[M]. 北京: 科学出版社, 2016: 185 - 245.

[3] Stender CJ, Rust E, Martin PT, et al. Modeling the effect of collagen fibril alignment on ligament mechanical behavior [J]. Biomech Model Mechanobiol, 2018, 17(2): 543 - 557.

[4] 李亮, 方丹, 隋梁, 等. 高龄患者腹股沟斜疝并小肠嵌顿术后便血原因及治疗的临床分析[J]. 中华疝和腹壁外科杂志(电子版), 2013, 7(1): 51 - 52.

[5] Mayer F, Lechner M, Adolf D, et al. Is the age of >65 years a risk factor for endoscopic treatment of primary inguinal hernia? Analysis of 24,571 patients from the Herniamed Registry [J]. Surg Endosc, 2016, 30(1): 296 - 306.

[6] Liu YB, Yu CC, Wu CC, et al. Feasibility and safety of elective laparoscopic total extraperitoneal preperitoneal groin hernia repair in the elderly: a propensity score-matched comparison [J]. Clin Interv Aging, 2018, 13:195 − 200.

[7] Chlebny T, Zelga P, Pryt M, et al. Safe and uncomplicated inguinal hernia surgery in the elderly—message from anesthesiologists to general surgeons [J]. Pol Przegl Chir, 2017, 89 (2):5 − 10.

[8] Lundström KJ, Sandblom G, Smedberg S, et al. Risk factors for complications in groin hernia surgery: a national register study [J]. Ann Surg, 2012, 255(4):784 − 788.

第28章　腹股沟疝的急诊问题

腹股沟疝的急诊问题主要是指腹股沟嵌顿疝或绞窄疝的治疗，与其他急诊问题相比，腹股沟疝的急诊问题涉及胃肠道问题、修补方式的选择、是否使用疝修补网片的争议，而有其特殊性。

1　腹股沟嵌顿疝的病理解剖

由于腹内压的突然增加，导致小肠或大网膜突然通过狭小的疝囊颈部进入疝囊，疝囊颈部弹性扩张后回缩，导致小肠或大网膜不能回纳而产生嵌顿疝或进一步发展成为绞窄疝。其他特殊的情况，如盲肠、乙状结肠、阑尾或卵巢，都有可能成为腹股沟嵌顿疝的内容物。小儿的腹股沟管缺乏斜度，并且内环部位的组织娇嫩柔软，外环口为腹外斜肌腱膜，相对而言较为坚硬，因此小儿的腹股沟嵌顿疝多嵌顿于外环口，由于小儿的腹股沟管缺乏斜度，组织柔软，因此也容易手法回纳。成人的腹股沟嵌顿疝，绝大多数发生于成年男性的腹股沟斜疝，少见的情况是老年女性的股疝并嵌顿，腹股沟直疝甚少发生嵌顿和绞窄，但在临床上也有偶然出现腹股沟直疝的嵌顿或绞窄病例。

2　腹股沟嵌顿疝或绞窄疝的病理生理

2.1　大网膜嵌顿

如果发生嵌顿的是大网膜，由于大网膜组织柔软，血管完全被压迫而无血供的情况较为少见，即使是发生缺血性坏死，也不至于造成严重的后果，坏死物为无菌性物质不会出现腹腔或疝囊的污染。

2.2　小肠嵌顿

小肠嵌顿是腹股沟疝常见的急诊问题，小肠嵌顿后发生的病理生理改变主要是肠梗阻和嵌顿的肠壁逐渐缺血直至坏死。小肠发生嵌顿后，小肠的分泌及吸收平衡被打破，肠腔内分泌物不断增加，导致呕吐及水、电解质平衡紊乱，严重的情况下可能出现肾前性的肾功能衰竭。小肠嵌顿后是否发展成为绞窄疝，以及肠管从嵌顿到坏死的时间，差别很大，与嵌顿的程度有很大的关系。短到几个小时，长到几天，甚至长时间嵌顿而不发生坏死。当小肠发生嵌顿时，首先是静脉的回流发生障碍，导致肠壁充血，肠壁逐渐肿胀，血管压力逐渐升高，而疝囊及疝囊颈部扩张有限，导致嵌顿越来越严重，最终动脉灌注停止，肠壁发生缺血性坏死。在肠壁的各层中，小肠黏膜耐受缺血的能力最差，并且由于小肠黏膜形成的绒毛状结构，绒毛中间的中央小动脉及静脉有利于物质交换，但也显示出对缺氧的耐受能力差，发生缺血时，导致黏膜缺血坏死而脱落。而小肠的肌层耐受缺血的能力相对较强，因此肠管的缺血坏死是从黏膜层逐渐向肌层发展的。当从浆膜面观察，在外观上肠壁未出现缺血的征象时，可能小肠黏膜已经发生部分坏死，出现弥漫性的点状黏膜脱落而出血，导致手术后的便血。这些出血有时量少，术后一般无临床可观察的出血，但高龄患者特别是合并糖尿病的患者，由于微血管的病变，止血能力差，并且黏膜本身的修复能力也较年轻患者差，有时会出现临床上可以观察到的术后便血现象[1]。小肠坏死时，肠道菌群发生改变和感染，坏死物及细菌的毒性产物，由于疝囊的限制和疝囊颈部对血管的压迫作用，一般不至于产生全身症状，但在嵌顿解除时，毒性物质可能进入血液循环，导致毒性反应，患者污染性的物质会流入腹腔，产生腹腔内的感染。当小肠的多个肠袢进入疝囊而发生嵌顿或绞窄时，称为逆行性嵌顿疝，此时即使疝囊内的肠袢存在活性，腹腔内的肠袢可能已经坏死。

2.3 特殊的嵌顿疝

Richer疝和Littre疝也可能出现嵌顿的急诊情况。Richer疝是指肠管壁的一部分称为疝的内容物，一般是远端回肠。由于肠管壁只是部分疝入，因此肠管仍然保持通畅，因此一般不出现肠梗阻的临床表现，但是肠壁可以发生绞窄性坏死，临床表现为腹股沟局部的红肿、压痛，容易发生误诊。当嵌顿的肠管坏死后，肠管从嵌顿的疝囊颈部脱离与腹壁分离，炎性物质、肠道内容物和疝囊内容物进入腹腔，从而形成腹膜炎，也可能出现肠管与疝囊颈部粘连而不脱离腹壁，形成肠外瘘。Littre疝是指Meckel憩室成为疝的内容物，当其发生嵌顿坏死时，形成的病理生理改变与Richer疝相似。其他的腹腔或盆腔器官也可能发生嵌顿，如结肠、阑尾[2]、卵巢（图28-1）等，也会出现相应的缺血性或坏死性的改变。

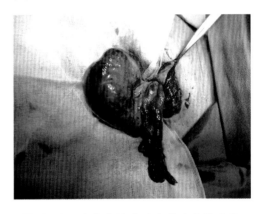

图28-1 中年女性腹股沟斜疝急诊手术。术中发现卵巢嵌顿，未发生缺血坏死

3 临床表现及检查

腹股沟嵌顿疝一般表现为腹股沟区疼痛和不可回纳的肿物，并出现肠梗阻的症状，如腹痛、腹胀、呕吐，以及肛门停止排气、排便。部分患者腹股沟包块不明显，单纯表现为肠梗阻症状，这部分患者往往容易误诊或漏诊。当病情继续发展时，出现肠绞窄，可能出现腹膜炎，或者腹股沟区的红肿，甚至破溃，形成肠瘘。

目前没有检查方法可以准确判断肠

管的血供情况及其活力,有些尝试只能提供部分的参考价值。实验室检查,如血常规、电解质等指标与肠梗阻的改变相同。

4 鉴别诊断

4.1 腹股沟难复疝

腹股沟难复疝与腹股沟嵌顿疝不同,其不会出现嵌顿或血运障碍的问题。难复性疝是由于疝内容物与疝囊粘连,或者腹股沟巨大疝,导致疝内容物难以回纳腹腔,或者不能完全回纳腹腔所致,没有腹股沟嵌顿疝的疼痛及肠梗阻症状。

4.2 腹部急诊疾病引起腹股沟嵌顿疝的假象

引起急性腹膜炎的疾病,如急性阑尾炎、胃十二指肠溃疡穿孔等疾病,由于炎性物质向腹股沟方向的流动,有时以定位在腹股沟区为主的下腹部疼痛为首诊症状,并且由于腹膜炎引起的腹肌紧张,小肠或大网膜进入腹股沟疝的疝囊,出现类似腹股沟嵌顿疝或绞窄疝的情况[3],甚至有腹主动脉瘤破裂表现为腹股沟嵌顿疝的报道[4]。一些特殊的腹股沟嵌顿疝容易误诊,注意仔细询问病史是避免误诊的主要手段。

5 治 疗

5.1 手法复位

在估计腹股沟疝嵌顿肠管坏死的可能性很小时,可以尝试进行手法复位,但手法复位的负面作用是在复位时损伤肠管,或将坏死的肠管送回腹腔,导致弥漫性腹膜炎,因此肠管有坏死的可能或嵌顿时间较长者不适合手法复位。复

位时嘱患者平卧位,先适当按摩内环口,以减轻内环口的痉挛和水肿,然后从内环口近旁开始,逐步将疝内容物向腹腔方向推进,力量要适中,过大用力可能激起腹肌的保护性收缩。必要时可以在局部麻醉下进行,小儿患者可以在镇静及解痉下进行。复位后不宜立即进食,在禁食的情况下,观察 2~6h,无腹痛、腹肌紧张等情况时再考虑进食,并行择期手术。

5.2 术前准备

腹股沟嵌顿疝引起的肠梗阻或肠坏死,可能引起水、电解质、酸碱平衡紊乱,或者中毒症状,手术前必要的准备是提高安全性的措施之一,术前进行短时间的输液等纠正措施后再进行手术,但准备时必须考虑肠坏死的可能。

5.3 麻醉的选择

由于存在肠坏死的可能,并且逆行性嵌顿疝的患者还有可能出现腹腔内肠管坏死的问题,特殊情况下急腹症可能被误诊为腹股沟嵌顿疝,因此有需要另做腹部切口进行手术的可能,所以选择全身麻醉更为合适。全麻还可以避免腰麻下小肠手术时,牵拉肠管引起的胃或上腹部不适。

5.4 手术入路

传统的情况下是选择腹股沟切口的前入路手术,逐层切开皮肤及各层组织,松解内环的嵌顿,必要时可以拉出小肠,进行肠切除及肠吻合手术。这种方法主要的优点是多数医生对其操作较为熟悉,其缺点是在误诊或其他特殊情况下需要另做切口进行腹部手术,因此也有学者采用经下腹部正中切口或横切口的后入路手术[3,5]进行处理,可以达到前入路相

同的手术效果，并且经过的腹壁层次更少，松解嵌顿更快，如需要进行腹部手术时，切开腹膜即可进入腹腔，延长切口也十分便利。

5.5 疝内容物活力的评估

一般大网膜嵌顿较少发生坏死，即使坏死，也不至于造成严重的后果，将坏死组织切除即可，但肠管的活力判断即关系到是否需要切除肠管的问题。在手术时，不要让肠管滑回腹腔，否则需要将肠管拉出，但经腹股沟的切口无法观察全部小肠，特殊的情况还需剖腹探查。首先是观察肠管的外观，肠管的色泽、弹性、蠕动情况及血管的搏动情况。肠管暗红色甚至紫色、弹性差、无蠕动，但解除嵌顿后肠管恢复正常的色泽、弹性，并且可蠕动，可判断为有活力；如无法恢复，可以用温热的盐水纱布覆盖肠管，或者在其系膜根部注射 0.25% 的普鲁卡因 60～80ml，经过 10～20min 的观察，如无法恢复正常的色泽、弹性，以及血管无搏动等，肠管即没有生命力，需要进行切除。切不可将生命力尚可的肠管放回腹腔，以图侥幸。除了这些传统的肠管血供评估外，一些新的评估手段，如荧光显影技术也在嵌顿疝的肠管血供评估中应用[6]。

5.6 修补手术及网片的使用

对于腹股沟绞窄疝，由于坏死物质及肠内容物的污染，存在感染的风险，因此主张进行简单的手术，如疝囊高位结扎术，也可以进行组织修补的手术，如 Bassini 手术等，但这些修补术也可因感染的发生而使组织无法愈合，导致修补失败、人工材料的疝修补网片不能用于腹股沟绞窄疝的情况。

对于腹股沟嵌顿疝，松解嵌顿后的修补手术可有多种选择。从经验判断的角度看：嵌顿时间短，肠管未发生缺血性改变的，多数专家认为使用网片发生感染的概率低，在可以接受的程度，是安全可靠的，并且可以避免复发而导致的二次手术；对于嵌顿时间长，疝囊内渗出明显，此时可能出现肠内细菌的移位，出现术后感染的风险较大，因此不主张使用人工网片进行无张力修补术。需要指出的是，目前关于腹股沟嵌顿疝使用网片进行无张力修补术主要是根据污染的程度来选择是否使用网片[7]，没有充分的客观依据，在临床实践上注意避免不必要的法律问题，谨慎选用。但目前的脱细胞真皮支架补片已经在国内市场化，如果经济条件允许时，在估计感染风险较大时，不失为较好的选择之一。

6 术后处理

腹股沟疝急诊手术的并发症要高于择期手术，腹股沟嵌顿疝或绞窄疝存在肠管嵌顿、肠切除或肠吻合的问题，需要按照开腹手术的原则进行手术处理。对于绞窄疝，肠管的松解可能导致毒性物质或细菌进入血液循环，导致毒血症、菌血症甚至脓毒血症的可能，需要注意手术后的监护。

（江志鹏　李　亮）

参考文献

［1］李亮,方丹,隋梁,等.高龄患者腹股沟斜疝并小肠嵌顿术后便血原因及治疗的临床分析［J］.中华疝和腹壁外科杂志(电子版),2013,7(1):51-52.

［2］Kromka W,Rau AS,Fox CJ. Amyand's hernia

with acute gangrenous appendicitis and cecal perforation：A case report and review of the literature［J］. Int J Surg Case Rep,2018,44:8 – 10.

［3］李亮,隋梁,吕国庆,等. 经下腹部正中切口后入路在腹股沟疝急诊手术中的应用［J］. 海南医学,2010,21(19):37 – 44.

［4］Colpaert J，Willaert B，Van Molhem Y. Ruptured abdominal aneurysm disguised as an incarcerated inguinal hernia［J］. Acta Chir Belg,2017,117(6):398 – 400.

［5］Babar M，Myers E，Matingal J，et al. The modified Nyhus-Condon femoral hernia repair［J］. Hernia,2010,14(3):271 – 275.

［6］Ryu S，Yoshida M，Ohdaira H，et al. Blood flow evaluation using PINPOINT® in a case of incarcerated inguinal hernia：A case report［J］. Asian J Endosc Surg, 2017, 10 (1): 75 – 78.

［7］Yeh DD，Alam HB. Hernia emergencies ［J］. Surg Clin North Am,2014,94(1):97 – 130.

第 29 章　股疝的手术入路问题

以腹股沟韧带为界,股疝位于肌耻骨孔的下半部,解剖学上的不同导致手术入路也有不同的特点,相对于腹股沟斜疝和腹股沟直疝,可以认为股疝是腹股沟疝的特殊类型。

1　股疝的病因

疝内容物从股环疝出为股疝,在病因上与腹股沟斜疝和腹股沟直疝有不同之处。

· 股疝多发生于多次妊娠生产的中老年女性,与多次妊娠生产引起腹股沟韧带、陷凹韧带松弛,导致股环的围成结构松弛扩大有关。

· 股管的解剖存在一些习惯观念的误解,腹横筋膜的改变在股疝发病中的意义也值得商榷,这个问题在前面的解剖相关章节中有详细的论述。

· 男性股疝多发生于高龄患者,也与股环的围成结构有直接的关系,特殊情况下具有女性化骨盆特征的男性,也较易发生股疝。

· 男性与女性在股疝的发病上有较大差异,男性的股疝通常病因较为复杂,同时合并腹股沟斜疝、腹股沟直疝,或具有较高概率的隐匿性腹股沟斜疝或腹股沟直疝;女性的股疝病因较为单纯,一般只是股环的围成结构异常,绝大多数不合并腹股沟斜疝和腹股沟直疝。

可见股疝在男性和女性中,由于病因和解剖学上的差异,对于手术的疗效及术后出现腹股沟斜疝和腹股沟直疝风险的考虑不同,因此对手术方式和手术入路也存在差异化的考虑。

2　股疝手术入路和手术类型

股疝的手术入路与腹股沟斜疝、腹股沟直疝一样,包括前入路和后入路。前入路是指经腹股沟区逐层切开皮肤、浅筋膜、腹外斜肌腱膜等进行手术治疗,后入路手术即经腹股沟区以外的区域,直接进入腹膜外间隙进行手术。股疝由于解剖特殊,前入路还存在股入路的手术方式,即在大腿根部股内侧,逐层切开皮肤、筋膜等进行手术。

2.1　股疝腹股沟入路的手术

经腹股沟区的前入路手术包括无张力修补术和组织修补术,对股疝而言,加强腹股沟管后壁的无张力修补术,如 Lichtenstein 手术和网塞加平片的无张力修补术不适合于股疝,需要进行全肌耻骨孔的修补术,如 UHS 手术、改良 Kugel 手术或 Kugel 手术等,组织修补术即为 McVay 手术。

主要优点:在修补股疝的同时,可

探查了解腹股沟管的情况。

主要缺点：对于单纯股环松弛、没有腹股沟管异常的情况，对腹股沟管是一种破坏。

2.2 股疝的股入路手术

股疝的股入路手术相对简单[1]，单纯的网塞修补术和缝合腹股沟韧带和耻骨梳韧带的组织修补术中，Song 等证明采用网塞修补具有良好的远期疗效[2]。对于男性患者而言，股疝的病因较为复杂，如果进行股入路的网塞修补或组织修补术，术后复发的风险较高，最重要的是术后隐匿的腹股沟斜疝和腹股沟直疝继续发展，而成为临床可见的腹股沟疝。也有学者尝试从股入路游离腹膜前间隙，放入 3D 网片，达到全肌耻骨孔修补的目的，并认为手术时间短而疗效好[3]，但检索到的文献较少。

主要优点：不破坏腹股沟管的结构，特别适合单纯股环扩张的股疝，如多次妊娠生产引起的股环松弛，或者腹股沟斜疝或腹股沟直疝修补术后继发股疝的情况[4]。

主要的缺点：无法了解腹股沟管的情况，术后仍然存在出现腹股沟斜疝和腹股沟直疝的可能。

2.3 后入路的股疝手术

后入路的手术包括腹腔镜下的手术和开放性手术。腹腔镜手术的三种常见的术式，TEP、TAPP 和 IPOM 手术都适用于股疝的修补。开放的无张力修补术，如使用网片加强腹膜囊的无张力修补术（Stoppa 手术）和 Nyhus 手术，Nyhus 手术还包括组织修补术，但目前 Nyhus 手术较少应用。此外，还有腹腔入路的 IPOM 手术，在手术入路的角度看，其优缺点与 TAPP 手术类似。

主要优点：直接进入腹膜前间隙，手术路径相对简洁[5]，同时进行肌耻骨孔的网片覆盖的疝成形术，可以预防术后腹股沟斜疝和腹股沟直疝的发生。

主要缺点：对麻醉要求高，腹腔镜下的手术需要全身麻醉，对心肺等影响较大。

3 手术入路的选择

手术方式及手术入路的选择，首先需要结合患者的年龄、可能的病因、体格检查等情况，分析病理解剖情况，然后根据患者的医疗需求和身体条件，确定具体的手术方式和手术入路。

·股入路的手术，手术简洁，可在局麻下进行，对于单纯股环松弛的女性患者，合并腹股沟隐匿性斜疝和隐匿性腹股沟直疝的可能性低，可以不对腹股沟管进行探查和处理，是合理的适应证，特别是对麻醉和手术耐受性较差的患者更是如此。

·腹股沟入路的手术，可以对腹股沟管进行探查，因男性股疝病因较为复杂，多数合并隐匿的腹股沟斜疝或隐匿的腹股沟直疝，可以同时进行处理，适用于男性的股疝。

·目前后入路的手术主要是指无张力修补术，单纯的后入路组织修补术已很少开展。若患者身体条件允许，后入路的手术适合各种类型的股疝，包括腹腔镜手术和开放性手术，两者在整体疗效上没有差异[6]，如果患者可以耐受全身麻醉，腹腔镜的后入路手术也是合理的选择。

股疝合理的手术入路选择，可以达到最小代价和最大收益的效果，需要具体问题具体分析，进行个体化处理。

（何 葵 李 亮）

参考文献

[1] Pangeni A, Shakya VC, Shrestha ARM, et al. Femoral hernia: reappraisal of low repair with the conical mesh plug [J]. Hernia, 2017, 21 (1):73-77.

[2] Song Y, Lu A, Ma D, et al. Long-term results of femoral hernia repair with ULTRAPRO Plug [J]. J Surg Res, 2015, 194(2):383-387.

[3] Lei W, Huang J, Luoshang C. New minimally invasive technique for repairing Femoral hernias: 3-D patch device through a femoris approach [J]. Can J Surg, 2012, 55 (3): 177-180.

[4] Kulacoglu H, Ugurlu C, Ozyayali I, et al. Modified patch repair of femoral hernia after inguinal herniorrhaphy [J]. G Chir, 2012, 33 (4):114-118.

[5] Družijanic N, Sršen D, Pogorelic Z, et al. Preperitoneal approach for femoral hernia repair [J]. Hepatogastroenterology, 2011, 58 (110-111):1450-1454.

[6] Cox TC, Huntington CR, Blair LJ, et al. Quality of life and outcomes for femoral hernia repair: does laparoscopy have an advantage? [J]. Hernia, 2017, 21(1):79-88.

第 30 章

肝硬化及腹膜透析患者腹股沟疝的治疗

肝硬化患者在失代偿期，随着腹水的增加，腹腔内压力不断升高，最终可能产生腹股沟疝；而肾功能衰竭患者，由于长期的腹膜透析，也容易出现腹股沟疝。这两类特殊患者的腹股沟疝，与普通腹股沟疝相比有其独特的特点。

1 肝硬化患者的腹股沟疝治疗

国内的肝硬化患者主要是乙肝肝硬化，其他类型的肝硬化如酒精性肝硬化、丙肝肝硬化等，也在逐渐增多。在肝硬化的代偿期，腹腔内压力与正常人没有太大差异，当肝硬化发展到失代偿期，患者出现腹股沟疝的概率明显增加。

1.1 肝硬化腹水与腹股沟疝的产生

肝硬化失代偿后，腹水产生，并且随着肝硬化的发展，腹腔压力逐渐升高，长期的腹内压增高是腹股沟疝的主要发病因素之一，肝硬化和严重肝病也是腹股沟疝术后复发的危险因素之一[1]。由于压力的作用，腹股沟疝发病率增高。因肝硬化腹水而产生的腹股沟疝，这种类型的腹股沟疝，腹腔压力升高是主要因素，而作用的媒介是水，这个特点是腹股沟疝产生的主要因素。腹腔可视为

一个密闭的空间，在这个密闭的空间里，在同一水平上，各个方向的压强是相同的，但对一些薄弱的区域，在相同的压力下，是最先发生改变的区域。在腹股沟区，内环口部位的鞘状突是腹壁上的小凹陷，腹水的压力长期作用于鞘状突，使鞘状突的腹膜沿腹股沟斜疝的疝出方向逐渐发展，最终形成腹股沟斜疝，这种类型的斜疝与临床常见的腹股沟斜疝相比有其特殊的地方。临床上所见的肝硬化腹水合并腹股沟斜疝，虽然有的疝囊比较大，但内环口通常比较小(图 30 - 1)，这是因为水为液体，只需一个较小的通道，即可将压力传导出去，这与普通的腹股沟斜疝特点不同(图 30 - 2)。随着病情的发展，腹腔脏器疝出，内环口也可能逐渐增大。肝硬化腹水患者中，腹股沟直疝和股疝并不多见，由于不存在鞘状突这样一个让水的压强容易突破的薄弱点，因此如果不存在病理解剖或胶原代谢异常等因素，一般不容易出现腹股沟直疝和股疝。

1.2 肝硬化腹水合并腹股沟疝的特殊性

由于腹水的存在，并且随着病情的发展，可能逐渐增多，因此即使进行了

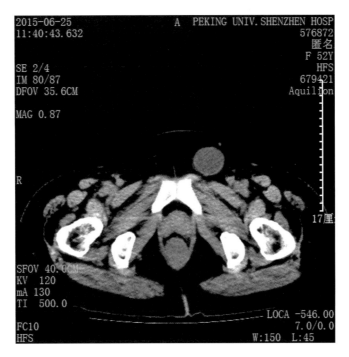

图30-1 本例为女性患者，肝硬化、腹水合并切口疝。切口疝修补术后，腹水经药物治疗无反应，1个月后，出现腹股沟斜疝，可见疝囊呈球形，无明显的疝囊颈部，表示内环口小，与一般的腹股沟斜疝不同，呈现典型的腹水导致腹股沟斜疝的病理解剖特点

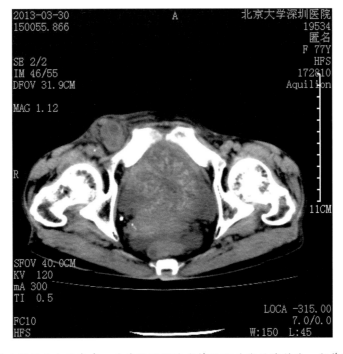

图30-2 与上图同为女性患者，为非肝硬化腹水情况下的腹股沟斜疝，即普通腹股沟疝，疝内容物为小肠，疝囊形态和疝囊颈部与肝硬化腹水导致的腹股沟斜疝明显不同

腹股沟疝的修补术，腹股沟疝的复发率仍较高；另外，对侧出现腹股沟疝的可能性也很大，对于疝囊较大的腹股沟疝，进行修补术后，腹腔的容积相对缩小，容易出现腹腔筋膜室综合征，而出现严重的效果。

1.3 肝硬化腹水合并腹股沟疝的治疗

肝硬化情况下腹水的产生，并持续增多，是手术治疗的主要影响因素。手术风险与腹水及 Child-Pugh 评分等有关[2]，因此对于这种情况，治疗的首要因素是腹水的控制，如果腹水对利尿药控制无效，一般不主张手术，特殊情况下必须进行手术的，要根据个体化的情况具体考虑，此外生活质量也是重要的考量因素[3-4]。

1.3.1 腹水的治疗

腹水的治疗包括液体控制、利尿剂的应用、输注白蛋白等措施。螺内酯是肝硬化腹水主要的利尿药，其在正常人体内的半衰期为24h，肝硬化的情况下半衰期延长，可每天口服一次，每天100mg。通常螺内酯与呋塞米一起使用，起始剂量为螺内酯每天100mg，呋塞米每天40mg，如果利尿效果不明显，可同时加大两者剂量，螺内酯增加100mg，呋塞米增加40mg，直至两者的最大剂量，即螺内酯每天400mg，呋塞米每天160mg。根据血钾的情况，可以调整两者的比例。

1.3.2 肝脏功能异常的处理

肝脏是凝血因子合成的主要器官，肝功能异常对腹股沟疝手术的影响主要体现在凝血功能上。凝血功能的异常导致术中出血和术后渗血的增加，需要完善的术前准备[5]。主要的处理措施包括

维生素 K_1 和护肝药物的应用等。

1.3.3 手术方式的选择

由于腹水产生的腹腔内高压，组织修补术或内环结扎术疗效很差，多数出现术后复发，一般仅用于急诊的情况，如腹股沟疝合并嵌顿或绞窄等。对于择期手术，原则上选择使用网片的无张力修补术，如果从疗效的角度看，以腹膜前的全肌耻骨孔的修补最理想，可以杜绝同侧腹股沟疝术后股疝的出现，但对于肝硬化患者，同时存在脐周静脉曲张以及凝血功能异常的因素，因此不主张进行腹腔镜下的手术，一般主张开放的腹膜前修补术，如 UHS、改良 Kugel 等术式，可以采用对全身影响最小的局麻方式进行[6]。对于单纯加强腹股沟管后壁的手术，如 Lichtenstein 的手术，是否会出现术后的继发性股疝，这个问题很难有明确的答案。此外由于腹水产生的腹腔高压引起的腹股沟疝，通常内环口细小而疝囊较大，Lichtenstein 手术后网片通过精索的部位不可能完全封闭而没有间隙，网片剪开部位的间隙可成为腹水压力的突破部位，形成新的疝囊颈部，导致疝的复发。此外，网塞加平片的无张力修补术本质上与 Lichtenstein 手术同属于加强腹股沟管后壁的手术，并且锥形的网塞是腹水积聚的空间。因此从笔者的观点来看，不主张进行单纯加强腹股管后壁的无张力修补术和网塞修补术。

1.4 特殊情况的处理

由于不同的患者对医疗的需求有较大的差异，腹股沟疝也存在不同的实际问题。对于一些特殊情况，需要个体化的考虑，目前对于肝硬化腹水合并腹股沟疝，可参考的资料不多，切口疝或其

他腹壁疝的一些资料可作为参考，制定腹股沟疝的治疗方案。

·腹水无法控制而需要手术的情况：对于体积较大的腹股沟疝，往往都是腹水量大，且为失代偿期的肝硬化，药物控制腹水效果差。但是体积较大的疝囊，对患者的生活质量可能造成较大的影响，患者有手术治疗的强烈诉求。这种情况下，如果直接手术，无疑会带来较大的不良后果，包括较高的复发率，严重者术后可出现腹腔筋膜室综合征，必须控制腹水，然后再手术治疗腹股沟疝。腹水的产生多归咎于门脉高压的发生[7]，肝脏表面是腹水产生的主要部位，经颈肝内门体分流术（TIPSS）可有效降低门静脉的压力[7]，从而使腹水消失或大部分消失而得到控制，这时再进行手术，手术的风险与普通身体状态下没有明显的差异。

·在肝硬化手术的同时行腹股沟疝的手术：肝硬化行肝脏移植时，同时行腹股沟疝手术是比较理想的，可以在一次麻醉下完成，另外如果行肝硬化的门体分流术，也适合同时行腹股沟疝手术，这两种手术都可以有效地消除腹水对腹股沟疝手术的负面影响。但如果是行贲门周围的血管离断术，对消除腹水没有意义，腹水对腹股沟疝修补术有负面影响，不适合行腹股沟疝手术。

·在切口疝中，由于腹水的作用腹部不断增大，皮肤不断变薄，因而有破裂的风险。当腹壁破裂时，腹水涌出，被形象地称为"洪水综合征"[7]。洪水综合征可能产生严重的后果，所以在疝囊的皮肤变薄即将破裂时，需要及时手术，以避免产生严重的后果，但在腹股沟疝中，这种情况罕见。这时如果条件允许，应尽量行 TIPSS，以消除腹水的影响。

1.5　手术后的处理

手术后需要继续口服利尿药，出现腹水大量产生时，可以进行腹腔穿刺引流，暂时缓解腹腔压力，避免腹腔筋膜室综合征的产生。如果是 TIPSS 或手术的门体分流术，腹水完全消失后再行腹股沟疝手术，即无须服用利尿药物，予观察即可。

2　腹膜透析患者的腹股沟疝治疗

文献的个案报道中，长期腹膜透析的患者也容易并发腹股沟疝[8-9]，在 Ur-Rehman 等的观察中，慢性肾病透析患者中，出现腹外疝（腹股沟疝和脐疝）的比例为 11%[10]。但腹膜透析患者的腹内压并不很高，透析液也是暂时留置在腹腔，与腹股沟疝是否有直接的关系，现有的文献并没有明确说明。一般临床所见以腹股沟斜疝居多，并且疝囊颈部或内环口并不是很大，与肝硬化腹水的腹股沟斜疝类似。在治疗上，由于腹膜透析的患者没有肝硬化腹水长期的腹内压升高，手术指征相对宽松。主要的争议是在手术方式的选择上，在麻醉方面，局部麻醉是安全的选择[11]，腹膜前手术在修补效果上是最好的，也可避免以后发生股疝的风险。但有学者指出：腹膜前手术影响以后的腹膜透析；加强腹股沟管后壁的无张力修补术，可以避免对腹膜的影响，但由于股环的区域没有网片的加固，是否会发生术后的继发股疝，有较多的争议。这些争议主要的原因都是一些理论上的猜测，没有大量的病例去证明其优缺点。实际上腹膜的面积很大，腹股沟疝修补网片的面积有限，在整体上估计影响有限，但在数量上证明到底有多少比例的影响，目前没有文献报道。所以手术方式的选择，似乎取决于术者对手术目的的设定和对治疗利弊的权衡了。

（李　亮　江燕飞）

参考文献

［1］Lee CH, Chiu YT, Cheng CF, et al. Risk factors for contralateral inguinal hernia repair after unilateral inguinal hernia repair in male adult patients: analysis from a nationwide population based cohort study ［J］. BMC Surg, 2017, 17 (1):106.

［2］de Goede B, Klitsie PJ, Lange JF, et al. Morbidity and mortality related to non-hepatic surgery in patients with liver cirrhosis: A systematic review ［J］. Best Pract Res Clin Gastroenterol, 2012, 26(1):47－59.

［3］Silva FD, Andraus W, Pinheiro RS, et al. Abdominal and inguinal hernia in cirrhotic patients: what's the best approach? ［J］. Arq Bras Cir Dig, 2012, 25(1):52－55.

［4］Hur YH, Kim JC, Kim DY, et al. Inguinal hernia repair in patients with liver cirrhosis accompanied by ascites ［J］. J Korean Surg Soc, 2011, 80(6):420－425.

［5］Vucélic D, Golubovic M, Bjelovic M. PFA-100 test in the detection of platelet dysfunction and monitoring DDAVP in a patient with liver cirrhosis undergoing inguinal hernia repair ［J］. Srp Arh Celok Lek, 2012, 140(11－12):782－785.

［6］Bernhardt GA. Inguinal hernia repair under local anaesthesia in patients with cirrhosis ［J］. World J Surg, 2012, 36(6):1443－1444.

［7］王福生, 曾庆磊, 福军亮, 等. 希夫肝病学 ［M］. 11版. 北京: 北京大学医学出版社, 2015:363.

［8］Chaurasia RK, Rauniyar SK. Inguinalhernia in a continuous ambulatory peritoneal dialysis patient practising "Kapal Bhati" therapy ［J］. J Nepal Health Res Counc, 2013, 11(23):80－82.

［9］Alsina E, Julián I, Millán I, et al. "Self-locating" peritoneal catheter displaced into an inguinal hernia ［J］. Perit Dial Int, 2015, 35(5):602.

［10］Ur-Rehman K, Housawi A, Al-Jifri A, et al. Peritoneal dialysis for chronic kidney disease patients: a single-center experience in Saudi Arabia ［J］. Saudi J Kidney Dis Transpl, 2011, 22(3):581－586.

［11］Wakasugi M, Hirata T, Okamura Y, et al. Perioperative management of continuous ambulatory peritoneal dialysis patients undergoing inguinal hernia surgery ［J］. Surg Today, 2011, 41(2):297－299.

第31章 腹股沟疝的术前心理指导

住院对人们来说，是一个痛苦且可能漫长的过程。入院后，健康人一旦进入患者角色，如环境的改变、疾病的摧残、经济的负担等因素，就会使患者产生种种心理问题。医务人员作为医患关系中的主导一方，应该对患者的不良情绪作出有利的引导。

1 住院患者的心理改变

医院是非医学背景人员不熟悉的环境，陌生的人、陌生的事物、陌生的环境，以及对医疗的不了解而令人无法根据以往的经验去选择，使患者产生恐惧感和剥夺感。患者一旦住院，其正常的生活节奏被打乱，往往会成为一种强烈的信号，冲击着患者的内心世界。在这种心理背景下，患者对待周围的心态和看待问题的视角也会发生相应的改变。焦虑、抑郁是综合性医院住院患者常见的两种心理反应，影响患者对治疗的依从性和躯体疾病治疗效果，从而直接影响患者的康复[1]。而患者的心理过程并不是一蹴而就的，普遍会有一定的转变规律。

1.1 对住院和疾病的认知过程

由于住院时特殊的心理背景，患者的感知与平时会有所不同，甚至产生很大的差别。有研究表明，患病时间、住院次数和住院时间综合在一起会对患者的心理产生较大的影响，患病时间越长、住院次数越多、住院时间越久，患者的负性心理反应就越大[2]。

1.2 情绪情感的变化过程

由于疾病及住院引起的特殊心理改变，在最初的阶段，患者的情绪往往不稳定。急性病患者容易出现情绪激动或歇斯底里的情感变化，而慢性病患者往往出现性格上的改变，容易产生无助感和依赖性。随着时间的延长，出现诸如住院时间长、发生手术后的并发症或疾病预后不佳等情况，患者容易进入抑郁的心理状态，表现为情绪低落、悲观，甚至对生活和事业失去信心。住院患者所发生的自杀或企图自杀的行为，多发生在抑郁的阶段，但这一阶段的患者往往表现"安静"，容易被家属和医务人员忽略。

1.3 意志的转变过程

在住院的环境或疾病的心理背景下，患者的意志可能发生多样性的改变，不能根据患者平时的意志来推断其在住院和疾病背景下的意志，患者的意志可能发生改变和退化。意志坚强的患者可能积极寻求配合医生的治疗，意志薄弱的患者，往往希望成为关注的中心，希望医生、护士、家属、朋友对他给予更多的关注，常以自我为中心考虑问题，甚至敏感多疑、任性、挑剔等。

1.4 个性对患者住院心理过程的影响

每个人的个性都不完全相同，疾病也会影响到患者的行为模式。心理健康的患者，可以积极面对疾病，调整心理状态。精神衰弱型患者往往对疾病充满不安和恐惧，疑病者可能会对一些主观的症状描述得十分逼真，歇斯底里型者夸大自己的病情，等等。

1.5 影响患者心理的因素

首先是疾病的因素，病情的轻重缓急对患者造成的心理影响有很大的差别，例如腹股沟疝与癌症相比可以造成完全不同的心理影响。其次是患者的个性因素，患者的心理受疾病客观的影响，又受患者的主观认识和态度影响，与患者的专业背景、文化水平、对疾病的接受程度等因素有关。其三是社会因素，患者的社会关系、世界观及社会对医患关系的负面信息或评价对患者的心理会形成不同程度的影响。患者的经济能力、家庭状况，有时也会对患者的心理造成一定的影响。有研究结果发现，患者人际敏感、抑郁、焦虑、敌对、恐怖及总均分与社会支持各项目呈负相关，提示社会支持程度越高，其负性情绪就越轻[3]。患者的经济能力、家庭状况，有时也会对患者的心理造成一定的影响。

2 手术前后患者的心理问题

手术对患者而言是一种非常陌生的治疗手段，患者对于手术往往存在很多想象，甚至认为手术就像是影视作品中

艺术化的描述，是一种神奇的东西。手术不仅是一种身体上的应激，同时也是一种心理应激，不良的心理应激对患者的预后会产生一定的影响。

2.1 手术前的心理问题
2.1.1 焦虑、不安

任何患者在手术前都会产生焦虑和不安，包括具备医学教育背景的患者，轻度焦虑对于患者的配合和主动寻求治疗是有利的，但过度的焦虑、不安则对疾病会产生不利的影响，Ekinci等[4]观察表明术前焦虑与更多的麻醉并发症有关。

2.1.2 对疾病的理解及认识不足

不同疾病患者之间的抑郁焦虑发生率存在明显差异。其中，"待查"患者抑郁发生率最高。诊断的不确定性，容易引发担心、恐惧，而陷入负性联想，如有些患者会怀疑身患"癌症、心梗、脑梗"等重大疾病，忧虑"大限将至"，从而悲观、抑郁[5]。由于患者的知识水平、理解能力或医生的解释不足，患者未能理解手术中的问题或未认识到手术的必要性，这种心理背景容易对术后的不适产生过度的反应，对术后的并发症产生后悔、恼怒感，甚至可能是医疗纠纷的来源。

2.1.3 以往手术经历的影响

患者由于其他疾病经历的手术体会，或者目睹亲友手术治疗后的不良结果，可能对患者自身造成不良的心理影响，导致其对手术的抗拒或对手术结果的过度担心，产生焦虑感或抗拒心理。

2.1.4 与患者生活状态有关的心理问题

独居老人，尤其是得不到良好照料

的老人，往往渴望得到照顾。疾病是患者可以得到照顾的最佳理由。一旦治疗结束，亲属对老人的照料可能又回到平时不够细致的状态，患者再次会有强烈的被照料的渴望，这种渴望可以转变为躯体的症状，而表现为心理因素有关的腹股沟疼痛。手术前了解患者的生活状态、家庭关系等与潜在心理异常有关的问题，术前可以针对性地进行辅导和处理。

2.1.5 其他影响因素

患者的年龄，如老年或儿童患者对手术的心理影响更加明显；地方性的风俗和宗教行为，可能导致其对手术的抗拒；患者一些基础性的疾病或内环境紊乱，也会对心理造成不同程度的影响。

2.2 手术后的心理问题

由于安全度过手术，患者往往感觉到轻松和安慰，但同时也会因为手术造成的躯体不适，个别患者会出现对手术结果的担心，或者关注是否出现手术并发症，在严重疾病或大手术后的患者中更容易出现。主要表现为容易激惹、挑剔、食欲不佳、不愿意活动、睡眠障碍。有些患者可能出现与躯体情况不符的主观症状。高龄且基础疾病多的患者，容易出现术后谵妄。

3 腹股沟疝的特殊心理问题

腹股沟疝大部分发生于男性患者，由于与生殖器官具有密切的解剖学关系，在男性患者中会有特殊的心理问题。

3.1 手术后是否出现性功能障碍

由于腹股沟区邻近男性的外生殖器，因此男性患者往往表现出对手术后性功能的担心，严重者甚至在住院后对于是否手术的决定出现多次反复，部分患者因此放弃手术。

3.2 对生殖能力的担心

经过与医生的初步交流后，患者理解到手术可能出现睾丸萎缩的并发症，可能损伤输精管，造成术后的射精疼痛等问题，这对男性而言是个心理打击，特别是中青年患者更是如此。

3.3 对身体植入人造网片的担心或抗拒

目前使用的人造疝修补网片对身体而言是异物，部分患者可能对此产生担心，也有患者拒绝植入网片。妊娠期女性患者往往担心植入网片后，腹壁不能随着子宫的增大而产生相应的变化。

腹股沟疝患者一般对手术本身或手术的结果并不表现出过多的担心，这与一般人的观念及媒体上一般将腹股沟疝归类为"小手术"有关，同时一些医疗机构为了吸引患者，出现很多浮夸和脱离现实的宣传，对患者的思想观念会产生不同程度的影响，因此术前指导需要注意。

4 腹股沟疝的心理指导

外科手术是一种创伤，围手术期患者对于麻醉、手术、疼痛和意识不清的状态充满恐慌与不安。腹股沟疝手术不涉及影响生命的重要器官，因此由于手术治疗而产生的生命危险极低，但腹股沟疝的治疗也有其固有的特点，不能因为"小病"而忽略对患者心理影响的关注。特别是对于住院患者而言，如果住院费用较高，而自己的经济状况又不好，一方面直接导致心理应激反应增强，另一方面导致患者获得的经济支持不够，从而影响患者社会支持的获得，最后也影响患者的心理状况。如果采取有效的措施来干预，生病住院这一应激对心理状况的影响将会减少。

心理护理是运用心理学的理论和方法，探索患者的心理活动规律，并通过护患关系和相应的护理措施，处理患者在疾病过程中出现的心理问题，改变患者的心理状态和行为，使其趋向于康复的过程。心理护理遵循以下原则：整体性原则，应用性原则，以患者为中心的原则，保护性原则，平等性原则。针对腹股沟疝患者的心理特点，一般而言，腹股沟疝患者主要表现为对手术的焦虑情绪，属于现实性焦虑，是对外界危险因素的直接情绪反应，没有表现为广泛的非理性思维，没有违反基本的规范，而神经症性焦虑罕见。至于其他异常的心理如抑郁等，则不是主要的心理异常，但可以在一些特殊的个体中出现。

焦虑的群体偏向于优先加工负性的情绪刺激，心理护理可明显减少患者围手术期的应激反应，改善患者的主观症状，因此合理的术前宣教与指导可以改善患者的焦虑情绪。心理指导主要针对以下三方面进行。

4.1 针对住院的心理状态进行指导

一个人从社区进入医院，进入一个陌生的环境，其社会人的角色开始向患者角色转变，伴随而来的是角色变换而产生的焦虑和不安，以及由此带来的应激。不同的患者有不同的心理需求，但也存在着相同的规律。

4.1.1 对良好住院环境的需求

干净整洁的病房是患者住院的基本需求，但不同阶层的患者需求不尽相同，对于多数普通民众来说，当地医院的一般住院条件已经可以满足患者的要求。一些经济能力较强的患者，可能要求更好的住院条件，由于我国的医疗体制等多种原因，多数地区不能提供多样化的住院条件，因此有必要针对一些特殊要求的患者进行针对性的指导。除了病房的物理条件外，病房医护人员的工作面貌、病房工作的组织水平，也对患者会产生心理上的影响。因此医护人员的言行举止、井井有条的工作组织，也是重要的心理指导因素。研究表明，患者对医生的信任可以降低焦虑水平[6]。

4.1.2 进入新环境的心理需求

在住院的环境下，可以将病房里的各种人员看作一个群体，在这个群体里，新入院的患者，是进入这个群体的新角色，有被这个群体接受的需求，需要与医生、护士、后勤人员及其他病友建立和谐的关系，这种需求对腹股沟疝患者而言更有意义，这是由于腹股沟疝的疾病性质决定的，患者之间及医患之间的和谐关系对患者的恢复更有意义。另外患者也有被了解和接受的需求，家属和朋友的探视，对患者心理的稳定也起到重要的作用。不同阶层的患者也有不同的需求，一些患者，特别是那些经济地位较好或处于支配性职位的患者，期望医生和护士给予更多的关注，而处于社会底层的患者，只希望医护人员能够一视同仁。因此灵活的交流，也是心理指导的重要因素。

4.1.3 对疾病了解的需求

患者毕竟不是专业人员，对疾病的了解有限，因此总是试图理解疾病的治疗方法、转归和预后，希望不发生医疗事故和意外。患者入院时，首先接触的是护士，针对患者心理进行的入院指导，可以使患者尽快适应入院后的各种改变，使患者对疾病和治疗拥有现实的态度。

4.2 针对手术前后的心理状态进行指导

对于患者而言，最无法掌握的莫过于手术，至少从患者的角度看来，是他们最难理解的问题，也是手术心理问题的根源。研究表明：术前躯体化、焦虑、恐怖等高于平常；患者术前的强迫症状、抑郁、焦虑、敌对等较手术后明显[7]。术前对患者进行细致的检查、耐心的解释、如何进行心理上的放松、手术安全的技术设备保障等，是减轻手术心理障碍的基础，对于护理指导而言，需要避免与医生的解释产生语言上的不一致。因此护理的心理指导不应涉及具体的手术细节，重点是针对患者的心理状态进行针对性处理。患者术前需要保持良好的睡眠，过度焦虑时，可以向医生报告，给予抗焦虑或催眠药等。研究表明：常规的术前指导加上心理上的辅导，可有效减少术后各种不适，如疼痛等的程度。手术后鼓励患者下床活动，无协助的情况下起床及独立进行各种活动，让患者尽快走出"患者"的角色，回归正常的生活状态，但身体条件不允许时例外。

4.3 针对腹股沟疝的特殊心理问题进行指导

男性患者的腹股沟疝，由于与生殖器官有关，往往受到特殊的关注，特别是处于生育期的中青年患者，再加上目前资讯发达，部分患者往往在住院前就注意到相关的信息。主要是对性功能的担心、对手术损伤生殖器官的担心、植入网片是否会引起后遗症以及担心网片对妊娠的影响等。对于护理而言，主要是进行心理上的辅导，减轻其焦虑情绪，必要时可以将问题汇报给医生，让医生从技术的角度再进行解释和安抚，最大限度减轻患者的焦虑。

（蔡健萍　曾茜林）

参考文献

[1] 邵阿末,刘晓红. 住院病人心理健康状况及其影响因素的调查研究[J]. 护理管理杂志,2002,2(6):7-9.

[2] 黄海珊,汪晖,李玲,等. 住院患者心理应激反应及影响因素关系的模型构建[J]. 护理学杂志,2009,24(19):1-4.

[3] 魏忠梅. 神经外科住院患者心理健康状况与社会支持的调查及其相关性分析[J]. 中国医药导报,2015(24):90-93.

[4] Ekinci M, Gölboyu BE, Dülgeroğlu O, et al. The relationship between preoperative anxiety levels and vasovagal incidents during the administration of spinal anesthesia[J]. Rev Bras Anestesiol,2017,67(4):388-394.

[5] 冯艳春,张修莉,刘继霞,等. 综合医院住院患者整体抑郁焦虑状况[J]. 中国健康心理学杂志,2017,25(5):683-687.

[6] 梁明明. 患者信任医生与焦虑、健康相关生命质量的关系[J]. 中国健康心理学杂志,2012,20(11):1645-1647.

[7] 邱原刚,郑良荣,陈君柱,等. 可疑冠心病患者行冠状动脉介入手术前后的心理状况调查[J]. 中华流行病学杂志,2003,24(3):224-227.

第 32 章　腹股沟疝的围手术期护理

腹股沟疝是普通外科常见疾病，目前无张力疝修补术已经成为主流术式，但组织修补术也有开展，仍有特殊的适应证。腹股沟疝的围手术期护理主要分为术前护理、术后护理及出院指导三方面，但也需要重视一些特殊情况的处理。

1　腹股沟疝的术前护理

1.1　一般护理

术前指导患者戒烟，根据季节指导患者注意保暖，避免受凉，注意休息，一般无须特别注意饮食问题，根据手术类型的不同指导患者摄入不同的饮食，腹腔镜下的腹腔内手术对肠道会造成一定程度的干扰，可予清淡易消化饮食，其他手术，如开放的无张力疝修补术、组织修补术无须特别注意饮食问题，但需注意保持大便的通畅，防止便秘。局麻的患者术前无须禁食，但需注意饮食不宜过饱。椎管内麻醉或全麻的手术，术前则需禁食。部分手术后需要卧床的患者，需要提前训练床上排大小便，可指导患者练习，使其有足够的心理和生理准备。

1.2　体格检查

注意患者的心、肺、肝、肾等情况，注意患者的基础疾病，通知医生进行针对性处理，以准确估计患者的手术耐受性，保证患者在最佳的身体状态下进行手术。

1.3　心理护理

手术前多数患者有不同程度的焦虑，表现在对手术疼痛等不适的害怕，对手术治疗效果及并发症的担心，部分患者还表现为对体内植入网片的担心及对手术造成性功能障碍或生殖功能障碍的担心，因此需要在术前进行辅导，对患者的问题进行耐心解释。对焦虑影响睡眠者，可予安眠药辅助睡眠；对心理负担特别重者，必要时可汇报主管医生或求助于心理医生。告知患者手术中可能出现的不适情况，如牵拉小肠时造成的不适，对膀胱刺激造成的排尿感等，让患者了解手术情况，有充分的心理准备。

1.4　手术区域的准备

手术区域的准备主要是指术前备皮，最适合的办法是手术前晚沐浴，做好个人清洁，手术前备皮应避免划伤皮肤，一般不主张提前一天备皮。腹腔镜手术还应该注意脐部的准备，用棉签蘸取松节油，无酒精过敏者使用酒精，进行环形擦拭，清洗脐部污垢。脐部是腹腔镜手术 Trocar 的穿刺部位之一，脐部的准备不充分容易导致感染的发生，感染对无张力疝修补术来说是一个严重的并发症，应尽量避免发生。

1.5 合并症的护理

部分腹股沟疝合并慢性疾病的患者，如心血管疾病、糖尿病等，对手术的治疗效果可能产生影响，如咳嗽、便秘、前列腺增生症，术前需要给予针对性处理，如止咳、通便等。

2 术后护理

2.1 饮食指导

饮食的指导需要根据麻醉类型及手术中的情况决定。传统上腰麻及全麻手术后6h需要禁食，若无恶心、呕吐，方可进食，次日可进软食或普食，局部麻醉无须禁食，可术后直接进食普通食物。如果手术中出现肠管问题，如肠管损伤后的修补或肠管粘连于疝囊，手术分离较多，担心术后肠麻痹的发生，此时需要推迟进食时间，可以参考开腹手术的要求，待患者肠功能恢复后方可进食。但在目前加速康复外科的理念下提倡术后早期进食，对腹股沟疝外科同样适用[1]。

2.2 活动与休息

局麻下的无张力修补术无须特别的休息，患者可以进行一般的日常活动，包括行走、饮食、大小便等，但不能进行明显增加腹内压的活动；椎管内麻醉一般要求去枕平卧6h后可以起床活动；全麻患者可视麻醉复苏的情况决定进食和起床活动的时间，一般临床上也是鼓励患者尽早进食和早期下床活动。长时间的卧床可能加重便秘及尿潴留，因此提倡患者早期下床活动，但年老体弱、绞窄性疝、巨大的腹股沟疝、多次复发性腹股沟疝、有张力的组织修补术等情况，患者应该推迟下床活动时间。嘱患者注意避免腹内压的突然增高，如咳嗽、突然用力等，必要时用药物止咳，咳嗽时注意切口的保护。

2.3 切口的护理

在国内，传统的习惯是腹股沟疝手术后予沙袋压迫切口24h，其目的是减少术后出血和渗出，这种观念一直深深地影响着各级医院的医护人员。但在目前的手术条件下，这种观念是错误的。目前的疝和腹壁外科已经专业化，手术也已经精细化，特别是目前的电刀条件下的手术，腹股沟疝手术几乎是零出血的手术，手术中及手术后出血的可能性很小，手术按筋膜的层次解剖，手术后渗出的可能性也很小，因此切口压迫沙袋是不必要的。压迫沙袋会造成患者长时间固定姿势的卧床，增加压疮和下肢静脉血栓的发生率，特别是老年患者。如果担心术后阴囊肿胀，可以参考泌尿外科的经验，让其穿紧身内裤，抬高阴囊[2]。

2.4 防止腹内压升高

手术后注意保暖，防止受凉引起咳嗽，指导患者保暖，咳嗽时用手按压加以保护切口和减轻震动引起的切口疼痛。手术后由于切口疼痛，会影响患者腹部用力。由于麻醉或手术对肠管的影响，有的患者可能出现短期的排便障碍，或者小便困难，多数不属于真正的病变，对患者进行心理上的鼓励，大部分患者可以顺利恢复正常的大小便，必要时可使用开塞露或导尿术。

3 出院指导

腹股沟疝患者由于其手术及治疗的

特点，一般住院时间短，有的医院甚至是"一日住院"，因此患者与医护人员接触的时间短，出院指导就显得较为重要[3]。出院指导应该根据手术的类型及患者的职业、年龄等具体情况有针对性地进行指导。

3.1 防止复发

避免腹内压增高的各种因素，如保持大小便通畅、避免慢性咳嗽，如咳嗽无法避免时注意切口的保护等。有张力的组织修补术，手术后复发率高，这方面需要特别注意。

3.2 活动指导

腹股沟疝的无张力修补术，出院后无须对活动进行特别限制，可以逐渐增加活动量，2周后可完全恢复正常的生活，但应避免剧烈运动、提举重物和体力劳动2~3个月。

3.3 生活指导

指导患者采取正确的洗浴方法，洗浴时不能擦拭切口，以免切口粘合胶脱落，失去保护作用。正确的方法是用毛巾蘸去切口的水滴，一般切口7d后胶可自行脱落，无须处理。无切口粘合胶保护的切口，需要避免水接触到切口，以免发生感染。

3.4 复诊和随诊

定期门诊复诊，若疝复发，及早诊治。

4 特殊情况的护理

4.1 并发下肢静脉血栓的护理

高龄患者，特别是长时间卧床的患者，容易出现下肢静脉血栓。在手术前对老年患者进行深静脉血栓形成（DVT）风险筛查，在手术前后进行血栓弹力图（TEG）检测，对预防老年患者腹部手术后出现DVT具有重要意义[2]。若并发下肢静脉血栓，应注意绝对卧床休息，抬高患肢，避免膝下垫硬枕压迫静脉，患肢制动，不得按摩或激烈运动，以免血栓脱落，造成栓塞，注意观察患肢的皮肤颜色、皮温，测量患肢与正常下肢的周长。

4.2 阴囊肿胀患者的护理

腹股沟手术后的渗出，可以积聚于阴囊，导致阴囊肿胀，个别情况阴囊肿胀严重，主要见于复发疝和巨大腹股沟疝的手术，这种情况无须进行特别处理，可以自行吸收恢复，但时间长短不等，从几天到半年都有可能，护理上注意嘱患者可穿紧身内裤或使用丁字带抬高阴囊[4]。

4.3 加速康复外科理念下的腹股沟疝护理

人们长期习惯住院至拆线后出院，对社会及医院来说是医疗资源的浪费，对患者来说也会增加医院感染的机会，提倡手术后尽早出院。腹股沟疝手术对重要的生命器官和运动系统不造成根本的影响，因此更有条件实施加速康复外科理念下的护理。加速康复外科的目的是让患者尽快恢复，包括身体状态的恢复和心理状态的恢复，围手术期的护理是其中重要的环节之一[5]。主要的措施是医生在手术结束后，注射长效的局麻药阻滞髂腹下神经、髂腹股沟神经、生殖股神经及切口周围，可以达到长时间止痛的目的，有利于患者的早期活动和进食；切口予切口胶粘合，既可对合切口，也可以对切口有保护作用，将切口隔离，可以进行正常的洗浴。患者手术后经过 2~6h 的观察即可回归正常的社区生活。加速康复外科术前的心理指导非常重要，需要纠正患者一些错误的观念，传递科学的医学知识。实践证明，术前的心理指导可以缓解腹股沟疝无张力修补术后的疼痛。

4.4　注意手术后的呼吸情况

一般情况下的腹股沟疝对心肺等器官不会造成影响，但是巨大的腹股沟疝，特别是双侧巨大的腹股沟疝，手术后由于长期疝出物的回纳，造成腹腔压力的升高，对肾脏和心肺可能造成影响，主要表现为少尿或无尿、呼吸困难，甚至呼吸衰竭。对这类患者，需要注意观察其呼吸情况和尿量，男性患者出现胸式呼吸可能是出现呼吸衰竭的先兆。轻微的患者可以采取坐位或半坐位，并给予吸氧，严重患者需要进行手术减压和呼吸机治疗，处理不及时死亡率高，需要及时通知医生处理。

4.5　日间手术看护人的辅导

随着疝和腹壁外科的发展，腹股沟疝日间手术逐渐流行起来。由于患者在手术后经过短时间的观察后即可返回社区环境，因此需要一个有责任心的、身体健康的看护者。看护者必须了解日间手术的流程、术后护理，因此需要对看护者进行必要的培训，并确保看护者已经理解手术及护理的相关问题。同时嘱咐看护者随时保持电话通畅，以获得紧急的救助。

（曾茜林　蔡健萍）

参考文献

[1] 陈创奇,何裕隆,蔡世荣,等. 加速康复外科理念在胃肠外科中的临床应用新进展[J]. 广州:中山大学出版社,2017:148-157.

[2] 彭南海,马嫦娥,陈月英. 老年腹部创伤患者术后深静脉血栓高危风险的筛查及护理[J]. 中华护理杂志,2013,48(6):494-496

[3] Suominen T, Turtiainen AM, Puukka P, et al. Continuity of care in day surgical care—perspective of patients [J]. Scand J Caring Sci, 2014,28(4):706-715.

[4] 赵一军,章阳. 30例高龄腹股沟疝无张力修补术患者围手术期的护理[J]. 中华疝和腹部外科杂志(电子版),2011,5(2):69-70.

[5] 张琼,王维宁. 快速康复外科在腹股沟疝围手术期护理的应用[J]. 护理实践与研究,2011,8(13):31-32.

第 33 章　腹股沟疝外科的医疗管理问题

腹股沟疝是外科常见病和多发病，在外科病房属于常见的收治病种，日常的医疗工作中，除了技术因素，外科医生也面临医疗管理、医疗保险和支付制度等问题。

1　腹股沟疝外科的医疗模式

1.1　腹股沟疝外科常见的医疗管理模式

由于我国国土面积辽阔，各地社会、经济、医疗技术发展不平衡，医疗管理模式有较大的差异。

1.1.1　传统的医疗管理模式

腹股沟疝在国内传统的医疗模式是住院治疗，通常的过程是：第一天住院，第二天完成各种术前检查和术前准备，第三天手术，手术后住院时间为 3～5d，然后出院。

1.1.2　日间手术的管理模式

腹股沟疝的日间手术模式中，患者手术前完成各种检查和准备，住院当天完成手术，经过短时间的观察后出院。日间手术的具体运作根据每间医院的条件而有所不同，主要的设置包括：独立的日间手术科室，独立的日间手术病区，科室内设置日间手术病床，或者目前逐渐开始流行的公立医院外多点执业或自主运营的病区。

从资源的角度看，传统的医疗管理模式，单个患者占用较多的医疗资源，是资源的浪费；腹股沟疝的日间手术安排被取消的可能性很小，医院可以更高效地利用资源，具有良好的经济效益。

从医疗的角度看，腹股沟疝手术后绝大多数患者只需要口服药物止痛治疗，没有其他更多的医疗措施。患者住院时间越长，在潜意识里就会加强对自身患者角色的认同，加强患者的依赖感；而在家庭患者或社区环境，患者的自立意识会加强，更利于患者的康复；由于自主活动的增加，有利于减少血栓形成等并发症，而且可以避免长期住院引起的医院感染等问题。

1.2　国内实施日间手术的困难

虽然日间手术具有很多优点，但传统的管理模式仍然在广泛实施，主要存在制度、文化、习惯等多种原因。

· 在制度上，很多医院仍然实行不住院不能安排手术的制度，患者的手术安排必须在住院后进行，虽然目前个别床位特别紧张的医院在日间手术管理上有所突破，但这一制度仍然是主流的医院管理模式。

· 国内的社保或其他保险，要求患

者住院必须超过 24h 住院费用才能得到社保或其他保险的支付，不满 24h，住院发生的费用全部需要患者自己承当。在国外，有的国家也有类似的问题[1]。

·在文化和习惯上，国内的医患关系和医疗纠纷极端化，从医生的角度看，为了医疗"安全"，也倾向于住院观察的保守措施，而从患者的角度看，也希望住院以求万无一失。

·国内社区医疗缺位，患者出院后的一些问题，往往需要回到医院寻求手术医生的诊治，对患者的后续治疗造成不便。

1.3 实施日间手术医疗模式的基本要求

日间手术与传统的门诊手术有本质的不同，日间手术的模式虽然可以缩短住院时间，提高资源的利用率，但日间手术的要求要比住院手术更加严格，患者的筛选上需要遵循以下标准。

·患者本人有安全可靠的家庭环境，患者的看护人是有责任心、身体健康的成年人。

·患者的看护者愿意承担术后护理的照料工作。

·可以保持通畅的电话联系等通信方式。

·患者本人理解日间手术的安排和优点。

一日住院手术并非单纯的门诊手术，需要做严密的评估和准备，因为患者术后即离开医院，脱离医院的看护，手术评估的要求要比住院手术更严格，主要包括以下方面。

·不能单纯基于一些量表，如美国麻醉协会（ASA）评分等对患者进行简单的评估，需要结合患者的病情、心理等因素及整体生理状况进行全面评估。

·术前的基础疾病需要得到最好的处理，具体的基础疾病术前治疗评估需要结合手术方式决定，腹腔镜下的手术需要更加严格的要求，出现任何不严格的术前准备都应该推迟择期手术的安排，或者转为普通的住院手术。

1.4 日间手术的实施

提前通知患者手术时间，手术当日按正规的住院程序接诊评估，进行必要的术前准备。手术和麻醉方式需要根据医院的具体情况决定，一般而言开放的局麻下手术是主要的日间手术方式[2]，也可以是全麻下的腹腔镜手术。

1.5 出院评估

患者从日间手术病房与普通病房出院有较大的区别，必须严格评估。评估必须由外科医生和麻醉医生共同完成，同时尊重患者的意愿，如果患者对出院有较大的担心，经过解释后仍然不能消除患者的担心，即应该允许患者继续住院观察。

1.6 出院后的疼痛管理

腹股沟疝外科由于不涉及重要器官，一般不至于发生严重的并发症，出院后返院多数是由于腹股沟区的疼痛等不适造成，应对患者进行辅导[3]，完善手术后及出院后的疼痛管理是重要的措施。止痛药物需要定时口服，以保持稳定的血药浓度，达到更好的疼痛管理效果，不提倡疼痛时口服。有的地区实施的流动疼痛医生[4]是很好的管理模式，可对患者的疼痛问题进行管理和指导。

1.7 一日住院看护人或社区医生的作用

由于患者手术后短期观察即回到家

庭环境，脱离医院的看护，因此有必要对患者的照护者进行辅导，使其掌握必要的照护知识，并知晓紧急情况下的就医渠道。医院需要印制一些资料，如宣传页或小册子，供患者和看护者阅读，了解术后护理的要求。同时也可以与社区医生合作，社区医生可以更好地解决患者的一些临时性问题，而不必返回医院就诊，但在实际的工作中，经过辅导的患者和看护人在多数情况下可以解决这些临时性的问题，求助于社区医生的概率并不比传统住院后出院的患者高。

2 医疗保险及支付制度对手术选择的影响

医疗保险包括国家医疗保险、社会医疗保险、商业医疗保险。典型的实施国家医疗保险制度的是英国，国家承担全部的医疗费用，患者无须付费或仅象征性支付少量费用；社会医疗保险是国家、企业或用人单位、个人共同承担医疗保险，德国是社会医疗保险比较完善的国家之一，我国国内的医保制度也属于社会医疗保险；商业医疗保险全部由患者个人向商业性的保险机构购买保险，美国是典型的商业医疗保险国家。付费方式也从按项目付费、单病种付费到疾病诊断相关组付费。在腹股沟疝领域内，从局麻下的开放性手术，到全麻下的腹腔镜手术，从组织修补术到无张力修补术，从一般价格的网片到相对昂贵的网片，腹股沟疝的治疗价格差异很大。商业性质的医疗保险一般支付灵活、限制少；国家医疗保险及社会医疗保险均对医院的支付有一定的限制，以保证整体的医疗投入得到更高效的利用。我国是社会医保体系，实施低水平广覆盖的政

策，对于腹股沟疝这种并非关乎生命的危重疾病而言，总体费用控制、低水平支付是必然的措施。腹股沟疝的社会保险支付水平，在多数地区只能满足开放手术的要求，对于使用腹腔镜技术和较为昂贵的疝修补网片，必然导致总体费用超标。因此，从整体经营的角度看，技术的应用必然会受到经营因素的影响。

3 腹股沟疝的临床路径管理

不少临床医生和医院管理者误把临床路径作为类似疾病的诊疗指南。临床路径是在规范诊疗的基础上制定的，除了医疗护理等因素外，同时需要考虑支付方的意见。实际上临床路径是一种管理工具，这个工具可以实现医疗、护理、管理、医疗保险和患者的对话[5]，从而实现更好的医疗、卫生经济学效益[6]。

·临床路径允许在一定的范围内有所变动，这个变动在临床路径中称为变异。变异可能由于病情的原因，如某些并发症的治疗，或者患者原因，如患者坚持要求使用临床路径范围以外更昂贵的疝修补网片，而导致总费用大大超过费用控制的标准，这部分的费用是由于患者没有接受保险支付标准的材料造成，应该由患者承担。所以，临床路径可以明确在保险支付范围内费用超标的原因，从而实现针对性的制度调整，实现更有效的资源利用。

·临床路径可以让患者对整体治疗有所了解，对治疗作到心中有数，可以减少不必要的医患误解，同时患者了解整个流程，也是对医院方的一个有效监督。

·由于疾病的变化超出临床路径的调整范围，可以做退出临床路径的处理，

针对退出临床路径的原因进行分析，可以实现对腹股沟疝患者更精准的、依据病情的归类管理，提高整体效率。

在国家卫生行政管理部门的大力推广下，临床路径已经在全国各地广泛推广，但笔者认为临床路径实施的实际效果并不十分理想。多数医院的临床路径只是作为疾病诊疗指南的一种表述方式，对疾病的诊疗流程起到积极的作用，但没有实现医疗、护理、管理、医疗保险和患者对话工具的功能。在医疗费用的控制和有效利用上，医院对医生的执业行为进行管理，避免不必要的药物和耗材的使用，可以起到费用控制的作用。但对于患者坚持要求使用昂贵的医疗耗材，而这些耗材又属于医保报销范围之内，此外局麻的开放手术和全麻下的腹腔镜手术同样可以治愈疾病，但也存在较大的费用差异，这时医院很难约束患者的医疗选择，必须要支付方明确临床路径中医疗耗材的使用原则和手术方法的实施原则，才能更好地利用有限的医疗资源。但目前社保机构也只是对医院的单病种给出支付标准，而没有参与到临床路径的制定上。所以在费用控制上，只是医院单方面制定的标准，没有支付方的意见，缺乏对患者选择的约束力。

医疗管理并非单纯的医学技术管理，医疗管理同时要考虑医学问题、护理问题、管理问题和资源问题，国家审计和专业的腹股沟疝医疗管理将会规范腹股沟疝的治疗和看护[1]，使这些因素得到高效的利用，产生更大的整体效益。同样也面临不少的问题，例如各种支付制度影响的推广，虽然对腹腔镜技术在腹股沟疝中的应用产生影响，但对整个社会投入而言，同样的资源可以解决更多患者的问题，起到的是正面的作用。因此，医院必须尽早建立财务风险的评估系统[7]，以提高医疗服务和财务支付的效率。

（伍友春　李华玲）

参考文献

[1] Wirth U, Saller ML, von Ahnen T, et al. Inguinal hernia repair in TAPP technique in a day-case surgery setting—at what price? [J]. Chirurg, 2017, 88(9): 792-798.

[2] Sawhney M, Watt-Watson J, McGillion M. A pain education intervention for patients undergoing ambulatory inguinal hernia repair: a randomized controlled trial [J]. Can J Nurs Res, 2017, 49(3): 108-117.

[3] Pere P, Harju J, Kairaluoma P, et al. Randomized comparison of the feasibility of three anesthetic techniques for day-case open inguinal hernia repair [J]. J Clin Anesth, 2016, 34: 166-75.

[4] Thomas DA, Chang D, Zhu R, et al. Concept of the Ambulatory Pain Physician [J]. Curr Pain Headache Rep, 2017, 21(1): 7.

[5] 李亮, 刘颜, 王玲, 等. 腹股沟疝临床路径的实施与医疗流程改进的探讨[J]. 重庆医学, 2012, 41(13): 1316-1317.

[6] Müller MK, Dedes KJ, Dindo D, et al. Impact of clinical pathways in surgery [J]. Langenbecks Arch Surg, 2009, 394(1): 31-39.

[7] Yan YH, Kung CM, Chen Y. The exploration of medical resources utilization Among inguinal hernia repair in Taiwan diagnosis-related groups [J]. BMC Health Serv Res, 2017, 17(1): 708.